小儿推拿讲稿
——"广意派"传承录

柳少逸　编著

中国中医药出版社

·北京·

图书在版编目（CIP）数据

小儿推拿讲稿：广意派传承录/柳少逸编著．—北京：中国中医药出版社，2016.8（2018.3重印）
ISBN 978－7－5132－3527－3

Ⅰ.①小…　Ⅱ.①柳…　Ⅲ.①小儿疾病－推拿
Ⅳ.①R244.1

中国版本图书馆 CIP 数据核字（2016）第 158826 号

中 国 中 医 药 出 版 社 出 版
北京市朝阳区北三环东路 28 号易亨大厦 16 层
邮政编码　100013
传真　010 64405750
山东百润本色印刷有限公司印刷
各地新华书店经销
＊
开本 880×1230　1/32　印张 10　字数 232 千字
2016 年 8 月第 1 版　2018 年 3 月第 2 次印刷
书　号　ISBN 978－7－5132－3527－3
＊
定价　28.00 元
网址　www.cptcm.com

如有印装质量问题请与本社出版部调换
版权专有　侵权必究
社长热线　010 64405720
购书热线　010 64065415　010 64065413
微信服务号　zgzyycbs
书店网址　csln.net/qksd/
官方微博　http://e.weibo.com/cptcm
淘宝天猫网址　http://zgzyycbs.tmall.com

按摩史略及小儿推拿广意派概述

（代序）

　　推拿，古称"按摩"，是根据病情的需要，在患者身上一定的部位或穴位上，运用不同的手法，达到祛除疾病的一种有效治疗方法。该疗法源远流长，且不绝于史书。如《史记·扁鹊仓公列传》中记载了战国时期，名医扁鹊用按摩等疗法治愈虢太子尸厥的案例。在《汉书·艺文志》中，并记有《黄帝岐伯按摩》十卷，而与《黄帝内经》等古医籍一起传世，惜现已亡佚。在现存的古医籍《黄帝内经》中尚有散在的记载。如《灵枢·刺节真邪》篇对"上寒下热""上热下寒"证，有指摩推散的治疗方式。他如《素问·血气形志》云："形数惊恐，经络不通，病生于不仁，治之以按摩醪药。"此论表述了屡受惊恐之人，每因经络气血运行不畅，致使肌肤麻木不仁，宜用按摩和药酒来调治。《素问·异法方宜论》云："中央者，其地平以湿，天地所以生万物也众，其民食杂而不劳，故其病多痿厥寒热，其治宜导引按跷。""按跷"即按摩。此段经文表述了中原地带多湿，人们饮食较杂，且生活安逸，易生痿厥寒热之疾，所以多用导引按摩的方法治病。由此可见，在古代医药学尚不发达的时期，按摩疗法是人们祛除疾病的重要方法之一。而且在古代的医政里，此法也是受到相当重视的。尤其隋唐时期，是按摩疗法的鼎盛时期。如在隋代开始独立设置按摩专科，并设有按摩博士二人。唐史记载，唐时有按摩博士一人、按摩师四人的医事制度，在太医署里还有按摩工十六人，按摩生十五人。可见按摩疗法在隋唐医事制度里的重要性。

宋代及金元时期，按摩疗法处于停顿不前状况，至明代又重新受到重视，并把按摩作为专科，列为十三科之一。早期的著作有陈氏《小儿按摩经》，被杨继洲以"保婴神术"收入《针灸大成》。由于按摩更适合儿科疾病的治疗，故在明代有周于蕃《小儿推拿秘诀》、龚廷贤《小儿推拿活婴秘旨》等一批儿科推拿专著。于是，明代以后，"按摩"逐渐称为"推拿"。清代推拿术盛行于民间，且多向儿科方面发展，如熊应雄《小儿推拿广意》、张振鋆《厘正按摩要术》、朱占春《幼科推拿》、余飞麟《推拿捷法》、骆如龙《幼科推拿秘书》等诸多小儿推拿专著问世，可谓繁花似锦，但仍停留在临床应用的层面。

熊应雄，字运英，清代早期的医家，生平不详，撰有《小儿推拿广意》，又简称《推拿广意》。其在自序中有"调治小儿一道，岂不最微且难哉"之感叹，并以康诰之论告云："如保赤子，是婴儿之抚育，古人亦竞竞乎其慎之矣。"故其"留心于此，偶得一编，乃推拿之法"，如获至宝，视其"诚治小儿金丹"，因"苦无高明讨论，藏之有年"。其于丙辰岁余，杖策军前，亲民青邑，去浙东开府陈公之辕仅里许。陈公神于用兵，又善于推拿医术。故熊氏"得旦夕请正，以窃庆焉"。"陈公素性泛爱，每以保赤为怀，不为自私付之剞劂，而名《推拿广意》，是欲公之天下后世也。"此乃斯书成书付梓之大略。而陈公何许人？熊氏未明，卷首"有楚清江陈世凯紫山重订，东川熊应雄运英辑"之记，故陈世凯即"得旦夕请正"之"陈公"也。

《推拿广意》约刊于清康熙十五年（1676 年），全书共三卷。上卷总论推拿理论及儿科诊断法，着重强调望囟门、面部、虎口、指纹以及神情声音等对于疾病诊断的重要作用。并对按摩手法和按摩取穴方法进行介绍，且附有大量图片予以说明，附有歌诀易于诵记。中卷分论儿科常见病的推拿治疗方法，为指导临床治疗之经纬。下卷选录小儿病内服及外用方 180 余首。由此可知，《推拿广意》之推拿术，有别于其他学术流派，具有"推拿术"与药物疗法相结合的学术特点。因该书实用性强，故流传甚广，现存有清道光年间刊本数种。柳吉忱先生之传本，为浙江陈作三先生校正之线装本。

柳吉忱（1909—1995），名毓庆，号济生，以字行，六岁入本族私塾，从而打下了深厚的国学基础，民国入高级小学、中学，接受现代教育模式培养。后拜晚清贡生儒医李兰逊先生为师，尽得其传。曾先后毕业于天津于稼谦、上海恽铁樵国医班。1941 年参加抗日工作，曾化名罗林，以教师、医师身份为掩护，从事地下革命活动。新中国成立后，历任栖东县立医院院长，栖霞县立医院院长，烟台市莱阳中心医院中医科主任、主任医师。曾受山东省莱阳专员公署委派，于 1954 ~ 1958 年，负责全地区的中医培训工作，主办了七期中医进修班。亲自授课，讲授《内经》《伤寒论》《金匮要略》《神农本草经》《温病条辨》和《中国医学史》，为半岛地区培养了大批中医骨干，一部分成为山东省中医药学校的骨干教师，一部分成为半岛地县级医院的骨干中医师。20 世纪 60 ~ 70 年代，又教子课徒十余人，故山东诸名医多出自其门下。

自 1955 年起，柳吉忱先生历任山东中医学会理事，烟台市中医药学会副理事长。熟谙《内经》《难经》《伤寒杂病论》《神农本草经》诸经，及唐宋以降医籍，临证澄心用意，穷幽造微，审证候之深浅，明药物之缓急，制方有据，每收效于预期。诊务之暇，勤于笔耕，著述颇丰。先后著有《内经讲稿》《伤寒论讲稿》《金匮要略讲稿》《温病学讲稿》《本草经讲稿》《中国医学史讲稿》，尚著有《风火简论》《中医外治法集锦》《济众利乡篇》《热病条释》《脏腑诊治纲要》等书。新中国成立前后，基层缺医少药，尤其贫困农民无资治病，先生多以土单验方及针灸、推拿等疗法施之。在其后的教子课徒中，《小儿推拿广意》是必授之课。先生以孙思邈语告云："知针知药，故是良医。"要求凡业医者，不但要精通药物疗法，还要精通针灸、推拿等非药物疗法。并以明代名医龚廷贤为例，告云："古之精于针灸、推拿术者，亦均是方药应用之大家。"并提出："小儿推拿术，不可视为雕虫小技，而应使其从民间疗法的层面，提升到学科发展的平台上去！"并躬身力行，拓展"广意派推拿术"。先生根据中医学脏腑经络理论，及经穴的功效主治，组建"摩方"施于临床，遂形成"柳氏广意派"小儿推拿的学术特色之一。

柳少逸先生，为名医柳吉忱之子，世医牟永昌之高徒，1969 年毕业于山东中医学院。曾先后在栖霞县人民医院、莱阳中心医院从事中医临床工作。其学术研究注重沟通，根据中医学的内在规律，结合中国数术学中三大精微理论，由对《黄帝内经》天人合一思想的继承和发展，进而构建了以天人相应的整体观、形神统一的生命观、太极思维的辩证观为学术思想的中国象数医学理论体系。同时，通过大量的医疗实践，而建立了病机四论体系，即老年、退行性疾病的虚损论，功能失调性疾病的枢机论，器质性疾病的气化论，有形痼疾的痰瘀论。该理论体系是其认识和治疗慢性内伤性疾病的思辨纲领，并积累了丰富的临床经验，而有《杏苑耕耘录》《少阳之宗》《人癌之战与三十六计》《中国象数医学研究荟萃》《中国象数医学概论》《伤寒方证便览》《柴胡汤类方及其应用》《五运六气三十二讲》《经络腧穴原始》《柳少逸医案选》《柳少逸医论医话选》《柳吉忱诊籍纂论》等医著出版。作为学科带头人，为首届中华中医药学会中医文化分会理事，山东中医药学会肾病专业委员会、心脑病专业委员会委员，山东中医药学会民间疗法专业委员会主任委员。自 1988 年起，先后主持召开了山东中医药学会 10 次专题学术会和 12 次学术例会，为山东省中医学术的发展，做了大量有益的工作。其尚熟谙针灸、推拿等非药物疗法，融内治、外治法于一体。曾先后主持召开了山东省中医非药物疗法学术研讨会、外治法学术研讨会，并主编出版了《中医非药物疗法荟萃》《中医外治法荟萃》《中医康复疗法荟萃》等医著。正是因其多学科的知识结构，得以践行"知方药、知针灸、知推拿"之庭训。根据中医学脏腑经络学说的基本原理，将针灸处方学的配伍法，引申到小儿推拿学中，而立"摩方"，于是形成了"摩方""灸方""中药方"交融施治的临床特色。同时，根据中医脏腑经络学说，阐发小儿推拿穴位的功效及主治，对其作用机理进行深入的探讨，以完善小儿推拿学的理论体系，从其著《小儿推拿讲稿——"广意派"传承录》中，可见其大要。

清·赵竹泉尝云："然则医门虽曰小道，未必非仁术之一端也已。"柳少逸先生同其父吉忱公均在综合医院从事中医临床工作，虽非专究推拿一科，然其从未视推拿术为"小道"，而力求传承之，拓展之，弘扬之，此亦传承"医之为道，所以续斯人之命，而与天地生生之德不可一朝泯也"之谓也。

蔡锡英

2016 年 5 月 12 日

目　录

第一讲　小儿生理病理概述 …………………………………… 001

第二讲　四诊概要 ……………………………………………… 003

　　第一节　望诊 ………………………………………………… 003

　　第二节　闻诊 ………………………………………………… 011

　　第三节　问诊 ………………………………………………… 013

　　第四节　切诊 ………………………………………………… 013

第三讲　小儿推拿常用的部位（穴位） ………………………… 015

　　第一节　头面颈部穴位 ……………………………………… 015

　　第二节　上肢部穴位 ………………………………………… 025

　　第三节　胸腹部穴位 ………………………………………… 046

　　第四节　背腰骶部穴位 ……………………………………… 051

　　第五节　下肢部穴位 ………………………………………… 056

第四讲　小儿推拿常用手法 …………………………………… 062

　　第一节　单式手法 …………………………………………… 063

　　第二节　复式手法 …………………………………………… 072

第五讲　常用摩方 ……………………………………………… 092

　　第一节　咳病方 ……………………………………………… 092

　　第二节　发热方 ……………………………………………… 095

　　第三节　哮喘方 ……………………………………………… 098

　　第四节　呕吐方 ……………………………………………… 100

第五节　流涎方 …………………………………………… 104

第六节　便秘方 …………………………………………… 105

第七节　腹泻方 …………………………………………… 108

第八节　腹痛方 …………………………………………… 116

第九节　脱肛方 …………………………………………… 118

第十节　厌食方 …………………………………………… 120

第十一节　疳积方 ………………………………………… 121

第十二节　肠套叠方 ……………………………………… 124

第十三节　遗尿方 ………………………………………… 125

第十四节　惊风方 ………………………………………… 128

第十五节　夜啼方 ………………………………………… 133

第十六节　瘰疬方 ………………………………………… 135

第十七节　脑瘫方 ………………………………………… 139

第十八节　近视方 ………………………………………… 160

第十九节　痉病方 ………………………………………… 161

第二十节　痿证方 ………………………………………… 163

第二十一节　痫证方 ……………………………………… 168

第二十二节　汗证方 ……………………………………… 171

第二十三节　风疹方 ……………………………………… 173

第二十四节　鼻渊方 ……………………………………… 174

第二十五节　乳蛾方 ……………………………………… 177

第二十六节　痄腮方 ……………………………………… 178

第六讲　小儿常见病的推拿治疗 ……………………… 180

第一节　发热 ……………………………………………… 180

第二节　咳嗽 ……………………………………………… 191

第三节　哮喘 ……………………………………………… 195

第四节　呕吐 ……………………………………………… 198

第五节　流涎 ……………………………………………… 201

第六节　便秘 ………………………………………… 202

第七节　腹泻 ………………………………………… 204

第八节　腹痛 ………………………………………… 209

第九节　脱肛 ………………………………………… 213

第十节　厌食 ………………………………………… 215

第十一节　疳积 ……………………………………… 218

第十二节　肠套叠 …………………………………… 221

第十三节　遗尿 ……………………………………… 222

第十四节　惊风 ……………………………………… 226

第十五节　夜啼 ……………………………………… 230

第十六节　瘰疬 ……………………………………… 234

第十七节　解颅 ……………………………………… 238

第十八节　脑瘫 ……………………………………… 241

第十九节　小儿肌性斜颈 …………………………… 246

第二十节　痫证 ……………………………………… 247

第二十一节　汗证 …………………………………… 253

第二十二节　风疹 …………………………………… 257

第二十三节　痄腮 …………………………………… 259

第二十四节　乳蛾 …………………………………… 261

第二十五节　鼻渊 …………………………………… 264

第二十六节　鹅口疮 ………………………………… 266

第二十七节　重舌 …………………………………… 269

第二十八节　近视 …………………………………… 270

第七讲　小儿推拿散论 …………………………… 274

第一节　"推五经"诸家言及我见 ………………… 274

第二节　推五经部位解读 …………………………… 281

第三节　小儿指纹三关应用的意义探源 …………… 283

第四节　小儿推拿十三大手法源流考 ……………… 286

第五节　治痿九穴摩法及其应用·······················289

第六节　开脏腑摩法应用浅说·······················291

第七节　灌根通结摩法在小儿脑瘫中的应用···········296

第八节　荣督九穴摩方作用机理探···················297

第九节　经穴按摩法在小儿脑瘫中的应用···········299

跋···305

第一讲　小儿生理病理概述

　　《灵枢·逆顺肥瘦》篇云："婴儿者，其肉脆、血少、气弱。"《诸病源候论》云："小儿脏腑之气软弱。"《千金要方》云："小儿气势微弱，医士欲留心救疗，立功差难。"《小儿药证直诀》谓，小儿"五脏六腑，成而未全""全而未壮"。综上所述，小儿时期机体娇嫩，气血未充，脾胃薄弱，腠理疏松，神气怯弱，筋骨未坚。中医学依此提出了"稚阳未充，稚阴未长"的观点，即小儿时期在物质基础和生理功能方面都是幼稚和不完善的，处在不断生长发育过程之中。另一方面，小儿机体生长发育迅猛，年龄越小生长越快，营养需要越大，故古代医家据此提出了"纯阳"一说，认为小儿生机旺盛，生长发育迅速，对水谷精微需要迫切，名之曰"阴常不足，阳常有余"。所谓"纯阳"，并非是说小儿有阳无阴，亦非阳亢阴亏。故"稚阳稚阴说""纯阳之体说"，是历代医家在长期的医疗实践中，对小儿生理特点两个方面的概括，这对小儿疾病的病理分析、临床诊断和辨证施治，提供了重要的依据。

　　《温病条辨》云："小儿以其疾痛烦苦，不能自达，且其脏腑薄，藩篱疏，易于传变；肌肤嫩，神气怯，易于感触。"《医述》引《医参》云："小儿如嫩草木，克伐不可，补亦不可。草木方萌芽时，失水则死，伤水亦死，惟频频浇灌，如其量而止为宜。"《推拿广意》"总论"云："襁褓童稚，尤难调摄，盖其饥饱寒热，不能自知，全恃慈母为之鞠育。苟或乳食不节，调理失常，致成寒热，颠倒昏沉。"综上所述，盖因小儿脏腑娇嫩，形气未充，稚阴稚阳之体，因此对疾病的抵抗能力较差，加上寒温不能自调，饮食不能自节，极易患病。故明·张介宾《景岳全书·小儿则》有"不知小儿柔嫩之体，气血未坚，脏腑甚脆，略受伤残，萎谢极易"之论。该篇尚云："其脏气清灵，随拨随应，但能确得其本而撮取之，则一药可愈，非若男妇损伤积瘤痴顽者之比。"提示因小儿"脏气清灵"，罹患疾病，也易于康复。

第二讲　四诊概要

　　《素问·阴阳应象大论》云："善诊者，察色按脉，先别阴阳；审清浊，而知部分；视喘息，听音声，而知所苦；观权衡规矩，而知病所主；按尺寸，观浮沉滑涩，而知病所生；以治无过，以诊则不失矣。"《灵枢·邪气脏腑病形》篇云："见其色，知其病，名曰明；按其脉，知其病，命曰神；问其病，知其处，命曰工。"上述经文，表述了望、问、闻、切在临床诊治中的重要作用。望、问、闻、切统称四诊，是中医诊断学的重要内容。在临床上，这四个方面，是相互关联的一个整体，临证中要相互配合，名曰"四诊合参"。今据文献择其要，举其例，而简述之。

第一节　望　诊

　　望诊是对体表各部及排泄物等进行有目的观察，以了解疾病的变化。《推拿广意·指南赋》云："保婴一术，号曰哑科，口不能言，脉无可视，唯形色以为凭。"故望诊在儿科是最为重要的诊断方法。

1. 全身望诊

　　（1）望神志：《灵枢·癫狂》篇云："衣被不敛，言语相恶，不避亲疏者，此神明之乱也。"《素问·调经论》云："神有余则笑不休，神不足则悲。"又云："血有余则怒，不足则恐。"《灵枢·本神》篇云："心气虚则悲，实则笑不休。"又云："肝气虚则恐，实则怒。"由此可知，神志表现与脏腑气血功能有着密切的关系。他如《推拿广意·审候歌》有"手舞足蹈语癫狂，两手乱抓如鸡爪，目睛不动眼如羊"之记，表述的是癫狂、痫证的临床证候。盖因神是机体生命的体现，神离不开形体而独立存在，有形才有神，此即"形神合一"及"形与神俱"的《内经》形神统一的生命观。

（2）望色泽：《素问·五脏生成》篇云："色味当五脏，白当肺、辛，赤当心、苦，青当肝、酸，黄当脾、甘，黑当肾、咸。故白当皮，赤当脉，青当筋，黄当肉，黑当骨。"表述的是五脏、五体、五味与五色的关系。该篇又云："五脏之气，故色见青如草兹者死，黄如枳实者死，黑如炲者死，赤如衃血者死，白如枯骨者死，此五色之见死也。"表述了这些色泽都是死证的征象。《灵枢·论疾诊尺》篇云："身痛而色微黄，齿垢黄，爪甲上黄，黄疸也。"《灵枢·水胀》篇云："鼓胀何如？岐伯曰：腹胀身皆大，大如腹胀等也，色苍黄，腹筋起，此其候也。"《灵枢·决气》篇云："血脱者，色白，夭然不泽。"上述《内经》经文，表述了凡是反常的颜色都是病色。他如《推拿广意·入门察色》云："五色多在面，吉凶要观形。赤红多积热，风生肝胆惊，面黄多食积，唇白是寒侵，青黑眉间出，黄粱梦里人。"由此可知，病色有善恶之分，大凡五色表现明润含蓄的为善色，以晦暗暴露的为恶色。

（3）望形态：《素问·评热病论》云："诸有水气者，微肿先见于目下也。"《灵枢·水胀》篇云："水始起也，目窠上微肿，如新卧起之状，其颈脉动，时咳，阴股间寒，足胫肿，腹乃大，其水已成也。"《灵枢·本藏》篇云："肺高则上气肩息咳，肺下则居贲迫肺，善胁下痛。肺坚则不病咳上气，肺脆则苦病消瘅易伤。肺端正则和利难伤，肺偏倾则胸偏痛也。"

《推拿广意·指南赋》云："脾冷则口角流涎,肝热则目生眵泪。面目虚浮,定腹胀而气喘;眉毛频蹙,必腹痛而多啼。"形是形体,态是姿态。综上所述,人体是内外统一的,内脏有病,就会反映到体表。观察病人形体的强弱胖瘦和动静姿态,是望诊的一个重要方面。

2. 面部望诊

(1) 望颜面:《素问·五脏生成》篇云："五脏之气,故色见青如草兹者死,黄如枳实者死,黑如炲者死,赤如衃血者死,白如枯骨者死,此五色之见死也。青如翠羽者生,赤如鸡冠者生,黄如蟹腹者生,白如豕膏者生,黑如乌羽者生,此五色之生也。"《推拿广意·指南赋》云:"红光见而热痰壅盛,青色露而惊痫怔悸。如煤之黑兮,中恶传逆;如橘之黄兮,脾伤吐痢。白乃疳劳,紫为热炽,青遮口角难医,黑掩太阳莫治。"以上的文献记载,意谓五脏各有气色见于面部,这些色泽都是五脏的生气显露于外的荣华。所以观察面部五色的变化,可推断五脏气的盛衰。他如《素问·刺热论》云:"肝热病者,左颊先赤;心热病者,颜先赤;脾热病者,鼻先赤;肺热病者,右颊先赤;肾热病者,颐先赤。"此论表述了五脏病色反映于颜面上相应的部位,可作为临床诊断的依据。

(2) 望目:《灵枢·论疾诊尺》篇云:"目赤色者病在心,白在肺,青在肝,黄在脾,黑在肾。"该篇又云:"诊目痛,赤目从上下者,太阳病;从下上者,阳明病;从外走内者,少阳病。"《灵枢·五阅五使》篇云:"肝病者,眦青。"《素问·三部九候论》云:"目内陷者死。"《灵枢·寒热病》篇云:"阳气盛则瞋目,阴气盛则瞑目。"由此可见,《内经》十分重视目部的望诊,认为面与目部是望诊的重要部位。对此,《灵枢·大惑论》有"五脏六腑之精气,皆上注于目而为之精"之论。因此诊目可测知五脏的变化。他如《推拿广意·指南赋》有"目为肝之液""肝热则生眵泪"之记。《推拿广意·五视法》篇又有"两目乃五脏精华所聚，一身精气所萃，若是睛珠黑光满轮，精神明快，儿必长寿，虽然疾病，亦易痊愈；若白珠多，黑珠昏蒙，睛珠或黄或小，精神昏懒，此父母先天之气薄弱，禀受既亏，儿多灾患也"之论，表述了望目在儿科诊疗中的重要作用。

（3）望舌：《素问·阴阳应象大论》云："心主舌。"《灵枢·忧恚无言》篇云："足少阴，上系于舌。"《灵枢·经别》篇云："足少阴之正……直者系舌本。""足少阴之正……上结于咽，贯舌中。"《灵枢·经脉》篇云："脾足太阴之脉……连舌本，散舌下。""手少阴之脉……系舌本。"由此可见，舌体与脏腑经络有着重要联系。若脏腑经络发生病变，必然在舌象上出现特殊的变化。如《灵枢·五阅五使》篇云："心病者，舌卷短。"《灵枢·寒热病》篇云："舌纵涎下，烦悗，取足少阴。"《灵枢·热病》篇云："热病……舌本烂，热不已者死。"《素问·刺热》篇云："肺热病者……舌上黄身热。"他如《推拿广意·指南赋》有"重舌木舌，热积心脾……舌长伸，而心热"之记。由此可知，舌诊在中医诊断学中有着重要的意义。舌诊主要分舌质和舌苔两部分。舌质可分神、色、形、态四种；舌苔分苔质和苔色两种。详细内容，可参阅《中医诊断学》讲义。

（4）望口唇：《素问·阴阳应象大论》云："脾主口。"《灵枢·经脉》篇云："唇舌者，肌肉之本也。"又云："大肠手阳明之脉……还出夹口，交人中。""胃足阳明之脉……还出夹口，环唇，下交承浆。""肝足厥阴之脉……环唇内。"《素问·金匮真言论》云："中央黄色，入通于脾，开窍于口。"《灵枢·阴阳清浊》篇云："胃之清气，上出于口。"《素问·骨空论》云："督脉者……上颐环唇。"《灵枢·经筋》篇云："足阳明之筋……上夹口。"上述文献表明了口唇与脏腑经络有着密切的联系。若脏腑经络失调，必然在口唇上出现病理性变化。如《灵枢·本藏》篇云："揭唇者脾高，唇下纵者脾坚，唇大而不坚者脾脆。"《灵枢·五阅五使》篇云："脾病者，唇黄。"他如《推拿广意·指南赋》有"唇冷兮脏腑先亏"之论，而《入门查色》篇有"唇白是寒侵""面赤唇红，心之病也"之论。通过唇色和唇形的变化，可以准确地把握疾病的病因病机，有利于临床的治疗。

（5）望齿：《素问·上古天真论》云："女子七岁，肾气盛，齿更发长。""丈夫八岁，肾气实，发长齿更。"《推拿广意·指南赋》云："肾运牙齿。"《灵枢·五味论》云："齿者，胃之所终也。"《灵枢·经脉》篇云："胃足阳明之脉……入上齿中。""大肠手阳明之脉……入下齿中。"由此可知，齿与脏腑经络有着密切的联系。尤其齿是"骨之余"，肾主骨，阳明脉络于齿龈。故脏腑经络的异常变化必然表现在齿龈上。如《素问·痿论》云："肾热者色黑而齿槁。"《灵枢·经脉》篇云："足少阴气绝则骨枯……故齿长而垢发无泽。"《灵枢·论疾诊尺》篇云："身痛而色微黄，齿垢黄，爪甲上黄，黄疸也。"

（6）望耳：《灵枢·口问》篇云："耳者宗脉之所聚也。"《素问·阴阳应象大论》云："肾主耳。"《素问·金匮真言论》云："南方色赤，入通于心，开窍于耳。"《灵枢·五癃津液别》篇云："耳为之听。"《灵枢·官能》篇云："聪耳者，可使听言。"《灵枢·卫气》篇云："足少阴之本在窍阴之间，标在窗笼之前，窗笼者，耳也。"《灵枢·经脉》篇云："三焦手少阳之脉……出走耳前。""胃足阳明之脉……上耳前。""胆足少阳之脉……从耳后入耳中，出走耳前。"《灵枢·经筋》篇云："手少阳之筋……循耳前。""足阳明之筋……其支者，从颊结于耳前。""手心主之正……出耳后。""足少阳之筋……循耳后。""手太阳之筋……入耳中,直者出耳上。"上述经文表述了耳和全身脏腑经络有着密切的关系,故耳部望诊是一个不可忽视的内容。若人体的脏腑经络出现异常的变化,必然会出现耳色和耳的外形变化。如《灵枢·卫气失常》篇云:"耳焦枯受尘垢,病在骨。"《灵枢·本藏》篇云:"高耳者肾高,耳后陷者肾下。耳坚者肾坚,耳薄不坚者肾脆。"他如《痘科全书》歌云:"耳后红筋痘必轻,紫筋起处痘沉沉;兼青带黑尤难治,十个难求三五生。"

(7)望鼻:《素问·阴阳应象大论》云:"肺主鼻。"《素问·金匮真言论》云:"西方色白,入通于肺,开窍于鼻。"《灵枢·经脉》篇云:"大肠手阳明之脉……上夹鼻孔。""胃足阳明之脉,起于鼻之交頞中……下循鼻外。""小肠手太阳之脉……别颊上䪼抵鼻。"《灵枢·经筋》篇云:"足太阳之筋……结于鼻。""足阳明之筋……下结于鼻。"《灵枢·五色》篇云:"五色决于明堂,明堂者鼻也。"《内经》的上述经文,表述了鼻与脏腑经络的密切关系。若外邪侵入,或脏腑经络的异常变化,必然在鼻部反映出来,这就是鼻部望诊的意义。如《素问·刺热》篇云:"脾热病者,鼻先赤。"《灵枢·寒热病》篇云:"皮寒热者,不可附席,毛发焦,鼻槁腊,不得汗。"《灵枢·五阅五使》篇云:"肺病者,喘息鼻胀。"

(8)望毛发:《素问·上古天真论》云:"女子七岁,肾气盛,齿更发长。""丈夫八岁,肾气实,发长齿更。"《灵枢·阴阳二十五人》篇云:"美眉者,足太阳之脉,气血多;恶眉者,血气少。"故眉发的多少与肾气的盛衰、气血的多少有着密切的关系。若肾气衰、气血失濡必造成眉发的异常。如《灵枢·经脉》篇云:"手太阴气绝则皮毛焦。"《灵枢·论疾诊尺》篇云:"婴儿病,其头毛皆逆上者,必死。"《素问·痿论》云："肺热者色白而毛败。"《推拿广意·指南赋》云："血衰兮头毛作穗。"《五视法》篇则有"夫毛发受母血而成，故名血余也。母血充实，儿发则色黑而光润，母血虚弱，或胎漏败堕，或纵酒多淫，儿发必黄槁焦枯"之论。

（9）望指甲：指甲是筋之余，为肝胆的外候。对此，《灵枢·本藏》篇云："肝合胆，胆者，筋其应。""肝应爪，爪厚色黄者胆厚，爪薄色红者胆薄。爪坚色青者胆急，爪濡色赤者胆缓，爪直色白无约者胆直，爪恶色黑多纹者胆结也。"《素问·痿论》云："肝热者色苍爪枯。"正常指甲红润，表示气血充。色深红是气分有热，色淡白是脏气虚寒，苍白是血虚，色黄是黄疸，色黑是血瘀，或血凝，是死症。指甲按压变化，放手即复红者，为气血畅流；放手不复红者，是血亏。

（10）望排泄物：即察汗液、痰涎、鼻涕、呕吐物、大便、小便的情况，以知疾病的寒热虚实，及其与脏腑经络的关系。如《素问·生气通天论》云："汗出偏沮，使人偏枯。"《灵枢·寒热病》篇云："骨寒热者，病无所安，汗注不休。"《素问·气厥论》云："鼻渊者，浊涕不止也。"《素问·至真要大论》云："太阳司天，客胜则胸中不利，出清涕，感寒则咳。""太阴之复，湿变乃举"，"唾吐清液"。又云："阳明在泉"，"主胜则腰重腹痛，少腹生寒，下为鹜溏。"《素问·咳论》云："肾咳之状，咳则腰背相引而痛，甚则咳涎。"《素问·刺热》篇云："肝热病者，小便先黄。"《素问·平人气象论》云："溺黄赤安卧者，黄疸。"《素问·气厥论》云："胞移热于膀胱，则癃溺血。"《灵枢·师传》篇云："肠中热，则出黄如糜。"

（11）望络脉：《素问·经络论》云："黄帝问曰：夫络脉之见也，其五色各异，青、黄、赤、白、黑不同，其故何也？岐伯对曰：经有常色，而络无常变也。帝曰：经之常色何如？

岐伯曰：心赤，肺白，肝青，脾黄，肾黑，皆亦应其经脉之色也。帝曰：络之阴阳，亦应其经乎？岐伯曰：阴络之色应其经，阳络之色变无常，随四时而行也。寒多则凝泣，凝泣则青黑；热多则淖泽，淖泽则黄赤。此皆常色，谓之无病。五色俱见者，谓之寒。"《灵枢·论疾诊尺》篇云："诊血脉者，多赤多热，多青多痛，多黑久痹，多赤、多黑、多青皆见者，寒热。"《素问·皮部论》云："欲知皮部以经脉为纪者，诸经皆然。阳明之阳，名曰害蜚，上下同法，视部中有浮络者，皆阳明之络也。""害蜚"，张介宾注云："蜚，古飞字。蜚者飞物也，言阳盛而浮也。凡盛极必损……是以阳明之阳，名曰害蜚。"此段经文表述了阳明经的阳络，名叫"害蜚"，手足阳明都是一样，其所属皮部中出现的浮络，都是阳明经的络脉。由此可知，通过观察皮部络脉的颜色和形态，可知脏腑经络的虚实寒热。小儿望指纹"三关"法，即是在望络脉的基础上发展而来的。

（12）望指纹：《素问·玉机真藏论》云："五脏者，皆禀气于胃，胃者五脏之本也，脏气者不能至于手太阴肺，必因于胃乃至于手太阴也。"《素问·五脏别论》云："帝曰：气口何以独为五脏主？岐伯曰：胃者，水谷之海，六腑之大源也。五味入口，藏于胃以养五脏气，气口即太阴也。是以五脏六腑之气味，皆出于胃，变见于气口。"气口，即寸口、脉口。上述经文表述了五脏之脉气不能自行到达手太阴寸口处，必须依赖于胃腑水谷之气，故胃为五脏的根本，此即诊寸口脉法的机理。《灵枢·邪客》篇云："手太阴之脉，出于大指之端，内屈，循白肉际，至本节之后太渊，留以澹，外屈上于本节，下内屈，与诸阴络会于鱼际。"表述了鱼际为诸阴络交会之处，又为小儿推拿板门之处，故推运之，按摩之，可以诊疗五脏之疾。《灵枢·邪气脏腑病形》篇云："鱼络血者，手阳明病。"

盖因鱼络在鱼际之部，手阳明大肠之脉行此，故谓"鱼络血者，手阳明病"也。此即诊鱼际络脉之由因也。《灵枢·经脉》篇云："肺手太阴之脉，起于中焦，下络大肠，还循胃口，上膈属肺，从肺系，横出腋下，下循臑内，行少阴心主之前，下肘中，循臂内上骨下廉，入寸口，上鱼，循鱼际，出大指之端；其支者，从腕后直出次指内廉，出其端。""其支者"即从"腕后"列缺穴分出，沿掌背侧走向食指桡侧端商阳穴处，交于手阳明大肠经。《周氏经络大全》云："肺止于少商矣。"又曰："支者，接次指而交阳明大肠，不又止于商阳乎？曰：少商在两手大指内侧去爪甲角如韭叶许，肺经已终，而商阳在两手食指外侧亦去爪甲角如韭宽，大肠经脉之穴由此起，而源发于少商，下之别支联太阴列缺。"说明了大肠手阳明经之络脉发源于手太阴之少商。综上所述，食指内侧络脉，即小儿指纹，其诊断原理与诊鱼际络脉和寸口脉，同出一辙。

小儿指纹诊法，分风、气、命三关，即食指第一节部位为风关，第二节为气关，第三节为命关。三关络脉的纹络和颜色，可作为诊断的依据。纹现风关时，是病邪犯络，邪浅病轻；纹从风关透至气关，其色较深，是邪气由络入经，主邪略重，病亦略重；邪再从风关、气关透至命关，是邪气深入脏腑，可危及生命，故名"命关"。大凡色浅者病轻，色深者病重。色鲜红为外邪，紫色为热，色淡为虚，色滞为实，色青主风、主痛，青兼紫黑，为血络闭郁，病势危重。《推拿广意》中有"四十九脉图解"与"详解脉纹"两篇详细论述。

第二节　闻　诊

闻诊，包括闻声音和嗅气味两部分。前者凭听觉以诊查病候，后者靠嗅觉诊断疾病。如《素问·通评虚实论》云："所谓气虚者，言无常也。"《素问·评热病论》云："狂言者是失志。"《灵枢·癫狂》篇云："癫疾始作而引口啼呼喘悸。"又云："少气，身漯漯者，言吸吸也。"《素问·宝命全形论》云："病深者，其声哕。"《灵枢·邪气脏腑病形》篇云："大肠病者，肠中切痛而鸣濯濯。"又云："胆病者，善太息。"《灵枢·口问》篇云："阳气和利，满于心，出于鼻，故为嚏。"又云："阴阳相引，故数欠。"《灵枢·五阅五使》篇云："肺病者，喘息鼻胀。"《素问·腹中论》云："有病胸胁支满者，妨于食，病至则先闻腥臊臭。"诊察包括小儿的啼哭、咳嗽、呼吸、语言等内容，可以测知疾病的病因病机，从而指导临床的诊断和施治。

1. 啼哭声

啼哭是小儿的常态，正常小儿哭声洪亮而长。当小儿身体不适或有痛楚时，就会发生啼哭。如因饥饿引起的哭声多绵长无力，或口作吮乳之状；腹痛引起的啼哭，会忽缓忽急，时作时止；咽喉水肿，则哭声嘶哑；呼吸不畅者，多为外感风寒，肺气不宣；哭叫拒食，伴流涎烦躁，多为口疮。大凡哭声洪亮者为实证，哭声细弱者为虚证。

2. 咳嗽声

咳嗽是肺脏疾患的主要症状。从咳嗽的声音和兼症，可辨疾病的寒热虚实。如咳声畅利，咳痰易出，为轻证。若咳声轻扬并流清涕，为外感风寒；咳声重浊而痰黄，为外感风热；干咳无痰，咳声响亮，多属肺燥。

3. 语言声

已能讲话的小儿，闻语言声可以帮助鉴别疾病的表里、寒热、虚实，作为辨证的依据。大凡外感患儿声高有力，前轻后重；内伤者声音低怯，前重后轻。寒证多不愿多说话；热证多言语。虚证，语音低弱，说话断续；实证，语言粗壮。谵语狂言，兼神志不清，为邪热入营；语言謇涩者，常为痰涎壅塞或温病高热伤津。若语音嘶哑，多为咽部疾患。

4. 嗅气味

主要通过患者的口气、汗气、鼻臭、身臭，来诊查疾病。例如汗有腥膻气，是风湿热久蕴于皮肤，津液受到蒸变为病；鼻出臭气，流浊涕，是鼻渊之证；口气臭秽，嗳气酸腐，多为伤食；口气腥臭，见于血证，如齿衄；口气腥臭，咳吐浊痰夹血，则为热毒壅肺，郁而成肺痈；大便臭秽，是湿热积滞。

第三节　问　诊

问诊亦是采集小儿病情资料的一个重要方法。对此，《素问·三部九候论》有"必审问其所始病，与今之所方病，而后各切循其脉，视其经络浮沉，以上下递从循之"之论，由此可知，问诊当为四诊之先。他如《素问·疏五过论》云："凡诊者，必知终始，有知余绪，切脉问名，当合男女。"又云："凡欲诊者，必问饮食居处，暴乐暴苦，始乐后苦，皆伤精气。"《素问·征四失论》云："诊病不问其始，忧患饮食之失节，起居之过度，或伤于毒，不先言此，卒持寸口，何能中病。"由于较小乳幼儿不会言语，相关异常多由家人提供，问诊的内容与成人相似，《景岳全书》有《十问篇》。《医学三字经》尚提出儿科要询问麻疹等传染病病史。

第四节　切　诊

小儿切诊同成人一样，分脉诊和按诊两部分。

对脉诊的机理，《内经》有如下的表述。《灵枢·邪客》篇云："宗气积于胸中，出于喉咙，以贯心脉，而行呼吸焉。"

《素问·玉机真藏论》云："五脏者，皆禀气于胃，胃者五脏之本也，脏气者，不能至于手太阴，必因于胃乃至于手太阴也。"《灵枢·经脉》篇云："经脉者，常不可见也，其虚实也以气口知之。"《素问·阴阳应象大论》云："按尺寸，观浮沉滑涩，而知病所生。"综上所述，候寸口脉可知五脏六腑及气血津液的虚实。对脉诊的意义，《素问·三部九候》有"人有三部，部有三候，以决死生，以处百病，以调虚实，而除邪"的记载，说明切诊查病，不但要候寸口脉，尚须三部九候同时诊察。《灵枢》有十二经盛衰都可在"寸口""人迎""少阴"（太溪）或"趺阳"处诊之的记载。趺阳即冲阳穴，乃足阳明胃经之原穴，原，即本源、原气之意，原穴是人体原气作用表现之处，且"胃者，水谷之海，六腑之原也"。故王冰云："候胃气者，当取足趺之上，冲阳之分，穴中脉应手也。"故诊小儿脉，趺阳诊法尤为重要，可察知小儿脏腑功能的盛衰。余有"趺阳诊法在脉学中的应用"一文，收入《柳少逸医论医话选》中。

　　按诊，包括按压和触摸头囟、颈项、四肢、皮肤、胸腹部，以察知疾病。如囟门凹陷，名"囟陷"；囟门高起，名"囟填"；囟门不合，囟门宽大，头缝开裂，名"解颅"。如颈腋结节肿大，大小不等，连珠成串，质硬，推之不易活动，名"瘰疬"。如四肢麻痹，属"痿证"。而了解寒、热、汗的情况，多从皮肤查得。

第三讲　小儿推拿常用的部位（穴位）

小儿推拿除了运用十四经穴及经外奇穴外，本身还有许多特定的穴位或部位，本讲所介绍的多属此类。这些穴位或部位不仅呈"点"状，有的还呈"线"状及"面"状，且以两手居多，正所谓"小儿百脉汇于两掌"。为了便于学习及临床参考，在本讲中主要讲述小儿推拿部位（穴位）位置、操作方法、次数（时间）、功效、主治及作用机理。其中"次数"（时间）一项，仅作为 6 个月至 1 周岁患儿的临床治疗参考，临证时要根据患儿年龄大小、病情轻重等情况而有所增减。上肢部穴位，一般不分男女，习惯于推拿左手（女婴亦可推拿右手）。小儿推拿操作的顺序，一般是先头面，次上肢，再胸腹、腰背，最后是下肢。亦有根据病情轻重缓急及患儿体位而定顺序先后者，可以灵活掌握。

第一节　头面颈部穴位

1. 百会

位置：在头部，当前发际正中直上 5 寸。

手法：拇指按或揉，称按百会或揉百会。

次数：按 30 ~ 50 次；揉 100 ~ 300 次。

功效、主治及作用机理：百会乃督脉经气汇聚于头之高颠之处，又为诸阳之会，具荣督益髓、开窍醒神、镇惊定搐、升阳举陷之功。

鉴于百会为诸阳之会，脑为元神之府，而具开窍醒神之用。病在脏取之井穴，隐白为脾经之井穴，揉运隐白以其补益气血而扶正气。二穴相伍，俾经脉调和，气血畅通而愈病，尤为脑瘫必选之方。百会伍心包经之络穴内关，足阳明经之合穴足三里、络穴丰隆，足厥阴肝经之原穴太冲，名"百会内关摩方"。以百会、内关宁心神、安魂魄，足三里、丰隆泻中焦之火以豁痰，太冲滋肝阴以降龙雷之火，诸穴共施，俾神明有主而狂躁以定，故为急慢惊风之用方。

2. 前顶门

位置：头部正中线，百会穴前 1.5 寸处，或囟会后 1.5 寸处。

手法：揉按之，名揉前顶。

次数：100~300 次。

功效、主治及作用机理：前顶门位于督脉经气汇聚的百会之前，与后顶门相对，内为元神之府居处，具荣督益脑、调达神机、开窍醒神、息风止痉、通络消肿之功，故为治头顶痛、癫痫、瘛疭、解颅、眩晕、鼻渊及小儿急慢惊风等病之要穴。

3. 耳后高骨

位置：耳后入发际高骨下凹陷中。位于足少阳胆经完骨穴处。

手法：用两拇指或中指或两手中指及无名指指端揉按，名揉耳后高骨。

次数：《推拿广意》云："医用两手中指、无名指揉儿耳后高骨二十四下毕，掐三十下。"今多揉 30~50 次。

功效、主治及作用机理：完骨乃足太阳、足少阳经之会，具和解少阳、枢转气机、通达太阳经脉气之效，故以其疏风解表、舒筋通络之功，适用于头项强痛、颊肿齿痛、口眼㖞斜等候。尚具安神除烦之功，故又适用于惊风、痫证及躁动不安患者。

4. 天门

位置：眼区八廓对应八卦，此处位于乾天卦处，故名天门。两眉中间至前发际成一直线，推之名开天门。从攒竹穴推向前发际，称推攒竹。

手法：《推拿广意》云："推攒竹，运用两大指自儿眉心交互往上直推是也。"即两拇指自下而上交替直推。

次数：30～50次。

功效、主治及作用机理：攒竹，为足太阳经之穴，为足太阳脉气所发之处。从攒竹上至前发际，乃属膀胱经循行部位，推之具宣泄太阳经气之功，故推攒竹有疏风解表、开窍醒脑、镇静安神之效。《甲乙经》谓攒竹主治"头风痛，鼻鼽衄，眉头痛，善嚏，目如欲脱，汗出寒热，面赤颊中痛，颈椎不可左右顾，目系急，瘛疭"诸疾。若小儿外感发热、头痛者，可与推坎宫、揉太阳、揉耳后高骨同用，称为"头部四大手法"，乃治外感发热、头痛常用之法。若目赤肿痛，以医者中指揉运攒竹、合谷、后溪诸穴，名曰"目赤攒竹摩方"。

从两眉中间至前发际，乃督脉经循行线，推之名开天门，故开天门有益督荣脑、开窍醒神、镇惊息风之效，适用于急慢惊风、痫证。《素问·骨空论》云："督脉为病，脊强反折。"《脉经》云："腰脊强痛，不得俯仰，大人癫疾，小人痫疾。"故亦可用于小儿脑瘫、癫痫及肢体徐动和震颤者。

5. 坎宫

位置：自眉头起沿眉向眉梢成一横线，实乃是从攒竹过鱼腰至丝竹空一线。

手法：《推拿广意》云："推坎宫，医用两大指自小儿眉心分过两旁是也。"即两拇指自眉心向眉梢作分推，称推坎宫。

次数：30~50次。

功效、主治及作用机理：目之八廓以左目自内眦上方为乾位，顺位至目上方坎位，顺序过艮、震、巽、离、坤至目内眦之兑位。右目亦起于目内眦上方乾位，逆行至目之上方坎位，再依序而行。故自八卦之乾位推至坎达艮，名推坎宫。明·王肯堂《证治准绳》有"八廓论"，即将八廓分属六腑和命门、包络，谓八廓"应乎八卦，脉络经纬于脑，贯通脏腑，达血气往来，以滋于目。"廓如城，然各有行路往来，而匡廓卫御之意也。乾居西北，络通大肠之腑，脏属肺，肺与大肠为阴阳，上运清纯，下输糟粕，为传送之官，故曰传道廓。坎正北方，络通膀胱之腑，脏属于肾，肾与膀胱为阴阳，主水之化源，以输布津液，故曰津液廓。艮位东北，络通上焦之腑，脏配命门，命门与上焦为阴阳，会合诸阴，输百脉，故曰会阴廓。由此可知，推坎宫具宣发宗气、通达腑气、促进气化、调补气血之功，为健身祛病之良法。又因眉头攒竹穴为足太阳膀胱之穴，有激发太阳经脉气之功；眉尾丝竹空为手少阳三焦经之标穴，具疏调三焦气机、清利头目之功。鱼腰乃经外奇穴，在眼轮眶肌中，即坎宫位，有益肾元、司气化、通津液之功。故推坎宫又能疏风解表，醒脑明目，止头痛，从而可有效地治疗外感发热、惊风、头痛、目赤痛诸疾。多与推攒竹、揉太阳等合用。亦可推后点刺放血或用掐按法，以增强疗效。

6. 神庭

位置：神庭，即天庭，又名发际。在头正中线入前发际0.5寸处。

手法：用揉法，名揉神庭，或名揉天庭。

次数：20~30次。

功效、主治及作用机理：神庭乃督脉经之穴，又为足太阳、阳明经交会之穴，故揉运神庭，具宣发阳气、促进气化、敷布津液之功，故有开腠发汗、解痉止痛、开窍醒神、息风定搐之用，而主治寒热、头痛、咳喘、鼻衄、鼻渊、目痛、泪出、惊风及癫痫诸候。

7. 天心

位置：天心穴有二。其一，《厘正按摩要术》谓："掌根为天心。"此小天心穴位，穴居于厥阴心包经循行线上。其二，位于前额中，天庭下方，穴居于督脉经循行线上。《幼科推拿秘书》云："天心穴，在额正中，略下于天庭。"故称"上天心"。

手法：用揉法，名揉天心；若先揉之，后推之，从眉心，过天心，达神庭，名推天心。

次数：揉天心、推天心均可 20～30 次。

功效、主治及作用机理：该穴位于督脉循行线上，且督脉为诸阳脉之会，可激发督脉之阳气，敷布太阳之津液，通调阳明之气血，畅达少阳之气机，故有温阳开腠、调达枢机之功，而解感冒发热、头痛之候；又以其宣发肺气、清泄郁热、宣通窦窍之功，而用于咳喘、鼻渊之证。若用推天心法，则其效倍增。医以大指揉之治小儿目疾甚效。如眼珠上视，往下揉；眼珠下视，向上揉；两目不开，左右分揉。口眼歪斜，亦必揉此。

8. 印堂

位置：印堂，又称眉心，两眉头连线中点。

手法：医一手扶患儿头部，另一手拇指螺纹揉运之，名揉印堂。

次数：揉印堂 20～30 次。

功效、主治及作用机理：腧穴分经穴、奇穴、阿是穴三类。分布于十四经上穴名经穴；奇穴有一定的穴名，又有一定的位置，因其未列入十四经系统，故名"经外奇穴"，简称奇穴；阿是穴又称压痛点、天应穴、不定穴。印堂为经外奇穴，因其位于督脉经循行线上，故具有激发督脉经气之效。尤其推印堂，上达神庭穴处，神庭又为督脉、足太阳、足阳明交会穴，具开窍醒神、息风定搐之功，故适用于急慢惊风、口眼㖞斜、瘛疭、痫证等候。

9. 山根

位置：两目内眦之中点处。

手法：拇指甲掐，称掐山根；揉之，称揉山根。

次数：掐法 3~5 次；揉法 20~30 次。

功效、主治及作用机理：山根又称山脚、鼻根、鼻山根，相术家称鼻梁。鼻梁上与额部相连。《福寿全书》云："按致命处：顶心，囟门，脑角，额角，太阳，目眦，鼻山根。"故山根为头面部险要部位之一。《灵枢·师传》篇云："五脏之气，阅于面者……鼻柱中央起，三焦乃阅。"此言脏腑之形，内外相应者，乃由气之相感也。故掐山根，或揉山根，有调三焦、司气化、宣肺气、通利小便之功，可调治喘咳、癃闭、小便不通、遗尿之疾。又因山根位于督脉循行之部位，掐山根有益督荣脑、开关通窍、醒目定神的作用，对惊风、昏迷、抽搐等症多与掐人中、掐老龙等手法合用。

10. 准头

位置：又名鼻准，位于鼻尖处。

手法：多用拇指甲掐之，名掐准头；若用拇指或中指端揉之，名揉准头。

次数：掐法 3~5 次；揉法 20~30 次。

功效、主治及作用机理：准头位居督脉循行线上，又为面部之高点，具激发阳气、宣通卫气之功，故以其开腠发汗、宣肺止咳平喘之效，而适用于感冒咳喘、鼻塞不通、鼻衄之证。

11. 太阳

位置：眉后凹陷处。

手法：《推拿广意》云："医用两大指运儿太阳，往耳转为泻，眼转为补是也。"两拇指桡侧自前向后直推，称推太阳。用中指端揉该穴，称揉太阳或运太阳，向眼方向揉为补，向耳方向揉为泻。

次数：30 ~ 50 次。

功效、主治及作用机理：太阳乃经外奇穴，又居八廓之震位。《银海指南》有"八廓解"："八廓为转运之使，应按于内。廓取恢廓之意。""廓其输将精液之道路，犹之经涂九轨，以通往来也。""震为正东，络通胆之腑，脏属于肝，肝与胆为表里，主运清纯，不受污浊，故曰清净廓。"故推、揉太阳能疏风解表清热，而运太阳有开窍醒神明目的功能，从而能主治发热、头痛、惊风、目赤痛诸疾。

12. 瞳子髎

位置：在目外去眦五分处。

手法：揉之，名揉瞳子髎。

次数：揉运 20 ~ 30 次。

功效、主治及作用机理：该穴属足少阳胆经，又为手足少阳、手太阳经之交会穴，故具有通达阳气、透理三焦、枢转气机之功，而为治疗三经病之要穴，可用于治疗头痛、目痛、目翳、视力减弱、目齿肿痛等疾病。

13. 迎香

位置：在口禾髎上，鼻下孔旁。

手法：用食、中二指按揉迎香。

次数：20 ~ 30 次。

功效、主治及作用机理：《灵枢·师传》篇云："鼻隧以长，以候大肠。"盖因鼻乃肺窍，大肠者肺之腑，且迎香又为手足阳明之会，故具疏通阳明经气、清泄肺热之功。故揉之能宣肺气，通鼻窍，而主治感冒、鼻渊诸病。临证多与清肺经、拿风池手法合用。

14. 人中

位置：在面部，鼻唇沟的上 1/3 与中 1/3 交界处。

手法：以拇指甲掐，称掐人中；揉之，称揉人中。

次数：掐 5 次或醒后即止；揉运 20 ~ 30 次。

功效、主治及作用机理：《灵枢·师问》篇云："唇厚人中长以候小肠。"意谓口乃脾之窍，小肠受盛脾胃之浊，故唇与人中以候小肠。故掐或揉按人中，有健脾通腑之用，可治小儿食积之候。人中为督脉之穴。《素问·骨空论》云："督脉为病，脊强反折。"《脉经》云："腰脊强痛，不得俯仰，大人癫疾，小儿痫疾。"故掐、揉人中有益督通脉、息风解痉、定惊制搐、醒神开窍之功，以治痉病、癫狂、痫惊之候。尚可用于急救，在人事不省、窒息、惊厥或抽搐时，掐之有效，多与掐十宣、掐老龙等手法合用。又因其为督脉与手足阳明经之交会穴，故又有扶阳益阴、调补气血、荣神通窍之功，故揉运人中、委中，今称"二中摩方"，为治痉挛型小儿脑瘫之良方。

15. 牙关

位置：耳下一寸，下颌骨陷中。

手法：拇指按或中指揉，名按牙关或揉牙关。

次数：5 ~ 10 次。

功效、主治及作用机理：该穴相当于足阳明经颊车之部位，乃足阳明经脉气上达于头面部之处，可调面部之经气，具调气血、通经络之功，故按摩、揉运牙关，可用于牙关紧闭、口眼歪斜患者。若伍合谷、内庭，名"口齿病摩方"，为颜面、口齿病之用方。对小儿脑瘫患者，则适用于面肌异常者。

16. 天柱骨

位置：颈后发际正中至大椎穴成一直线。

手法：用拇指或食指及中指自上向下直推，称推天柱。或用汤匙边蘸水自上向下刮。

次数：推 100～300 次；刮至皮下轻度瘀血即可。

功效、主治及作用机理：《难经》云："督脉者，起于下极之俞，并于脊里，入属于脑。"《灵枢·骨空论》云："督脉者"，"合少阴上股内后廉，贯脊，属肾"，"与太阳起于目内眦，上额交颠上，入络脑，还别下项，循肩膊内，夹脊抵腰中，入循膂，络肾"，"贯脐中央，上贯心，入喉，上颐，环唇。上系两目之下中央"。由此可见，督之为脉，经文隐奥，络脉纷呈，实则一经有五支。其正支单行于脊，始于本经之长强，源于任脉之会阴。大椎乃督脉之经穴，又为手足三阳经交会穴，称为诸阳之会。故推天柱骨，可激发督、任、心、肾、膀胱诸经之脉气，可用于颈椎病及各种类型脑瘫，尤对颈项痿软或头项强直者，为必用之法。推、刮天柱骨尚能降逆止呕，祛风散寒，主要治疗呕吐、恶心和外感发热、项强等症。治疗呕恶多与横纹推向板门、揉中脘等合用，单用本法亦有奇效，但推拿次数须多才行；治疗外感发热、颈项强痛等症多与拿风池、掐揉二扇门等同用；用刮法多以汤匙或酒盅边蘸姜汁或凉水自上向下刮至局部皮下有轻度瘀血即可。

17. 通天

位置：前发际正中之神庭穴旁开 1.5 寸曲差处，上行 3.5 寸处。或承光后 1.5 寸处。

手法：用拇指按揉通天。

次数：20～30 次。

功效、主治及作用机理：《甲乙经》云："通天"，"足太阳脉气所发"。盖因通天乃太阳经气自此通达人之高位颠顶，故具宣通太阳经气之功，为通鼻窍、治鼻疾之要穴。若佐以掐列缺以宣通肺气，揉合谷、迎香以疏通手阳明经气，共成清疏肺热之功，名"通天迎香摩方"，为治鼻炎之用方。

18. 囟门

位置：前发际正中直上 2 寸，百会前骨陷中，即督脉经之囟会穴处。

手法：两手扶儿头，两拇指自前发际向该穴轮换推之（囟门未合时，仅推至边缘），称推囟门。拇指端轻揉本穴称揉囟门。或医者双手掌相合，内劳穴相对，两手相反方向相摩，然后单掌内劳宫对囟会穴摩运之，称摩囟门。

次数：推或揉均 50～100 次，摩法 100～500 次。

功效、主治及作用机理：囟会乃督脉经气汇集于顶门之处，内为元神之居处，具荣督益肾、密髓益智、解痉定搐之功，以治头痛、鼻渊、解颅、小儿惊风之候。若推、揉囟门以成镇惊安神通窍之治。若伍摩督脉经之神庭，胆经之本神，膀胱经之魄户、膏肓俞、神堂、意舍、志室，名"囟会益智摩方"，可用于脑瘫智力低下患者。亦是中药外敷法常用的部位，如"加味封囟散"外敷治疗解颅。该方为家父吉忱公所立，并收入《中医儿科学》"解颅"治方中。

19. 风池

位置：在颞颥后发际陷者中，即胸锁乳突肌与斜方肌之间，平风府穴。

手法：用拿法，称拿风池。用揉法，名揉风池。

次数：拿法 5～10 次；揉法 20～30 次。

功效、主治及作用机理：风池为足少阳胆经之穴，且为足少阳经与阳维脉之交会穴，故具调达气机、和解少阳、解痉息风、清热止痛之功。《难经》云："阳维为病苦寒热。"风池又有维护诸阳脉、通达阳气之功，故适用于感冒头痛、发热无汗或项背强痛之候。

第二节 上肢部穴位

1. 脾土

位置：又称脾经。拇指末节螺纹面。

手法：《推拿广意》云："曲为补，直为清。"即拇指面旋推为补，直推至指甲为泻。其理诚如清·夏禹铸《幼科铁镜》所云："大指面属脾。画家画手掌，不把大指画正面，乃画家之正法。前人只得以脾土字写在侧面，后人误认，以讹传讹，遂以大指侧边为脾。""又因口诀有曰脾土曲补直为推。见有曲字，便把儿指一曲着，则侧面居正，故喻以侧面为脾。""此前人一字之讹，遂成流弊莫救。今人推之不效，皆因穴之不真。前人传之已误，后人幸勿再误。"补脾经、清脾经，统称推脾经。若将患儿拇指微屈，循拇指桡侧边缘向掌根方向直推为侧推脾经，有益脾肺、温阳化饮之功。

次数：100~500次。

功效、主治及作用机理：《推拿广意》云："脾经有病食不进，推动脾土效必应。"万物土中生，乃一身之根本，治病之要着，故补脾经能健脾胃，补气血。可用于小儿因脾胃虚弱，气血不足而引起的纳呆、消瘦之疾。尚为小儿脑瘫必用之穴，尤对体质较弱患儿宜多用之。清脾经能清热利湿，化痰止呕，用于湿热熏蒸，皮肤发黄之黄疸，及恶心呕吐、腹泻之痢疾等候。

若以大指自脾土外边推去，经三关、六腑、天门、劳宫边，止于脾土，《保婴神术按摩经》名"孤雁游飞"，以治黄肿之候。

若一指掐患儿大指根骨，一手掐脾经摇之，《保婴神术按摩经》名"老汉扳缯",可治痞块。

2. 胃经

位置：拇指掌面近掌端第一节。

手法：旋推为补，称补胃经；直推为泻，称清胃经。补胃经和清胃经统称推胃经。

次数：100～500次。

功效、主治及作用机理：补胃经以其受纳、腐熟水谷之治，而成健脾胃、助运化之功。若辅以补脾经，揉中脘，摩神阙，按揉足三里、太白，乃为治脾胃虚弱、消化不良之良方。宗《内经》"治痿者独取阳明"之旨，补胃经为治疗脑性瘫痪必选之部。清胃经具清解中焦湿热、和胃降逆、泻胃火、除烦渴之功，故适用于胃火亢盛之衄血；若与清脾经同用，可疗中焦湿热蕴盛之胃脘痛、心下痞诸证；与清大肠、退六腑、揉小四横纹可疗脘腹胀满及脾约证。

3. 少商

位置：在拇指桡侧，去爪甲一分许。

手法：用掐法。

次数：掐3～5次。

功效、主治及作用机理：少商乃手太阴之井穴，为手太阴经气之所出之处。本穴具通肺气、敷津液、通窍络、利咽喉之功。故掐少商为治疗咳嗽、气喘、咽喉肿痛、鼻衄、鼻渊、重舌、手指挛痛、惊风、癫狂之法。

4. 肝木

位置：又称肝经。食指末节螺纹面。

手法：《推拿广意》云："向上清，往下补。"即向指根方向直推为补，称补肝经，反之为清。补肝经和清肝经统称推肝经。

次数：100～500次。

功效、主治及作用机理：《推拿广意》云："止赤白痢，水泻，退肝胆之火。"大凡清肝经能平肝泻火，息风镇惊，解郁除烦，故主治惊风、抽搐、烦躁不安、五心烦热、黄疸等症。肝经宜清不宜补，若肝虚须补时多以补肾经代之，称为滋肾养肝法，或谓滋水涵木法。

5. 心火

位置：又称心经。中指末节螺纹面。

手法：《推拿广意》云："往上为清，往下补。"即向指根方向直推为补，反之称清心经。补心经和清心经统称推心经。

次数：100～500 次。

功效、主治及作用机理：《推拿广意》云："推之退热发汗，掐之通利小便。"清心经能清热，退心火，故适用于心火亢盛而致高热神昏、口疮、重舌、小便短赤、急慢惊风者。本穴宜用清法，不宜用补法，恐动心火之故。《素问·痿论》云："心主身之血脉。"《灵枢·大惑论》云："心者，神之舍也。"故心血亏，而脉运失司，心气虚而神不守舍，均需补心，或气血不足而见心烦不安、睡卧露睛等症，需用补法时，可以补脾经、胃经代之，盖因脾胃为后天之本，气血生化之源。

6. 肺金

位置：又名肺经。无名指末节螺纹面。

手法：《推拿广意》云："向上清，往下补。"即向指根方向直推为补，反之称清肺经。补肺经和清肺经统称推肺经。

次数：100～500 次。

功效、主治及作用机理：《推拿广意》云："推之止咳化痰。"清肺经可治外感咳嗽；补肺经能补益肺气，润燥止咳，可治气阴两虚之咳嗽；尚有益气敛汗、固脱止遗之功，可疗自汗、脱肛、遗尿之疾。用于小儿脑瘫，以其益气通脉之功，与补脾经共用，对肢体瘫痪、肌肉萎缩无力症者有效。

7. 肾水

位置：又名肾经。小指末节螺纹面。

手法：《推拿广意》以其"往上清，往下补"为法，即由指尖向指根方向直推为补，称补肾经，反之称清肾经。补肾经和清肾经通称推肾经。

次数：100～500次。

功效、主治及作用机理：《推拿广意》云："推之退脏腑之热，向上清小便之赤，如小便短，往下亦宜补之。"即清肾经可清利膀胱之热，以治小便淋沥刺痛之候，故适用癃闭、热淋、石淋之疾，故有"肾经有病小便涩，推动肾水即清澈"经验之记。又因补肾经有温补下元、益肾益脑之功，故适用于先天不足之脑瘫、久病体弱之久泻、遗尿、虚喘之症。

8. 四横纹

位置：掌面食、中、无名、小指第一指间关节横纹处。

手法：拇指甲掐揉，称掐四横纹；四指并拢从食指横纹处推向小指横纹处，称推四横纹。

次数：掐各5次；推100～300次。

功效、主治及作用机理：《推拿广意》云："掐之退脏腑之热，止肚痛，退口眼歪斜。"鉴于四横纹位于掌面食、中、无名、小指第一指间关节横纹处，上至指顶，乃推肝、心、肺、肾经之处，下至大肠、小肠、三焦、膀胱处，故推四横纹，可通达脏腑经络脉气，有补五脏、和六腑之功，为小儿健身祛病必用之法。且本穴推之能调中行气，和气血，消胀满，以治小儿疳积、腹胀、虚损、痿证诸疾；掐之有退热除烦之功，可清脏腑之热，治血瘀积聚诸证。临床上尚可用于脑瘫之肢体运动障碍或多动症者，常与小横纹、推脊柱配合应用。

9. 小横纹

位置：掌面食、中、无名、小指掌指关节横纹处。

手法：以拇指甲掐，称掐小横纹；拇指侧推，称推小横纹。

次数：掐各 5 次；推 100～300 次。

功效、主治及作用机理：其部位于掌指关节，功效同于四横纹，其通达六腑功能尤著。《推拿广意》云："小横纹，掐之退热除烦，治口唇破烂。"故而掐本部位具退热、散结、消胀之功，而适用于烦躁、口疮、唇裂、腹胀诸症。尚可用于小儿脑瘫有热象搐搦者。临床上推小横纹用治肺部有干性啰音者，有一定疗效。

10. 大肠

位置：《推拿广意》阳掌图示大肠位于食指第一节。

手法：推向指根为补，称补大肠；反之为清，称清大肠。补大肠和清大肠统称推大肠。或以食指尖桡侧缘至虎口成一线，推之，名侧推大肠。又因其位风、气、命三关之部，又名"指三关"。

次数：推 100～300 次。

功效、主治及作用机理：补大肠有通调三焦气化之功，而用于脱肛、泄泻之疾，故《推拿广意》有"大肠有病泄泻多，可把大肠久按摩"经验之论。清大肠以其清利肠腑、除湿热、导积滞，而用以治疗湿热蕴结、积食滞留肠道而致身热腹痛、痢下赤白之疾；又以疏通大肠腑气之力，而主治便秘之候。而侧推大肠，因该部乃手阳明大肠经脉所过之部位，自井穴商阳，经荥穴二间、输穴三间之处，故有三穴之功，故具健脾胃、和肠腑、宣达心肺、调补气血之功，故为小儿祛病健身必用之法。

11. 小肠

位置：《推拿广意》阳掌图示小肠位于中指第一节。

手法：推向指根为补，称补小肠；反之为清，称清小肠。补小肠和清小肠统称推小肠。或以小指尺侧边缘至指根成一线，推之，名侧推小肠。

功效、主治及作用机理：推小肠具泌清别浊、化气布津之功。补小肠可适用于因下焦虚寒而致多尿、遗尿之症；清小肠以其清利下焦湿热之功，而适用于湿热蕴结下焦而致石淋、热淋、血淋及癃闭之候。

12. 肾顶

位置：小指顶端。

手法：以中指或拇指端按揉，称揉肾顶。

次数：100~500次。

功效、主治及作用机理：肾顶位于小指顶端，乃手少阴心经、手太阳小肠经井穴所居之部，二经脉气汇聚之处，具益心脉、泌精津之功。故揉肾顶具益肾元、荣心气、约带脉、调冲任、固表止汗之效，而适用于自汗、盗汗、惊悸、夜啼之证。且为小儿脑瘫智力低下、运动障碍者必施之术。

13. 肾纹

位置：小指第二节横纹处。

手法：用揉法，称揉肾纹；用推法，名推肾纹。

次数：揉肾纹100~300次；推肾纹100~500次。

功效、主治及作用机理：肾纹上为小指掌面之肾水部，指尖为肾顶，其下第三节为膀胱部，故肾纹主水液，司气化，具清泻三焦火邪之功，而主治目赤、鹅口疮、小便余沥等气化失司、热毒内陷诸候。

14. 掌小横纹

位置：掌面小指根下，尺侧掌纹头。

手法：中指或拇指端按揉，称揉掌小横纹。

次数：100～500次。

功效、主治及作用机理：因其纹头乃手太阳小肠经之后溪穴居处，纹头入掌乃手少阴心经之少府穴，再延伸至内劳宫穴，故推掌小横纹有三穴之功效，具宁心益脉、解痉通痹之功，而疗心悸之证。而揉掌小横纹尚能清热散结，宽胸宣肺，泌清别浊，化痰止咳，故适用于热病咳嗽、目赤、耳聋、口舌生疮、小便余沥之疾。临床上揉掌小横纹用治肺部湿性啰音，有一定的疗效。

15. 板门

位置：手掌大鱼际平面。

手法：指端揉，称揉板门或运板门。用推法自指根推向腕横纹，称"板门推至横纹"，反之称"横纹推至板门"。

次数：100～300次。

功效、主治及作用机理：《推拿广意》云："板门穴，揉之，除气吼肚胀。"由此可见，揉板门能健脾和胃，消食化滞，通达上下之气，多用于乳食停积，食欲不振，嗳气，腹胀，腹泻，呕吐等证。板门推向掌横纹能止泻利，掌横纹推向板门能止呕吐。鉴于板门中心处，乃手太阴肺经之荥穴鱼际所居之部，有清肃肺气之功。《灵枢·五乱》篇云："清气在阴，浊气在阳，营气顺脉，卫气逆行，清浊相干，乱于胸中，是谓大悗。"是谓宗气运行失序，而致"大悗"。悗者，闷也。"乱于肺则俯仰喘喝。""气在于肺者，取之手太阴荥、足少阴输。"即气乱于胸中，宗气不能上贯心肺，造成气机紊乱，故见"俯仰喘喝"之胸痹、喘咳之证。取手太阴之荥穴鱼际、足少阴之输穴太溪，名"鱼际太溪摩方"，为治小儿病毒性心肌炎及咳喘病之用方。

16. 内劳宫

位置：掌心中，屈指时中指、无名指指尖之间中点。

手法：中指端揉，称揉内劳宫；自小指根起，经掌小横纹、小天心至内劳宫掐运，称运内劳宫。若一手掐劳宫，以另一手掐心经，摇之治惊，《保婴神术按摩经》名"丹凤摇尾"。

次数：揉 100~300 次；运 10~30 次。

功效、主治及作用机理：《推拿广意》云："内劳宫，属火，揉之发汗。"且内劳宫为手厥阴经之荥穴，为心神所居之处，有清心宁神、降逆和胃之功。故揉内劳宫能清心除烦，用于心经有热而致口舌生疮、发热、烦渴等症。运内劳宫为运掌小横纹、揉小天心、运内劳宫的复式手法，能清虚热，对心肾两经虚热最为适宜。尚适用于小儿急慢惊风、痫证者。在临床中，可用于小儿脑瘫智力低下、精神障碍者，尤对狂躁型患者有效。

17. 内八卦

位置：手掌面，以掌心为圆心，从圆心至中指根横纹约 2/3 处为半径所作圆周。八卦卦位，离卦位于近中指处，巽卦位于近食指侧，坤卦位于无名指侧。

手法：用运法，顺时针方向掐运，称运内八卦或运八卦。八卦序位，即乾、坎、艮、震、巽、离、坤、兑。

次数：100~300 次。

功效、主治及作用机理：《推拿广意》云："运八卦，开胸化痰，除气闷吐乳食。"意谓运内八卦有安和五脏、通和六腑之功。除全运八卦外，尚有分运法。八卦配五行，则为乾金、坎水、艮土、震木、巽木、离火、坤土、兑金。大凡自乾经坎、艮至震，乃水生木之运，故有滋水涵木之功，而有镇静安神之效；或自巽经离、坤至兑，乃木火相生，火生土，土生金之运，故有培土生金之功，而具通达宗气、健脾肃肺之效；

自离经坤、兑至乾，乃火生土、土生金之运，有培土生金之功，而具健脾益气、除胀宽胸、豁痰止咳之效；自坤经兑至乾，乃土生金、金生水之运，而成金水相滋之功，为清热养阴之治；自坎经艮、震至巽，乃逆行之克，即木克土，土克水，故有止呕、止泻之用。自艮经震、巽至离，可振奋脾阳，调达枢机，益火之源，而有开腠发汗之效。亦可单揉各卦位，行补泻之法，以调五脏六腑之疾，如单揉艮土，乃健脾和胃，消食化积之法，在小儿脑瘫的临床治疗中，有促进大脑和机体机能的恢复。常与推脾经、推肺经、揉板门、揉中脘等法合用。

盖因八卦在手掌之内，中指根下是离宫，属心火，此宫不可运动，恐扰动心火。故施运法时，必用医者左大指按护之，然后运至离宫时从大指甲上过去。

18. 小天心

位置：大小鱼际交接处凹陷中。

手法：中指端揉，称揉小天心；拇指甲掐，称掐小天心；以中指尖或屈曲的指间关节捣，称捣小天心。

次数：揉 100～300 次；掐、捣 5～20 次。

功效、主治及作用机理：揉小天心具清热、镇惊、明目之功。故《推拿广意》谓："小天心，揉之清肾水。"鉴于小天心位于手厥阴心包经循行线上，故可主治心包经之病候，具宁心安神、宽胸和胃之功，而用于心痛、癫狂、痫证、夜啼、惊风、瘈疭、厌食、呕吐、口疮、口臭诸病。尚可用于脑瘫之智力低下、行为障碍、共济失调、惊风抽搐、惊惕不安者。若见惊风眼翻、斜视，可配合掐老龙、人中，清肝经等法。眼上翻者则向下掐、捣；右斜视者则向左掐、捣；左斜视者则向右掐、捣。

因其部位临内八卦之坎水位，故有清心火、退肾中虚火之功，而治小便赤黄、口舌生疮之候。

19. 大横纹

位置：仰掌，掌后横纹。《推拿广意》阳掌图有大陵、总筋之标注，《厘正按摩要术》有"掌根为小天心。大横纹，总心经，统名大陵"之论。故大横纹之中点，为总心经、大陵之处。即小天心在前，大陵在后。大陵即总心经之处。

手法：近拇指侧名阳池，近小指侧名阴池。两拇指自掌后横纹中（总筋）向两旁分推，称分推大横纹，又称分阴阳；自两旁向总筋合推，称合阴阳。

次数：30～50次。

功效、主治及作用机理：大横纹实含总筋之功，大陵为手厥阴心包经之腧穴，具守心宁神、宽中和胃之功，为心胸、脘腹部疾病之用穴。近拇指侧之阳池位于手太阴肺经太渊穴之部，具激发宣达肺气、敷布气血、调和营卫之功，为咳喘、咽喉肿痛、胸痛、腕臂痛、无脉症之用穴；近小指侧之阴池为手少阴之原穴、输穴神门，该穴尚为手少阴心经之本穴，具清心凉营、宁心定喘、通痹益脉之功，而为治心痛、心烦、惊悸、怔忡、健忘、失眠、癫狂、痫证、胸胁痛之用穴。大凡分阴阳有调达气机、调和气血、行滞消食之功，多用于阴阳失调、气血不和之证，适用于寒热往来、烦躁不安，及乳食停滞、腹胀腹泻者。而合阴阳具宣达宗气、益心通脉、行痰散结之功，多用于胸痹、怔忡、咳喘之证。

20. 总筋

位置：掌后腕横纹中点。

手法：按揉本穴，称揉总筋；用拇指甲掐，称掐总筋。

次数：揉100～300次，掐3～5次。

功效、主治及作用机理：总筋穴居手厥阴心包经循行线上，实为大陵穴之位，乃心包经之原穴，具守心安神、宽胸和胃之功，故为心胸、脘腹部疾患常用之穴，故揉总筋，可疗心痛、心悸、胃痛、呕吐、惊悸、癫狂、痫证、胸胁痛诸证。"包络者，心主之脉也。"该穴位于手厥阴心包经循行线上，故《推拿广意》有"心经有热作痴迷"，"退心经热病掐总筋"之说。

揉总筋又能散结止痉，通调周身气机，对于痉挛型、强直型、手足徐动型、震颤型之脑瘫者，亦可应用。

若医者用右手掐总筋，四指皆伸在下，大指又起，又翻四指，如一翅之状，《小儿推拿活婴秘旨》名"凤凰单展翅"，具温热之效。

21. 列缺

位置：桡骨茎突上方，去腕 1.5 寸。或两手虎口交叉，当食指尖端凹陷中是穴。

手法：以拇指甲掐之名掐列缺；以指揉之名揉列缺。临证中多两法结合，先掐后揉。

次数：掐法 3~5 次，揉法 5~10 分钟。

功效、主治及作用机理：列缺乃手太阴肺经之络穴，又为八脉交会穴之一，通于任脉。具益肺荣任、宣发肺气、通达腑气之功，故为治偏正头痛、咳嗽、气喘、咽喉肿痛、口眼㖞斜、手腕无力症之用方。又因其为肺经之络穴而别走于手阳明大肠经，故又具通大肠腑气之功；足三里为足阳明胃经之合穴，具健脾和胃、理气导积、降浊化痰之功。故按摩列缺、足三里二穴，乃培土生金之伍，以增其肃肺止咳、降浊化痰之力，名"列缺三里止咳摩方"。

22. 三关

位置：前臂桡侧，阳池至曲池成一直线。

手法：用拇指桡侧面或食、中指面自腕推向肘，称推三关；屈患儿拇指，自拇指外侧端推向肘，又称侧推大三关。对风、气、命食指上小三关而言，此三关称为大三关，故名。

次数：100～300次。

功效、主治及作用机理：《推拿广意》云："三关，男左三关推发汗，退下六腑谓之凉；女右六腑推上凉，退下三关谓之热。"三关为手阳明大肠经之循行之处，具敷津液、补气血之功。大凡推三关性温热，能补气行气，温阳散寒，主治一切虚寒病证。临床上治疗气血虚弱，命门火衰，下元虚冷，阳气不足引起的四肢厥冷、面色无华、食欲不振等症。又为脑瘫者常用之法，多与补脾经、补肾经、揉丹田、捏脊、摩腹等法合用。

23. 天河水

位置：前臂正中，总筋至洪池（曲泽）成一直线。

手法：用食、中二指腹面自腕推向肘，称清（推）天河水；用食、中二指蘸水自总筋处直至洪池，一起一落弹打，如弹琴状，同时一面用口吹气随之，称打马过天河。

次数：100～300次。

功效、主治及作用机理：《推拿广意》云："天河水，推之清心经烦热，如吐宜多运。"又云："心经有热作痴迷，天河水过作洪池。"该部位属手厥阴心包经循行之处。《灵枢·邪客》篇云："包络者，心主之脉也。"故"心经烦热"是该经"主脉所生病者"。故清天河水性微凉，较平和，能清热解表，泻火除烦，主要用于治疗热性病证，清热而不伤阴分，多用于五心烦热等症。常与推攒竹、推坎宫、揉太阳等法合用。打马过天河清热之力大于清天河水。

24. 六腑

位置：从斗肘处至大横纹头，即前臂尺侧，阴池至斗肘成一直线。

手法：用拇指腹面或食、中指腹面自肘推向腕，称退六腑或推六腑。关于六腑之推拿，《推拿广意》等古医籍均有男女左右之别，今之医家多以推左手为法。

次数：100～300次。

功效、主治及作用机理：该部位位于手少阴心经与手太阳小肠经之间。《灵枢·本藏》篇云："心合小肠，小肠者，脉其应。"《灵枢·师传》篇云："五脏六腑，心为之主。"且心与小肠合，故对该部位施术，有二经之功用。退六腑性寒凉，能清热、凉血、解毒。本穴与补脾经合用，有止汗的效果。本法与推三关为大凉大热之法，可单用，亦可合用。若患儿气虚体弱，畏寒怕冷，可单用推三关；如高热烦渴，发斑等，可单用退六腑。而两法合用能平秘阴阳，调和营卫，以防止大凉大热，伤其正气。如寒热夹杂，以热为主，则可以退六腑三数、推三关一数之比推之；若以寒为重，则可以推三关三数、退六腑一数之比推之。

25. 曲泽

位置：在肘内廉下陷者中，屈肘得之。

手法：用拿法，称拿曲泽；用揉法，名揉曲泽。

次数：拿法5～10次；揉法100～300次。

功效、主治及作用机理：曲泽乃手厥阴心包经之合穴。所入为合，经气汇聚之所，故具清泻心火、疏理上焦、通行心络、回阳救逆之功，而适用于热病身热、烦渴呕吐、心悸善惊、瘛疭搐搦之候。

26. 曲池

位置：又名阳泽、鬼臣。在肘外辅骨肘骨之中。

手法：用拿法，称拿曲池；用掐法，名掐曲池。

次数：5～10次。

功效、主治及作用机理：曲池乃手阳明经之合穴，又为手阳明之本穴，具激发本经经气之功。《灵枢·卫气》篇云："手阳明之本在肘骨中，标在颜下合钳上也。"马莳注云："本在曲池穴，标在足阳明经的头维处。"故揉运按摩该穴与头维，名"手阳明标本摩方"，为治痿通痹之用方。可治小儿脑瘫之属于软瘫者。阳陵泉乃足少阳胆经之合穴，又为筋会，有调达枢机、舒筋通络之功。故拿曲池、阳陵泉，共成调和气血、疏通经络、畅达四关之功，故又适用于脑瘫之属硬瘫者。血海，又名血郄、百虫窝，乃足太阴脾经脉气所发，具行血、活血之功。"治风先治血，血行风自灭"，故拿曲池、血海，名"池海风疹方"，共成调和气血、祛风通络之效，可疗小儿风疹之候。

27. 十宣

位置：十指尖指甲赤白肉际处。

手法：用掐法，称掐十宣。

次数：各掐 5~10 次。

功效、主治及作用机理：十宣，又名十王。《推拿广意》云："十王穴，掐之能退热。"掐十宣临床多用于急救，具清热、醒神、开窍之功，适用于惊风、高热、昏厥之候。

28. 老龙

位置：中指甲后一分处。《小儿推拿广意》《幼科铁镜》均谓穴当此处。而《厘正按摩要术》则谓"老龙穴在足二指颠"，即足次趾顶端处。故今称在手指者为"手老龙"而在足趾者为"足老龙"。

手法：用掐法，称掐老龙。

次数：5~7 次。

功效、主治及作用机理：手、足老龙穴，均居手足指趾之端，乃孙络、血络充盈之处，故掐之乃"刺络""刺血络"之法，具开窍醒神、通脉回厥之功，故主治惊风、昏厥、高热之候。

29. 端正

位置：中指甲根两侧赤白肉处，桡侧称左端正，尺侧称右端正。

手法：用拇指甲掐，称掐端正；用拇指螺纹揉，称揉端正。

次数：掐 5~7 次；揉 30~50 次。

功效、主治及作用机理：端正乃"心经"散络之处，足三阳上合于手，且"五脏六腑，心为主"，"诸血者，皆属于心"，故对端正施术有和血脉、调脏腑之功。揉右端正有降逆止呕作用，适用于胃气上逆之恶心呕吐之证；揉左端正有益气举陷之功，适用于水泻痢疾之证。掐端正可治惊风、痫证、衄血等疾。

30. 五指节

位置：手背五指第一指间关节。

手法：用拇指甲掐，称掐五指节；用拇、食指揉搓，称揉五指节。

次数：各掐 3~5 次；揉搓 30~50 次。

功效、主治及作用机理：《推拿广意》云："五指节，掐之，祛风化痰，苏醒人事，通关格闭塞。"盖因五指节上至五经之处，而具补五脏、和六腑之功，故掐、揉五指节能安神镇惊，祛风寒，通关窍。掐五指节主要用于惊惕不安、惊风等症，多与清肝经、掐老龙等合用；揉五指节主要用于胸闷、痰喘、咳嗽诸候。尚可用于脑瘫智力低下、语言不清及手足徐动型、震颤型、共济失调型患者。

31. 后溪

位置：手小指外侧，本节后陷者中。

手法：用掐法，名掐后溪；用揉法，名揉后溪。

次数：掐法 5~10 次；揉法 100~300 次。

功效、主治及作用机理：后溪为手太阳小肠经之输穴，又为八脉交会穴之一，通于督脉，具荣督通阳、疏经活络之效。《通玄指要赋》有"头项痛，拟后溪以安然"之论；《肘后歌》有"胁肋腿痛后溪妙"之治。后溪为主治热病、头项颈痛、耳聋目赤、肘臂及手指挛急、痫证、疟疾之要穴。又因后溪具宣通太阳经气之功，又具通督脉、定搐搦之效，故佐以掐人中、揉百会，为痫证发作时之良方。若揉后溪，伍揉运丰隆，取其理脾胃、促运化之功，以杜生痰之源。揉运任脉之鸠尾，诸阳交会穴之大椎，心包经之经穴间使，为痫证之用方，今名"后溪息痫摩方"。尚可为惊风之治方。

32. 二扇门

位置：手背中指根本节两侧凹陷处。

手法：用拇指甲掐，称掐二扇门；用拇指偏峰按揉，称揉二扇门。

次数：掐 5 次；揉 100 ~ 300 次。

功效、主治及作用机理：《推拿广意》云："二扇门，掐之属火，发脏腑之热，能出汗。"盖因手背乃手三阳脉气通达之处，对二扇门施术有通达阳气、调和营卫之功，故该穴可主治惊风抽搐、身热无汗之证。揉时要稍用力，速度宜快。本法常与揉肾顶、补脾经、补肾经等配合应用，适用于气虚感冒者。

33. 上马

位置：手背无名指及小指指掌关节后陷中。《推拿广意》有"二人上马"之术，《幼科推拿秘书》云："二马者，我之大食二指也。上马者，以我大指尖，按儿神门外旁，又以我食指尖，按儿小指根旁。"

手法：拇指端揉之名揉上马，掐之名掐上马。

次数：掐 3 ~ 5 次；揉 100 ~ 300 次。

功效、主治及作用机理：《推拿广意》云："掐之，苏胃气，起沉疴，左转生凉，右转生热。"由此可知，掐上马具滋阴补肾、健脾益气之功。右转生热，可益肾健脾，宣肺止咳定喘，可疗气虚咳喘；左转生凉，可通利三焦，疏肝利胆，滋阴润燥，清利湿热，可疗小便赤涩淋沥、口舌生疮、牙痛之候。

34. 威灵

位置：手背二、三掌骨歧缝间。《推拿广意》名"威宁"。

手法：用掐法，称掐威灵。

次数：掐 3~5 次，或醒后即止。

功效、主治及作用机理：威灵位于手背，乃手三阳所过之处，故具通达阳气、调和营卫之功，而掐威灵有开窍醒神、纳气定喘的作用。《推拿广意》有云："威宁，掐之，能治救急惊，猝死，揉之即苏醒。"主要用于急惊暴死、昏迷不醒时之急救。

35. 精宁

位置：手背第四、第五掌骨歧缝间。

手法：用掐法，称掐精宁。

次数：5~10 次。

功效、主治及作用机理：《推拿广意》云："精宁，掐之能治风哮，清痰食痞积。"盖因其部位乃手太阳小肠经所过之处，而该穴有主治该经"是动"或"所生病"之候，故掐精宁能行气、破结、化痰，多用于痰食积聚，气吼痰喘，恶心干呕，痞积诸候。对于体质虚弱者，多与补脾经、推三关、捏脊等同用，以免克削太甚，元气受损。用于急惊昏厥时，本法多与掐威灵配合，能加强开窍醒神的作用。

若掐精宁、威灵二穴，前后摇摆之，《保婴神术按摩经》名"凤凰鼓翅"，可治黄肿。

36. 外劳宫

位置：位于手背，与内劳宫相对处。

手法：用揉法，称揉外劳宫；用掐法，称掐外劳宫。

次数：掐 3~5 次；揉 100~300 次。

功效、主治及作用机理：该穴乃手三阳经之脉气汇聚之处，具通达阳气、调和营卫之功，故《推拿广意》云："外劳宫，揉之和五脏潮热，左转清凉，右转温热。"本穴右转揉运性温，为温阳散寒之佳穴，故向右揉外劳宫主要用于一切寒证，不论外感风寒还是脏生内寒而致的疾病均可用之。又因其有升阳举陷之功，故又为脱肛、遗尿之用穴。向左揉运治疗外感风热之证。

37. 虎口

位置：拇指近食指侧至虎口赤白肉际间。《幼科推拿秘书》云："虎口穴，大食二指丫杈处，筋通三关处。"

手法：用食指及中指，或拇指，自患儿拇指尖推向虎口。

次数：100~300 次。

功效、主治及作用机理：《推拿广意》名"天门入虎口"。因其部位属脾、胃二经，故具健脾和胃，培补后天之本之能，故而《推拿广意》云："推之和气，生血，生气。"正是因该法具有安和五脏、调补气血、温通经脉之功，而常用于增强小儿体质。尤其对《灵枢·逆顺肥瘦》篇经所讲的"肉脆、血少、气弱"之婴儿，乃必用之术。

38. 外八卦

位置：手背外劳宫周围，与内八卦相对处。

手法：以拇指做顺时针方向掐运，称为运外八卦。

次数：100~300 次。

功效、主治及作用机理：《推拿广意》云："性凉，除脏腑秘结，通血脉。"盖因外八卦汇聚手三阳经之脉气，通达五脏六腑之精津，故运外八卦可以宽胸理气，通滞散结。临床上多与摩腹、推揉膻中等法合用，以治疗胸闷、腹胀、便结之候。

39. 一窝风

位置：《推拿广意》阴掌图有一窝风前、阳池后之标注，而《厘正按摩要术》有"掌根尽处为一窝风""一窝风后为阳池"之记。故一窝风非背腕横纹阳池处，乃掌侧小天心相对处。

手法：指端揉，称揉一窝风。

次数：100~300 次。

功效、主治及作用机理：《推拿广意》云："一窝风，掐之，止肚痛，发汗，祛风热。"故揉一窝风具温中行气、止痹痛、利关节之功。一窝风位于手少阳三焦经循行线上，居手少阳三焦经阳池穴所邻之处，该穴乃手少阳经原穴，具通利三焦、通阳救厥之功，故揉一窝风适用于急慢惊风、瘛疭、腹痛、肠鸣、关节痹痛、伤风感冒之疾，亦适用于痉挛型、强直型之脑瘫患者。

40. 外关

位置：腕后 2 寸陷者中。

手法：用拿法，名拿外关；用揉法，名揉外关。

次数：拿法 3~5 次；揉法 100~300 次。

功效、主治及作用机理：外关乃手少阳三焦经之络穴，又为八脉交会穴之一，通于阳维，故有调达气机、维通诸阳之功。《灵枢·经脉》篇云："手少阳之别，名曰外关。""合心主病。""病实则肘挛，虚则不收，取之所别也。"故拿外关或揉外关可疗手臂挛痛或痿痹偏废之证。足临泣乃足少阳之输穴，又为八会穴之一，通于带脉，故揉运二穴，则有调达气机、清利头目、聪耳定搐之功，而主治热病、头痛、耳聋、耳鸣、瘛疭、惊风、胁痛诸候。

41. 膊阳池

位置：又称外间使。外间使，与内间使相对，即支沟穴之处。

手法：掐其部，名掐外间使，或名掐膊阳池；揉运其部，名揉膊阳池。

次数：掐 5 ~ 10 次；揉 100 ~ 300 次。

功效、主治及作用机理：膊阳池位居手少阳三焦经支沟穴处，有调达枢机、疏通经络、开肌腠、清头目之功，可疗感冒头痛之候。若从一窝风，经阳池、外关推至外间使（支沟穴）处，《推拿广意》名推阳池外间使，有助气化、泌津液之功，为治大便秘结、小便赤涩之法。

42. 三焦

位置：《推拿广意》阳掌之图定位于无名指第一节。

手法：推向指根为补，称补三焦；反之为清，称清三焦。补三焦和清三焦均称推三焦。

次数：100 ~ 300 次。

功效、主治及作用机理：推三焦具调达气机、通利三焦、化气通脉、利水通淋之功，多用于脘腹胀满、胸胁刺痛、纳食呆滞、小便不利、大便溏薄等症。该部上通肺经部，故尚有宣达肺气之功，而有化痰止咳之用。

43. 膀胱

位置：《推拿广意》阳掌之图定位于小指近掌端第一节。

手法：推向指根为补，称补膀胱；反之为清，称清膀胱。补、清二法均称推膀胱。

次数：100 ~ 300 次。

功效、主治及作用机理：推膀胱具助气化、布津液、转输膀胱经脉气之功。该部上通肾经、肾纹、肾顶处，故有畅达肾气之功，于是补膀胱，俾肾气充盈，三焦协调，膀胱职守，可治遗尿、气淋、膏淋之疾；清膀胱有清利下焦湿热之效，而适用于血淋、石淋、热淋、癃闭之候。

44. 甘载

位置：《厘正按摩要术》云："合谷后为甘载。"故穴位于拇指掌指关节后陷中。

手法：掐之，名掐甘载；揉之，名揉甘载。

次数：掐 3～5 次；揉 100～300 次。

功效、主治及作用机理：《推拿广意》云："甘载，掐之能拯危症，能祛鬼祟。"盖因该穴位于手阳明经循行之处，前为合谷，后为阳溪，故有贯通阳明经脉气之功。掐甘载有开窍醒神、回阳救逆之功，为小儿急慢惊风及高热神昏之法；揉之有宣发宗气、调和营卫、益气健脾之功，可用于小儿食欲不振、肌肉消瘦、气喘自汗之候。

45. 合谷

位置：《甲乙经》云："手大指次指间。"

手法：用掐法，名掐合谷；用拿法，名拿合谷；从虎口至合谷穴往来推之，又名推虎口。

次数：掐法 5～10 次；推法 100～300 次。

功效、主治及作用机理：合谷为手阳明大肠经之原穴，《甲乙经》云："合谷，一名虎口。""手阳明脉之所过也，为原。"有清热利咽、明目通窍、疏通经络、解痉止痛之功。故《四总穴歌》有"口面合谷收"之治；《通玄指要赋》有"眼痛则合谷以推"之验。故取合谷，可疗小儿头痛、目齿肿痛、鼻衄、鼻渊、耳聋、咽喉肿痛、咳嗽、口眼㖞斜、热病无汗、腹痛、便秘、痢疾、惊风、瘾疹、痄腮诸疾。

46. 阳池

位置：《甲乙经》云："手腕上陷者中。"《推拿广意》与《厘正按摩要术》均有一窝蜂、阳池两穴。其位置《按摩要术》有"掌根尽处为一窝风""一窝风后为阳池"之记载。

手法：用掐法，名掐阳池；用揉法，名揉阳池。

次数：掐法 3~5 次；揉法 100~300 次。

功效、主治及作用机理：《素问·刺法论》云："三焦者，决渎之官，水道出焉，刺三焦之源。"阳池为手少阳三焦经之原穴，具通利三焦、益气生津之功，故揉阳池，可治口干、消渴、溺赤诸疾。《推拿广意》云："阳池，掐之主泻。"故掐阳池，可用于泄泻、痢疾之病。又因其具调达气机、活络通痹之功，揉阳池，可疗腕痛、肩臂痛诸候。

47. 斗肘

位置：《推拿广意》正面之图示，自肩至肘有琵琶、走马、斗肘三穴。《厘正按摩要术》谓"斗肘在肘弯背后尖处"。

手法：用揉法，名揉斗肘；用运法，称运斗肘。若医者左手托儿斗肘，复以右手拇、食指叉入儿虎口，同时中指按定儿天门穴（八卦之乾位），是一手拿三穴，并揉之，《幼科推拿秘书》名"天门入虎口重揉斗肘穴"，列为十三大手法之一。若右手摇动，名"摇斗肘"。若从四渎经斗肘运至天井，名"运斗肘"。

次数：100~300 次。

功效、主治及作用机理：斗肘位于手少阳三焦经之肘尖处，肘前 5 寸为四渎，可转输三焦之经气过斗肘上行，循颈项，过耳，故揉运斗肘具聪耳利咽、活络通痹之功，而主治失音、齿痛、耳聋及肘痛引肩之候。

第三节　胸腹部穴位

1. 天突

位置：在颈喉结下 2 寸中央宛宛中。

手法：用拇指或食指端揉运。

次数：60~100 次。

功效、主治及作用机理：天突乃任脉经之穴，又为任脉与阴经交会穴，位于气管上端，通咽连肺，故有益肾宣肺之功，为治咳喘、暴喑、瘿气、噎膈之要穴。伍揉运膻中、尺泽，主治咳喘病，名"天突咳喘摩方"；伍揉按灵道、阴谷、复溜、丰隆、然谷，名"天突喑哑摩方"；伍揉运膈俞、内关，方名"天突呃逆摩方"。

2. 膻中

位置：前正中线，平第四肋间。

手法：用拇指螺纹面揉运，名揉膻中；按摩之，名摩膻中；医者用两手四指扶患儿两胁，两拇指同时于膻中穴处，向左右分推，名推膻中。

次数：揉 100 ~ 300 次；摩 3 ~ 5 分钟；推 20 ~ 30 次。

功效、主治及作用机理：膻中乃任脉经之穴，又为八会穴之气会，有益气举陷、宽胸利膈、止咳定喘之功，故气机不利而导致的疾病多取此穴。若伍摩肺俞、肾俞、脾俞、尺泽，可疗咳嗽、喘满之候，名"膻中愈喘摩方"。

3. 乳根

位置：在乳中直下，第五肋间隙取之。

手法：医者以两手四指扶患儿两胁，双拇指揉运乳根。

次数：100 ~ 300 次。

功效、主治及作用机理：乳根为足阳明胃经位于乳部之穴。《灵枢·经脉》篇云："胃足阳明之脉……从缺盆下乳内廉。"乳根具宣通胃络、降气止呕之功，故揉运按摩乳根可治恶心呕吐之候。《素问·平人气象论》云："胃之大络，名虚里，贯膈络肺，出于左乳下。"故摩左乳下（乳根部）有宽胸利膈之功，可疗气逆咳喘、胃气上逆呕恶之候。

4. 乳旁

位置：乳旁，《推拿广意》名奶旁，位居双乳头之外约1

寸处。

手法：医者以两手四指扶患儿两胁，双拇指揉运乳旁。

次数：100～300 次。

功效、主治及作用机理：《灵枢·经别》篇云："手阳明，从手循膺乳。"《推拿广意》云："及至奶旁尤属胃，祛风止吐力非轻。"故摩乳旁，有调达手足阳明经脉气之功，有和胃通肠之用，可疗吐逆、便结之疾。尚有调和气血、通经开膜之效，故有发散风寒之用。

5. 中脘

位置：脐上 4 寸。

手法：用指端或掌根按揉，称揉中脘；用掌心或四指摩运，称摩中脘；自中脘向上直推至喉下，或自喉往下推至中脘，称推中脘，又称推胃脘。

次数：揉 100～300 次；摩 5 分钟；推 100～300 次。

功效、主治及作用机理：中脘为胃之募穴、腑之会穴，为任脉与手太阳、少阳、足阳明交会穴，又为回阳九针穴之一，故本穴具较强的健脾和胃、化痰导积之功，而用于小儿食积、胃痛、呕吐之候。可施用揉中脘，或摩中脘，或自喉下推至中脘等法。据《内经》"治痿者独取阳明"之理，且中脘又为任脉与手太阳、手少阳、足阳明交会穴，故又为痹证、痿证、小儿脑瘫之要穴，可施行揉中脘或摩中脘法。大凡诸虚之证，皆可摩之，亦可灸之，名"中脘摩方"或"中脘灸方"。

6. 腹阴阳

位置：在中脘与两胁下软肉处。

手法：医者双手四指分别自中脘处向两旁分推，名分腹阴阳。

次数：50～100 次。

功效、主治及作用机理：中脘乃任脉经之穴，其外是足少阴肾经之阴都，再外为足阳明胃经之梁门，近胁下有足太阴脾经之腹哀、足厥阴肝经之章门，故分腹阴阳，有健脾和胃、疏肝理气之功，可治小儿腹胀、停乳、积食、消化不良诸疾；又因其有补肝肾、调补气血之功，摩之，有促进小儿生长发育之效。

7. 脐

位置：肚脐。

手法：用中指端或掌根揉，称揉脐；用拇指和食、中两指抓住肚脐抖揉，亦称揉脐；若用指摩或掌摩，称摩脐，又名摩神阙。

次数：揉 100～300 次；摩 3～5 分钟。

功效、主治及作用机理：脐之中心，名脐中，为人体元神出入之阙庭，又名神阙。《医宗金鉴》谓神阙"主治百病"；《扁鹊心书》对脘腹疾病多用"灸神阙法"。揉脐、摩脐，名"神阙摩方"，具温阳散寒、补益气血、健脾和胃、消食导滞之功，故摩神阙为健身强体常用之法。如治疗小儿脑瘫之肢体运动障碍者，临床上揉脐、摩腹、推上七节骨、揉龟尾配合应用，简称"龟尾七节摩腹揉脐"，为脑瘫推拿常用之法。

8. 天枢

位置：脐旁 2 寸。

手法：医者用食、中二指指端揉运，称揉天枢。

次数：50～100 次。

功效、主治及作用机理：天枢，乃足阳明经脉气所发之处，又为手阳明大肠经之募穴。穴居脐旁，为上下腹之界畔，通行中焦，有斡旋上下、促进升降之功，可用于食积、腹胀、呕吐、大便秘结之证。若腹泻者，可摩法、灸法并用。若加摩五脏之背俞，名"天枢脏俞摩方"，为虚损病之要方。亦可灸治，名"天枢脏俞灸方"。

9. 丹田

位置：位于小腹部，脐下 2 寸处。

手法：或揉或摩，称揉丹田或摩丹田。

次数：揉 50 ~ 100 次；摩 3 ~ 5 分钟。

功效、主治及作用机理：丹田具体部位众说纷纭。一说为石门，如《甲乙经》云："石门，三焦募也，一名利机，一名精露，一名丹田，一名命门。在脐下二寸，任脉气所发。"他如《针灸资生经》指关元，《普济本事方》指气海。丹田，气功术语，炼丹产丹的部位叫丹田，为人身之本，真气汇聚之处。《难经·六十六难》云："脐下肾间动气者，人之性命也，十二经之根本也。"杨玄操注云："脐下肾间动气者，丹田也。丹田者，人之根本也。"由此可见，从最早的医学文献可知，丹田当为石门。石门为手少阴三焦经之募穴。揉摩丹田有培肾固本、温补下元、泌清别浊之功，适用小儿先天不足、寒凝少腹而致腹痛、腹泻、疝气、遗尿、脱肛、癃闭之证。并为治小儿脑瘫常用穴位。此穴或推拿或灸治或中药外敷均可。

10. 肚角

位置：脐下 2 寸之石门穴旁开 2 寸大筋处。

手法：用拇、食、中三指向深处做拿法，称拿肚角；若以中指端揉按，名摩肚角。

次数：拿 3 ~ 5 次；摩 3 ~ 5 分钟。

功效、主治及作用机理：肚角位于足阳明胃经大巨穴处，具通调胃肠气机、化气通腑之功，故拿肚角适用腹胀、腹痛、腹泻之候，摩肚角可治腹泻之疾，而摩后加灸肚角，其效尤著。

11. 食窦

位置：腹正中线旁开 6 寸，或乳中线旁开 2 寸，在第五肋间隙中取之。

手法：医者以双手四指扶患儿胁部，然后以双拇指揉运此穴。

次数：100～300次。

功效、主治及作用机理：食窦乃足太阴脾经之穴，《甲乙经》云："食窦……足太阴脉气所发。"《扁鹊心书》谓食窦"能接脾脏真气"，"凡诸病困重，尚有一毫真气，灸此穴二三百壮，能保固不死。一切大病属脾者并皆治之。盖脾为五脏之母，后天之本，属土，生长万物者也。若脾气在，虽病甚不至死，此法施之报验。"故窦材又称此穴名"命关"，并谓"常灸关元、气海、命关、中脘"，"虽未得长生，亦可保百余年寿"。家父吉忱公名之曰"窦材资寿命关灸方"。若按摩诸穴，名"窦材命关摩方"，有病能治，无病能防，为扶正祛邪之良方。

12. 章门

位置：在侧腹部，第十一浮肋游离端之下际取之。

手法：医者以双手四指扶患儿后腰部，以双手拇指揉运章门。

次数：100～300次。

功效、主治及作用机理：章门乃足厥阴肝经之穴，又为八会穴之脏会穴，能养肝益气，疏肝理气，补益五脏之真气，故摩章门为治小儿疳积、惊风、积食、便秘等证用方。摩毕加灸，尚可治疗痢疾、泄泻之候。

第四节　背腰骶部穴位

1. 肩井

位置：别名膊井。位于肩上凹陷深似井之处。

手法：用拇指与食、中指相对用力拿提，名拿肩井；用指端按摩其穴，称按肩井，或名摩肩井。

次数：拿5~6次；摩3~5分钟。

功效、主治及作用原理：肩井乃足少阳胆经之穴，又为手足少阳经、阳维脉交会穴，具调达枢机、通利三焦、调和营卫、宣通气血、开腠发汗、维系诸阳经之功，故适用于感冒、急慢惊风、瘰疬诸病。本穴位于肩上，有贯上通下、疏通经络之效，故按摩此穴，名"舒颈肩摩方"。

若医者以左手食指掐按患儿肩井陷中，又以右手紧拿患儿食指、无名指，伸摇20~30次，《幼科推拿秘书》名"总收法"，并被作为十三大手法之一。今多作推拿收功之法。

2. 大椎

位置：在第七颈椎棘突下凹陷中。又名百劳。

手法：用中指端揉之，名揉大椎。若用治感冒、发热、项强者，可用提捏法。

次数：20~30次。

功效、主治及作用机理：大椎乃督脉之经穴，又为手足三阳经交会穴，故称诸阳之会。以其疏风通络、温经开腠之功，为治感冒、咳嗽、项背强痛、眩晕、疟疾、癫痫之要穴。若伍身柱、肩井、命门，名"大椎荣督摩方"，为治小儿脑瘫之软瘫者用方。若伍以长强、腰俞、命门、筋缩、至阳、风府、百会、人中，名"荣督九穴摩方"，适用于脑瘫任何证型者。

3. 肺俞

位置：第三胸椎棘突下，旁开1.5寸处。

手法：用两拇指端，或食、中指揉之，称揉肺俞。

次数：揉50~100次。

功效、主治及作用机理：肺俞为肺脏之背俞穴，具通达宗气、宣调肺气、温分肉、实腠理、和营血、止咳喘之功，可主治咳嗽、气喘、咳血、鼻衄、鼻渊诸疾。《素问·水热穴论》

云："五脏俞（肺俞、心俞、肝俞、脾俞、肾俞）旁五，此十者，以泻五脏之热也。"盖因五脏六腑之俞穴，均为足太阳经之经穴，具敷布气血精津、畅达太阳经之脉气之功。故双手拇指端自上而下依序揉运双侧五脏之俞，名"五脏热摩方"，用泻法，为治脏热之用方。

4. 脾俞

位置：第十二胸椎棘突下，旁开1.5寸处。

手法：揉运双脾俞穴，称揉脾俞。

次数：揉50~100次。

功效、主治及作用机理：脾俞乃脾之背俞穴，具补脾阳、助运化、益气血、化湿浊之功，故揉脾俞可疗腹胀、纳呆、黄疸、泄泻、痢疾、便血、水肿等疾。

5. 肾俞

位置：第十四椎即第二腰椎棘突下，旁开1.5寸处。

手法：同时揉运双肾俞穴，名揉肾俞。

次数：揉50~100次；摩3~5分钟。

功效、主治及作用机理：腰为肾之外府，肾俞为肾之背俞穴，具益元荣肾、强腰健骨之功，故可用治腹胀、腹痛、肠鸣、腰痛及小儿五软之证。

6. 腰俞

位置：第十五椎旁开3寸处（而非督脉经之腰俞穴）。

手法：按揉本穴，名按腰俞。该穴处又名肾堂，按摩之，名摩肾堂。

次数：揉50~100次；摩100~300次，或3~5分钟。

功效、主治及作用机理：按腰俞由民间养生术发展而来，宋代"东坡健身法"中已含此术，明代《遵生八笺》收录摩肾堂法，故使本法得以广为流传。且该穴乃足太阳膀胱经脉气输布之处，有敷布太阳经精津之功，故摩肾堂具培补肾元、调和气血、疏通经气之功，可用于生长发育不良及小儿脑瘫患者。

7. 七节骨

位置：第四腰椎至尾椎骨端（长强）成一直线。

手法：用拇指桡侧面或食、中二指螺纹面自下向上或自上向下直推，分别称为推上七节骨和推下七节骨。

次数：100～300 次。

功效、主治及作用机理：七节骨乃督脉经自长强经腰俞达腰阳关一线，故推上七节骨能温阳止泻，益肾荣督，多用于虚寒腹泻、久痢等证。临床上常与按揉百会、揉丹田等法合用，治疗气虚下陷之脱肛、遗尿等证，及小儿脑瘫、肌肉萎缩无力、智力低下者；推下七节骨具泻热通便之功，多用于肠热便秘或痢疾等证。

8. 龟尾

位置：尾椎骨端。

手法：用拇指端或中指端揉，称揉龟尾。

次数：100～300 次。

功效、主治及作用机理：龟尾穴即督脉经之长强穴，为督脉、足少阴经交会之穴，并为督脉之络穴，具调和阴阳、益元荣督、强筋健骨之功。穴性平和，简便宜施，故适用泄泻、便秘、脱肛、遗尿之证。又为治脑瘫病的常用穴位。多与揉脐、推七节骨配合应用。

若令患儿仰卧，一手揉脐，另一手揉龟尾，揉毕，再令患儿伏卧，自龟尾推至七节骨为补，反之为泻，此法被《幼科推拿秘书》称为"十三大手法"之一，名"揉脐及龟尾并揉七节骨"法。

9. 脊柱

位置：大椎至长强成一直线。

手法：用食、中二指螺纹面自上而下直推，称推脊；自下而上用捏法，称为捏脊。捏脊一般捏 3～5 遍，每捏三下再将脊皮提一下，称为捏三提一法。在捏脊前宜先在背部轻轻按摩几遍，使肌肉放松。

次数：推 100～300 次；捏 3～5 次。

功效、主治与作用机理：脊柱位属督脉经，督脉贯脊属络脑肾，督率阳气，统摄真元。自下而上捏脊，能调阴阳，理气血，和脏腑，通经络，培元气，具有强健身体的功能，是小儿保健常用手法之一。临床上多与补脾经、补肾经、推三关、摩腹、按揉足三里等法配合应用，治疗先后天不足的一些慢性病证，均有一定的效果。亦为推拿治疗小儿脑瘫必用之法。本法单用名捏脊疗法。本法操作时亦可旁及足太阳膀胱经脉左右四条循行线，有安和五脏、通达六腑、调和营卫、疏通经络、宁神益智的作用，对肌张力低下型脑瘫，宜多用捏脊疗法。

10. 大杼

位置：在第一胸椎棘突下旁开 1.5 寸处。

手法：用揉法，称揉大杼。

次数：50～100 次。

功效、主治及作用机理：大杼乃足太阳经之腧穴，且为手足太阳经交会穴，具较强的解表清热、止咳宣肺之功，故适用于咳嗽、发热、头痛、厥逆诸疾。《素问·水热穴论》云："大杼、膺俞、缺盆、背俞，此八者，以泻胸中之热。"今按摩上述八穴，名"大杼泻胸热摩方"，尤适用肺热咳喘、暴喑之候。背俞，即五脏之俞。因大杼又为八会穴之一骨会，又有强筋健骨之效，故适用小儿五软之候。《灵枢·海论》云："冲脉者，为十二经之海，其输，上在于大杼，下出于巨虚上下廉。"故摩大杼及足阳明胃经之上下巨虚，具通达十二经脉气及调补气血之功，名"大杼血海摩方"，为扶正祛邪之法，为治疗痿证、痹证之要方。

第五节 下肢部穴位

1. 箕门

位置：在大腿内侧，膝盖上缘至腹股沟成一直线。

手法：医者先用拇指揉按箕门，然后用食、中指自膝盖内上缘直推至腹股沟，称推箕门。

次数：揉 20 ~ 30 次；推 100 ~ 300 次。

功效、主治及作用机理：推箕门实则起自膝髌上内廉，过髌骨内上缘上 2 寸处之血海，血海上 6 寸之箕门，至腹股沟外端之冲门穴处，即大腿内侧足太阴脾经循行线上，有血海、箕门、冲门三穴之效，然主要是箕门的功效，其穴乃足太阴脉气所发，故具健脾益气、助气化、通利小便之功。推箕门适用于诸淋、小便不通、遗尿、水泻等证。

2. 百虫

位置：在膝上内侧肌肉丰厚处，血海上 1 寸。

手法：医者将双手拇指着于百虫处，双手食指按于对侧肌肉处，然后合拿左右两穴，称拿百虫；若用拇指揉按，称揉百虫。

次数：拿 5 ~ 10 次；揉 50 ~ 100 次。

功效、主治及作用机理：因其穴位于脾经循行线上，功同血海，具活血通络、祛风止痒、止搐定挛之功，故适用于风疹、痒疹、痿痹、惊风诸证。

3. 膝眼

位置：在髌尖两侧凹陷中，又名鬼眼，外侧称外鬼眼，内侧称内鬼眼。

手法：医者以拇指、食指合力拿之，继而揉之。

次数：拿 5 ~ 10 次；揉 50 ~ 100 次。

功效、主治及作用机理：外鬼眼即足阳明胃经之犊鼻穴。《素问·痿论》云："阳明者，五脏六腑之海，主润宗筋，宗筋主束骨而利关节也。"故"论言治痿者独取阳明"。此足阳明经诸穴治疗痿痹之由，即以调补气血、通卫和营、疏经通络而愈病。且犊鼻在髌韧带外缘，有膝关节动、静脉网，布有腓肠侧皮神经及腓总神经分支，由此亦可知，对鬼眼施术，可疗膝肿痛、下肢麻痹、屈伸不利之疾。

4. 足三里

位置：在外膝眼下 3 寸处。

手法：用拇指端按于足三里处，食拇指按于委中穴处，相对拿之，名拿三里；用拇指按揉该穴，名揉三里。

次数：拿 5 ~ 10 次；揉 50 ~ 100 次。

功效、主治及作用机理：足三里乃足阳明经之合穴，又为人身四要穴之一，具健脾胃、补中气、调气血、通经络之用。以其健脾和胃之功，可用于腹胀、腹痛、腹泻、纳呆、呕吐等消化道疾病。《灵枢·四时气》篇云："着痹不去，久寒不已，卒取其三里。"盖因阳明经乃多气多血之经，取足三里，以其调补气血、疏经通络之功，而除痿痹。

5. 前承山

位置：在胫骨旁，与承山相对处，即足阳明胃经之条口穴，位于犊鼻与解溪连线中点上。

手法：以拇指与食指对拿前后承山，称按承山；用手揉之，称揉承山。

次数：拿 5 ~ 10 次；揉 50 ~ 100 次。

功效、主治及作用机理：前承山（条口），乃足阳明脉气输布之处，且阳明为多气多血经，故该穴有调补气血、通经活络、解痉定搐之功。若急惊风、瘛疭、痫证而见角弓反张、抽搐者，均可用之。

6. 三阴交

位置：在足内踝上 3 寸处。

手法：用拇指或食指端按揉该穴，称按揉三阴交。

次数：100～200 次。

功效、主治及作用机理：三阴交乃足太阴脾经之穴，且为足太阴之本穴，本者，经脉血气所出之处，又为足三阴经交会穴。具健脾利湿、调补肝肾、益气养血、通调水道、疏经通络之功，用于治疗遗尿、癃闭及下肢痹痛、瘫痪、惊风诸疾。

7. 解溪

位置：踝关节前横纹中，两筋间凹陷中。

手法：用掐法，名掐解溪；用按揉法，名揉解溪。

次数：掐 3～5 次；揉 100～300 次。

功效、主治及作用机理：解溪为足阳明胃经之经穴，该穴有和胃气、行气血、通经络、制痉定搐之功，用于治疗吐泻、脘痞、惊风、瘛疭及踝关节不利之候。

8. 大敦

位置：位于足大趾端，去爪甲角如韭叶。

手法：用拇指甲掐之，称掐大敦。

次数：3～5 次。

功效、主治及作用机理：大敦为足厥阴肝经之井穴，又为该经之本穴，故大敦能养肝阴，息肝风，而主治惊风。木火相生，肝阴足则心血充，故又有养血宁心定志之功，而主治心悸之候。

9. 丰隆

位置：外踝上 8 寸，胻外廉陷者中。

手法：用拇指或中指端揉，名揉丰隆。

次数：50～100 次。

功效、主治及作用机理：《灵枢·经脉》篇云："足阳明之别，名丰隆。""其病气逆则喉痹瘁喑，实则狂癫，虚则足不收，胫枯。"表述了丰隆为足阳明经络脾之穴，有调和脾胃、豁痰化浊、镇惊定搐之功，而用于痰涎壅盛、咳嗽气喘之疾。

10. 内庭

位置：在足第二、三趾缝间。

手法：用掐法，名掐内庭；用揉法，名揉内庭。

次数：掐3～5次；揉50～100次。

功效、主治及作用机理：内庭乃足阳明经之荥穴，具清热泻火、降逆止呕、和胃消食、理气导滞之功，故可治腹痛、腹胀、腹泻、痢疾等病。《灵枢·终始》篇云："病在上者，下取之。""病在头者，取之足。"故可主治齿痛、口㖞、喉痹、鼻衄、头痛、发热之候。阳明经乃多气多血之经，内庭为足阳明经之荥穴，故尚有通调气血、疏经活络、通痹止痛之效，可疗足背痛。

11. 太冲

位置：足背第一、二趾骨结合部之前凹陷中。

手法：用拇指掐，名掐太冲；用拇指端揉之，名揉太冲。

次数：掐3～5次；揉50～100次。

功效、主治及作用机理：《灵枢·九针十二原》云："阴中之少阳，肝也，其源出于太冲。"《素问·刺法论》云："肝者，将军之官，谋虑出焉，可刺厥阴之原。"太冲乃肝经之输穴、原穴，故有养肝血、疏肝气、柔肝养筋之效。且肝经"属肝络胆"，故又有利胆退黄之功。原穴通于三焦，又有和内调外、宣上导下、化气通脉之功，故适用于疝气、遗溺、小便不通、口㖞、胁痛、小腹痛、内踝痛、小儿惊风、癫痫、瘈疭、头痛、目赤肿痛诸疾。

12. 委中

位置：在腘窝中央，两筋间。

手法：用拇、食指端拿、钩、拨腘窝中筋腱，称拿委中；用揉法，名揉委中；用掐法，名掐委中。

次数：掐、拿5~10次；揉50~100次，或3~5分钟。

功效、主治及作用机理：委中为足太阳经之合穴，具激发承接足太阳经气之用，故被誉为"四总穴之一"，歌诀有"腰背委中求"之句。为腰背疾病之治穴，尚可用于惊风抽搐、下肢痿软之疾。《灵枢·热病》云："风痉身反折，先取足太阳及腘中，及血络出血。"故掐委中，乃刺血络之法，可治感冒发热。

13. 后承山

位置：即足太阳膀胱经之承山穴，腓肠肌腹下陷中。

手法：用拿法，名拿承山，或名拿后承山。

次数：5~10次。

功效、主治及作用原理：承山乃足太阳膀胱经穴，具敷布阳气、舒筋通络、解痉定搐之功，适用腿痛转筋、下肢痿软、便秘之疾。

14. 仆参

位置：在跟骨下陷者中，即昆仑穴直下，赤白肉际间。

手法：用拿法，称拿仆参；用掐法，名掐仆参。

次数：3~5次。

功效、主治及作用机理：仆参为足太阳膀胱经之穴，故有通达阳气之功，回阳救逆之效。《难经》云："阳跷为病，阴缓而阳急。"仆参又为阳跷之穴，故具养阴缓急之功，用治阳跷病，掐仆参，或拿仆参，可疗昏厥、惊风之候。

15. 昆仑

位置：外踝后缘与跟腱内侧中间凹陷中。

手法：用掐法，名掐昆仑；用拿法，称拿昆仑；揉之，名按揉昆仑。

次数：掐、拿 5～10 次；揉 50～100 次。

功效、主治及作用原理：昆仑乃足太阳脉所行，为之经穴，具激发太阳经气、敷布津液、舒筋缓节、定惊止搐之功，故昆仑为感冒、惊风、瘈疭、痫证之治穴。若双手对拿昆仑、太溪，揉运按摩之，可作为治疗胸腹、腰背、下肢疾病收功之法。

16. 涌泉

位置：足心人字沟陷者中。

手法：用拇指从涌泉处推向足趾，名推涌泉；用拇指揉之，称揉涌泉。

次数：揉 50～100 次；推 100～300 次。

功效、主治及作用机理：《灵枢·本输》篇云："肾出涌泉，涌泉者，足心也。"《灵枢·根结》篇云："少阴根于涌泉。"由此可知，涌泉为足少阴肾之井穴、根穴，具补肾益元、纳气定喘、温阳健脾、柔肝定搐、通关开窍、益脑苏厥之功，适用于发热、咳喘、呕吐、腹泻、咽肿、失音、惊风、痫证、五心烦热诸证。

第四讲　小儿推拿常用手法

　　由于小儿生理、病理的特点，小儿推拿的治疗，包括手法、部位（穴位）、操作次数或时间，也与成人推拿有所不同。其手法特别强调要轻快柔和，平稳着实。部位（穴位）除常用的少数经穴、奇穴外，多数部位（穴位）为小儿所特有，并多分布在两肘以下。这些特有部位（穴位）的主治作用及其分布特点，给临床治疗带来了很多方便，如在严寒的冬天也可在患儿两手部部位（穴位）操作，免除脱衣的不便，而能收到较好的效果。

　　小儿推拿手法，一般来说以推法、揉法为多，而摩法时间较长，掐法力量则重，在掐后常继用揉法，而按法和揉法也常配合应用。在临床应用上，小儿推拿手法经常与具体部位（穴位）结合在一起，例如补肺经，清肺经，掐人中，揉中脘等。掐、拿、捏等较强刺激手法，一般应放在最后操作，以免刺激过强，使小儿哭闹，影响后来操作治疗。同时在手法操作时，常用一些介质，如姜汁、葱姜水、滑石粉、蛋清等。用介质不仅有润滑作用，防止擦破皮肤，还有助于提高疗效。

　　小儿推拿手法，分单式、复式两类。

第一节 单式手法

1. 推法

清·熊应雄《推拿广意》云："凡推法必似线行，毋得斜曲，恐动别线而招患也。"盖因小儿推拿的部位或穴位，多位于经脉循行线上。《灵枢·本脏》篇云："经脉者，所以行血气而营阴阳、濡筋骨、利关节者也。"若施行手法，远离经脉，必然失去本经脉"行血气""营阴阳""濡筋骨""利关节"的作用。

《推拿广意》尚有关于如何用介质的记载："春夏用热水，秋冬用葱姜水，以手指蘸水推之，过于干则有伤皮肤，过于湿则难于着实，以干湿得宜为妙。"

推法有直推法、旋推法、分推法之别。

（1）直推法：以拇指桡侧或指腹，或食、中二指指腹在部位（穴位）上做直线推动。

（2）旋推法：以拇指指腹在部位（穴位）上做顺时针方向的旋转推动。

（3）分推法：用两手拇指桡侧或指腹，或食、中二指指腹自部位（穴位）向两旁分向推动，称分推法，又称分法。如从部位（穴位）两端向中间推动，称合推法，又称合法。

推法是小儿推拿常用手法之一，一般操作时需用介质，推动时要有节律，频率大约每分钟 200～300 次，用力宜柔和均匀，始终如一。在某些穴位上推动的方向与补泻有关，应根据不同部位和穴位而定。

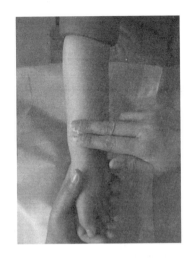

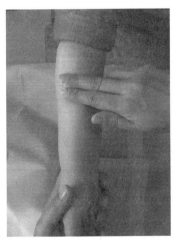
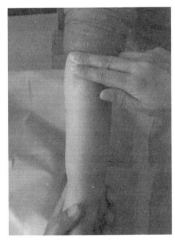

图 1　直推法

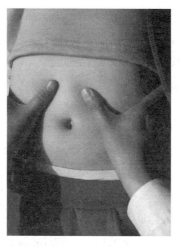

图2　分推法

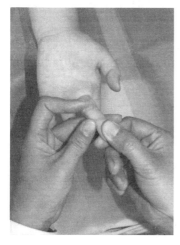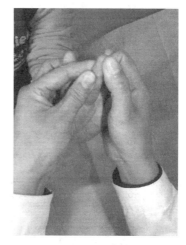

图3　旋推法

2. 揉法

明·周于蕃《推拿秘诀》云："揉以和之。揉法以手婉转回环，宜轻宜缓，绕于其上也。是以摩法生出者，可以和气血，可以活筋络，而脏腑无闭塞之虞矣。"此论彰显了摩方之作用机理。

揉法有鱼际揉、掌根揉、指揉法之别。即以中指或拇指指端，或掌根，或大鱼际，吸定于一定部位或穴位上，做顺时针或逆时针方向旋转揉动，称揉法。

揉法也是小儿推拿常用手法之一。操作时压力轻柔而均匀，手指不要离开接触的皮肤，使该处的皮下组织随手指的揉动而滑动，不要在皮肤上摩擦，频率每分钟 200 ~ 300 次。

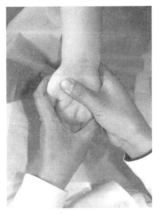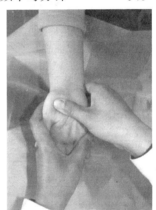

图 4　揉法

3. 按法

以拇指或掌根在一定的部位或穴位上逐渐向下用力按压，

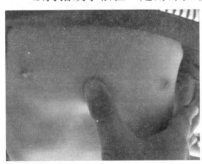

图 5　按法

称按法。掌根按法多用于胸腹部。临床应用时常和揉法配合使用，称按揉法。

对按法之要求，《厘正按摩要术》记云：“按而留之者，以按之不动也。按字从手从安，以手探穴而安于其上也。”“以言手法，则以右手大拇指面直按之，或用大指背屈而按之，或用两指对过合按之，其于胸腹则又以掌心按之。宜轻宜重，以当相机行之。"可谓经验之谈。

4. 摩法

推拿疗法，古称按摩，又称"按跷""乔摩"。最早的文献记载，见于《黄帝内经》。如《素问·病能》篇有"摩之切之"之记。"摩之"，即摩法；"切之"，即按法。《素问·至真要大论》有"摩之浴之"之说。同时说明了按摩法是古按摩术的主要的手法，并在此二法的基础上形成众多的手法。如《推拿秘诀》谓揉法"是以摩法生出者"。它如《石室秘录》云："其后掐法，属按、揉、推、运、搓、摇等法，均从摩法出也。"此亦将按摩法称为"摩法"、按摩处方名曰"摩方"之由也。

具体手法，是以手掌面或食、中、无名指指面附着于一定部位或穴位上，以腕关节连同前臂做顺时针或逆时针方向环形移动摩擦。

对摩法之要求，《推拿秘诀》有"急摩为泻，缓摩为补"的补泻法之论。《石室秘录》有"摩法不宜急，不宜缓，不宜轻，不宜重，以中和之义施之"之论。此不但是摩法之要求，亦是小儿推拿术手法

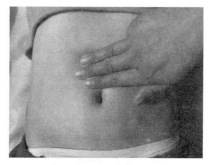

图6 摩法

必须遵循之要点。本法是小儿常用手法之一。综上所述，操作时手法要轻柔，速度均匀协调，压力大小适当，频率每分钟120～160次。

5. 掐法

《说文解字》云："掐，爪刺也。"《玉篇》云："爪按曰

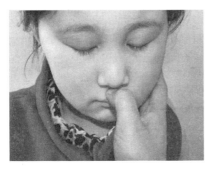

掐。" 《推拿秘诀》云："掐由甲入也。"《幼科推拿秘书》云："掐者，用大指甲掐之。"由此可见，用指甲重刺穴位称掐法。《厘正按摩要术》尤重此法，并云："掐法，以大指甲按主要之穴，或轻或重，相机行之。"故掐法是强刺

图7　掐法

激手法之一。掐时要逐渐用力，达深透为止，注意不要掐破皮肤。掐后轻柔局部，以缓解不适之感，故临床上常与揉法配合应用，称掐揉法。

6. 捏法

施于小儿之捏法，有三指捏和二指捏两种。

（1）用拇指桡侧缘顶住皮肤，食、中指前按，三指同时用力提拿皮肤，双手交替捻动向前。

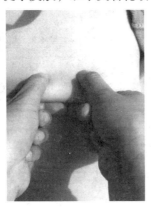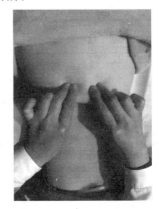

图8　捏法

（2）食指屈曲，用食指中节桡侧顶住皮肤，拇指前按，两指同时用力提拿皮肤，双手交替捻动向前。如捏脊疗法。

操作时捏起皮肤多少及提拿用力大小要适当，而且不可拧转。捏得太紧，不容易向前捻动推进。捏少了则不易提起皮肤。捻动向前时，需做直线前进，不可歪斜。

7. 运法

何谓运法？《推拿秘诀》云：“运则行之，谓四面旋绕而运动之也。”即以拇指或中指指端在一定穴位上由此往彼做弧形或环形推动，称运法。对运法之要求，则有“宜轻不宜重，宜缓不宜急”之论。要在体表旋绕摩擦推动，不带动深层肌肉组织，频率一般以每分钟 80～120 次为宜。对运法之作用机理，古人则有“俾血脉流动，筋络宣通，则气机有冲和之致，而病自告痊矣”之论。

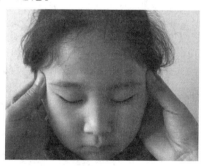

图9　运法

8. 拿法

按摩术是以按摩法引领诸法的治疗技术，而以推与拿二法引领诸法应用于小儿临床的治疗技术，称小儿推拿术。故论及小儿推拿方法时，拿法是小儿推拿术的重要手法。

拿法，分单手拿法和双手拿法两种。单手拿法，是以拇指、食指，适当用力，拿住选定的穴位或部位进行捏拿，称为单手拿法。如拿昆仑，是两指对拿昆仑、太溪二穴。而双手拿法，是以双手拇指尖于两侧同名穴位上抠拿，如拿风池。

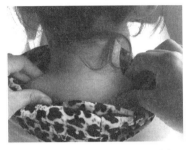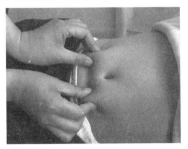

图 10　拿法

9. 擦法

擦法，又称平推法，即医者用掌根或大鱼际或小鱼际，附着于一定的部位，进行来回直线摩擦。掌下的压力不要太大，但用力要稳，动作要均匀连续，频率每分钟 100～120 次。该法作用于经络系统中经筋和皮部部分。因经筋和皮部是十二经脉之气"结""聚""散""络"于筋骨、关节、皮肤之处，故施用擦法，有通经络、行气血、和营卫、健脾胃、温分肉、开肌腠之功，具散瘀血、通痹痛、起痿疾、解肌热、助消化之效。

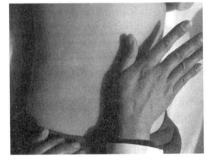

图 11　擦法

10. 搓法

《推拿秘诀》云："搓以转之，谓两手相合，而交转以相搓也。或两指合搓，或两手合搓，各极运动之妙，是亦摩法中生出者。"如"搓五经"，是以拇指、食指合搓五指端。尚有单指搓法，如《按摩经》谓搓涌泉，左手拇指从涌泉搓向大趾则止吐，右手拇指搓向小指则止泻。

大凡用双手掌面或两指指面夹住一定的部位，相对用力快速搓揉，同时做上下往返移动，称搓法。亦是推拿疗法结束时施用的手法之一。具调和气血、舒筋活络、温通肌腠的作用。

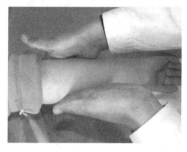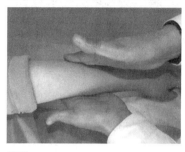

图 12　搓法

11. 捻法

捻法，是医者用拇指、食指螺纹面捏住一定的部位，两指相对做搓揉动作。亦可列入搓法的范围。具理筋通络、滑利关节、解痉制挛之功，为理经筋的重要手法。多用于小儿肌性斜颈及痉挛型或强直型小儿脑瘫患者。

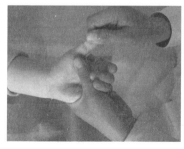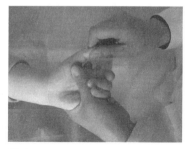

图 13　捻法

12. 摇法

《推拿秘诀》云："摇则动之。"提示摇法为使关节被动的环转活动的一种手法。又曰："是法也，摇动宜轻，可以活经络，可以活气血，亦摩法中变化而出者。"提示了摇法治病的作用机理。如摇肩、摇斗肘、赤凤点头、苍龙摆尾诸法。

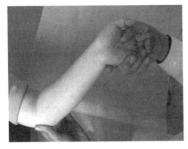

图 14　摇法

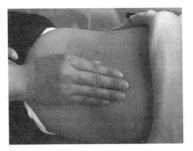

图 15　拍法

13. 拍法

拍法，是用虚掌拍打体表的一种治疗方法，多用于肩臂、腰背及下肢部位。施术时医者手指自然并拢，掌指关节微屈，平稳而有节奏地拍打患部。鉴于其具有行气活血、舒筋通络的作用，故多用于痿痹之证，亦适用于手足徐动型、震颤型之小儿脑瘫患者。

第二节　复式手法

1. 黄蜂入洞法

《推拿广意》记黄蜂入洞法："以儿左手掌向上，医用两手中、无名、小三指托住，将两大指在三关六腑之中，左食指靠腑，右食指靠关，中挖旁揉，自总筋起，循环转动，至曲池边，横空三指，自下而复上，三四转为妙。"其中卷"惊风门"治"泄泻惊，面青唇白，肚响作泻，眼翻作渴，人乃昏迷，四肢六腑有寒，乳食所伤，名泄泻惊"，有"黄蜂入洞"诸法之用；他如"呕吐门"，治"冷吐者，冬日感冒风寒，或乳母受寒，乘寒乳儿，冷食入腹，或食生冷，或伤宿乳"，而有"黄蜂入洞"之用。《厘正按摩要术》称此法为"十大手法"，并谓此法治"乳滞感寒"。盖因此法施术于小儿前臂内侧，以揉运法作用于总筋、三关、六腑诸部。揉运总筋，可通调气机而疗惊风；近三关而具补气行气、温经散寒之功，而疗食欲不振、疳积、吐泻等证；近六腑，非退而反向运动，功于通腑气，疗寒积。故黄蜂入洞法，为治"乳滞感寒"证必用之法。

《幼科推拿秘书》记另一"黄蜂入洞"法："此寒重取汗之奇法也。洞在小儿两鼻孔，我食、将二指头，一对黄蜂也。其法屈我大指，伸我食、将二指，入小儿两鼻孔揉之，如黄蜂入洞之状。用此法汗必至。若非重寒阴证不宜用。"

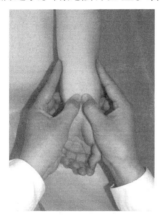
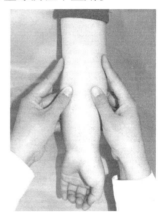
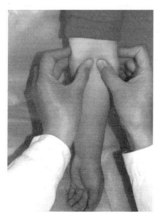

图16 黄蜂入洞

2. 双凤展翅法

《推拿广意》云："双凤展翅，医用两手中、食二指，捏儿两耳，往上三提毕，次捏承浆，又指捏颊车及听会、太阴、太阳、眉心、人中完。"

此法实乃捏耳尖诸穴之复式手法，故具诸穴之功效。《厘正按摩要术》谓此法"治肺经受寒"。

耳尖，奇穴名，将耳郭用手向前压按，平耳郭尖处是穴。此处太阴穴，非人体下肢之奇穴太阴，实右侧之太阳穴。

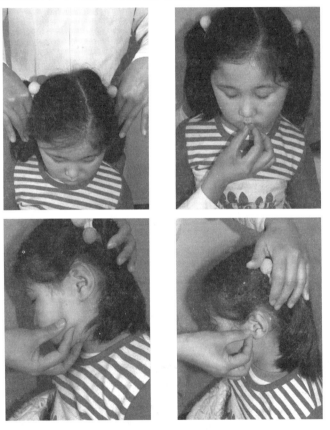

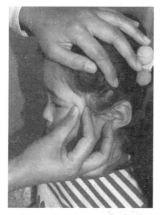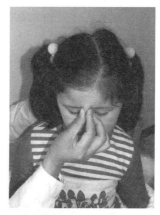

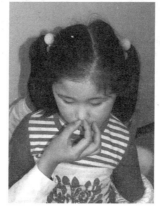

图 17 双凤展翅

3. 赤凤摇头法

赤凤摇头法，《推拿广意》云："将儿左掌向上，医左手以食、中指轻轻捏儿斗肘，医大、中、食指，先捏儿心指即中指，朝上向外，顺摇二十四下。次捏肠指即食指，仍摇二十四下。再捏脾指即大指二十四。又捏肺指即无名指二十四。末后捏肾指即小指二十四。男左女右，手向右外，即男顺女逆也。再次，即是运斗肘。先做各法，完后做此法。"此法实是捏斗肘，捏五经，与摇指、掌、肘关节的复式手法，诸法之功备焉。故《推拿广意》称此法疗"能通关顺气，不拘寒热，必用之法。"

此法亦载于《小儿推拿活婴秘旨》及《厘正按摩要术》。而《小儿按摩》所记之法，为捧住小儿头部耳前方处，轻轻摇动，乃疗惊风之法。

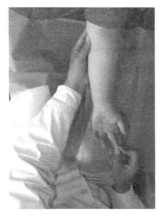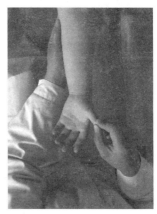

图18　赤凤摇头

4. 按弦搓摩法

《推拿广意》云："按弦搓摩法，医用左手拿儿手掌向上，右手大、食二指，自阳穴上轻轻按摩至曲池，又轻轻按摩至阴穴止，如此一上一下九次，阳证关轻腑重，阴证关重腑轻。再用两手从曲池搓摩至关腑三四次。医又将右大、食、中指掐儿脾指，左大、食、中指，掐斗肘，往外摇二十四下。"

《推拿广意》称此法"化痰是也"；《厘正按摩要术》谓其"治痰滞"。盖因此法先是以按摩法作用近三关、六腑之部位，故具"推三关""退六腑"之功。且又是作用手太阴肺经、手少阴心经循行线上，故又宣发心肺之气，而有化痰止咳、豁痰开窍之用。后掐脾指、掐斗肘，可健脾燥湿化痰，通利三焦司气化，则无痰滞之弊。

　　附:《幼科推拿秘书》所记法:此法治积聚,屡试屡验。此运开积痰积气痞疾之要法也。弦者,勒肘骨也,在两胁上。其法着一人抱小儿坐有怀中,将小儿两手抄搭小儿肩上,以我两手对小儿两胁上搓摩至肚角下,积痰积气自然运化,若久痞则非一日之功,须久搓摩方效。

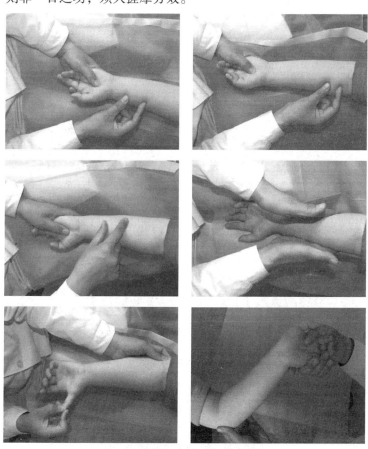

图 19　按弦搓摩法

5. 二龙戏珠法

　　《推拿广意》云:"二龙戏珠法,此法性温。医用右大、食、中指捏儿肝肺二指，左大、食、中三指捏儿阴阳二穴，往上一捏一捏，捏至曲池五次，热证阴捏重而阳捏轻，寒证阳重而阴轻。再捏阴阳，将肝肺二指摇摆二九、三九是也。"此法是将捏拿法施术于阴阳二穴及肘横纹处，有疏通手太阴肺经、手少阴心经脉气之功，故具有调和气血之用；且又因有捏拿肝肺二经之法，故又有镇惊定搐、豁痰开窍之效。

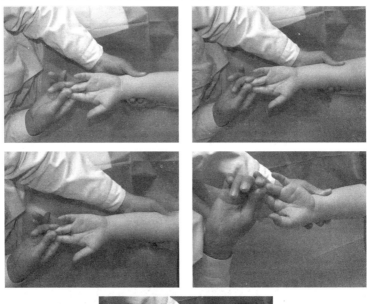

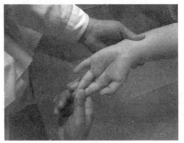

图 20　双龙戏珠法

6. 苍龙摆尾法

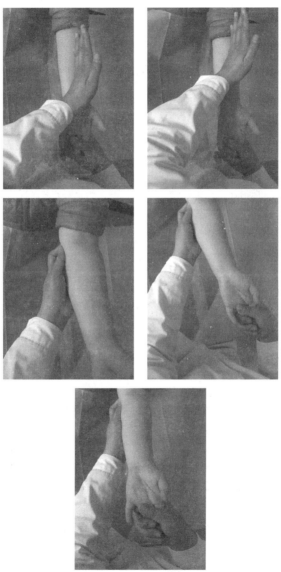

图 21　苍龙摆尾法

《推拿广意》云："苍龙摆尾法，医右手一把拿小儿左食、中、名三指，掌向上，医左手侧掌从总经起，搓摩天河及至斗肘，略重些，自斗肘又搓摩至总经。如此一上一下三四次。医又将左大、食、中三指捏斗肘，医右手前拿摇动九次。"

手厥阴心包经，起于胸中，出属心包络，向下穿过膈肌，依次络于上、中、下三焦。且因此法搓摩部位为前臂从腕横纹至肘横纹手厥阴心包经循行线上及诸穴，可激发心包经脉气，通透三焦，润燥通腑，故《推拿广意》谓"此法能退热开胸"。大指、食指、中指，乃脾、肝、心经之部，故又有健脾和胃、疏肝利胆、清热除烦之功。

龚廷贤《小儿推拿活婴秘旨》之"乌龙摆尾"为法，是以"拿小儿小指"法，盖因"小指属肾"，故以其"开闭结"之功，而通利小便。而骆如龙《幼科推拿秘书》之"双龙摆尾"法，是以"拿小儿食、小二指"为法。食指、小指乃肝、肾之地，故重在通肝肾二经之脉气。故以何龙摆尾，当以脏腑经络病机来定位。此即治病之要在处方，则活法之中有定法，在审证，则定法之中有活法。

7. 凤凰展翅法

《推拿广意》云："此法性温，治凉。医用两手，托儿手掌向上，于总上些（即总筋处），又用手上四指在下两边爬开，二大指在阴阳穴上，即阳池、阴池，往两边爬开，两大指在阴阳二穴，往两边向外摇二十四下，掐住捏紧一刻。医左大、食、中三指，侧拿儿肘，手向下轻摆三四下，复用左手托儿斗肘上，右手托儿手背，大指掐住虎口，往上向外顺摇二十四下。"

本法首先是运用掐、捏法作用于阴池、阳池二穴，有分阴阳法之用，具温经开腠之功，而适用于风寒感冒。《灵枢·九针十二原》篇云："五脏有六腑，六腑有十二原，十二原出于

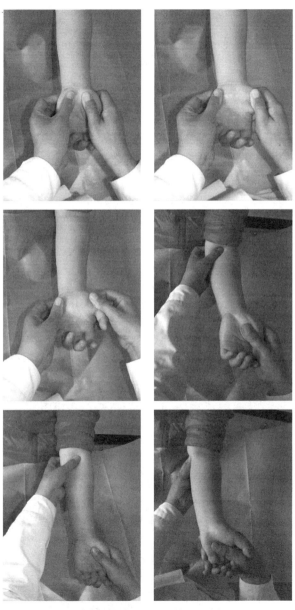

图 22　凤凰展翅

四关，四关主治五脏，五脏有疾，当取十二原。"盖因腕关节之穴非原即经（即手六经五输之经穴和原穴），于腕部行摇法，有通达十二经原气、经气之功，故为五脏六腑有病必用之法。

8. 猿猴摘果法

《推拿广意》云："猿猴摘果法，此法性温，能治痰气，除寒退热。医用左食、中指捏儿阳穴，大指捏阴穴。寒证，医将右大指从阳穴往上揉至曲池，转下揉至阴穴，名转阳过阴；热证，从阴穴揉上至曲池，转下揉至阳穴，名转阴过阳。俱揉九次。阳穴即三关，阴穴即六腑也。揉毕，再将右大指掐儿心、肝、脾三指，各掐一下，各摇二十四下，寒证往里摇，热证往外摇。"

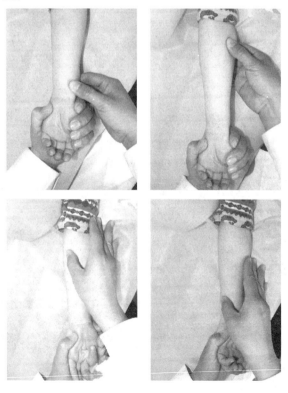

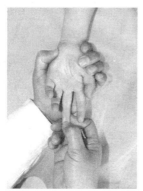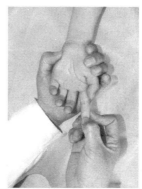

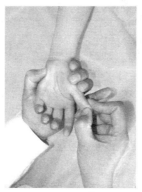

图23　猿猴摘果法

本法是含揉运阳池、三关、阴池、六腑之复式手法，故具诸法之功效。《厘正推拿要术》亦谓其有"治痰气，除寒退热"之功。

9. 水里捞明月法

水里捞明月法，《推拿广意》记云："以小儿掌向上，医左手拿住右手，滴水一点于儿内劳宫，医即用右手四指扇七下，再滴水于总经中，即是心经。又滴水天河，即开关腑居中，医口吹上四五口，将儿中指屈之，医左大指掐住，医右手捏拳，将中指节自总经上按摩到曲池，横空二指，如此四五次。"

此法是按摩总经、天河水与曲池的复式手法，具大凉之效，为退热之大法。故《推拿广意》有"此大凉之法，不可乱用"之戒律。

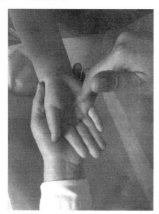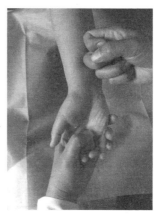

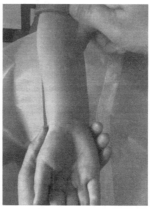

图 24　水里捞明月法

10. 打马过天河法

打马过天河法，《推拿广意》云："医用左大指掐儿总筋，右大中指如弹琴，天河弹过曲池，弹九次。再将右大指掐儿肩井、琵琶、走马三穴，掐下五次是也。"

此法是施用掐总筋、肩井、琵琶、走马穴法及指弹法作用于天河水、曲池的复式手法，具诸法之效。《推拿广意》云：

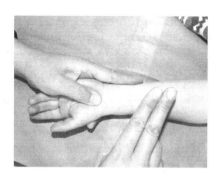

图25 打马过天河法

"此法性凉去热。"

《推拿广意》云："按琵琶，琵琶在肩井下，以大指按之，能益精神。"琵琶，推拿穴名，主治肩部疼痛、上肢不举等症。走马，推拿穴名，《推拿广意》云："按走马，走马在琵琶下，斗肘之上。以指按之，发汗。"

11. 飞经走气法

《推拿广意》云："飞经走气法，此法性温。医用右手捧拿儿手四指不动，左手四指从腕曲池边起，轮流跳至总上九次，复拿儿阴阳二穴，将用右手向上向外，一伸一缩，传送其气，徐徐过关是也。"《厘正按摩要术》亦沿用此法。

此法含拿曲池、阳池、阴池三穴之法，有通达肺、大肠、心经脉气之用。《内经》谓"肺朝百脉"，"心主一身之血脉"，"大肠者，传导之腑"，故该法具"传送"一身真气之效，具清肺化痰、益心通脉、润通六腑之用。

骆如龙《幼科推拿秘书》传飞金走气法："以我将指蘸凉水置内牢宫，仍以将指引牢宫水上天河水，前行三次，后转一次，以口吹气，微嘘跟水行，如气走也。"并谓"此法去肺火，清内热，消膨胀，救失声音之妙法也"。牢宫即劳宫。

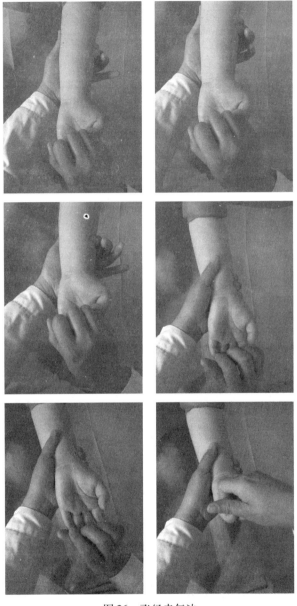

图 26　飞经走气法

12. 虎口三关法

食指指纹，即风、气、命三关部位。用拇指螺纹面由命关经气、风关推至虎口。《推拿广意》云："风、气、命为虎口三关，即寅、卯、辰位是也。小儿有疾必须推之，乃不易之法。"根据中国数术学"十二消息卦"对应十二月及指部，则寅、卯、辰三阳月，位于风、气、命三关处，故谓寅、卯、辰位。盖因手足阳明经为多气多血之经，此三关乃手阳明大肠所过之处。推三关从食指端命关推向虎口风关，可激发阳明经气，俾气血运行通畅，故谓"小儿有疾必须推之"。外感风寒，恶寒无汗者可用之。

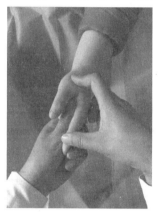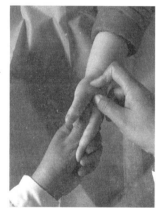

图27 虎口三关法

13. 运水入土，运土入水

部位在手掌面，从大指根至小指根，于手掌边缘成一弧线。即自拇指根沿手掌边缘，经小天心，推运至小指根，名运土入水；反之，称运水入土。盖因土者，胃土也，在板门穴上，属艮宫；土者，脾土也，在大指。即拇指近掌端乃胃经之地，又为脾经经气贯通之处，推之有健脾和胃、培补后天之本之功，故运土入水，可清利湿热，利尿止泻，以治水湿之邪，蕴结下焦，而致淋证、泄泻、痢疾之候。又因水者，肾水，在小指外边也。小指近掌端乃膀胱经之地，又为肾经经气贯通之处，推之有益元滋肾、通达州都、润燥生津之功，故运水入土，以治水盛土枯而致便秘、疳积之证。故而《小儿推拿广意》云："运水入土，身弱肚起青筋，为水盛土枯，推而润之。运土入水，丹田作胀，眼睁，为土盛水枯，推而滋之。"

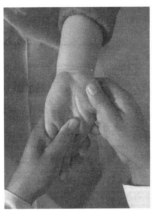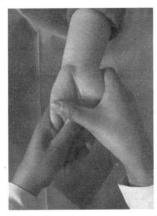

图28　运水入土，运土入水

14. 推五经法

《推拿广意》云："五经者，五指尖也，心、肝、脾、肺、肾也。如二、三节即为六腑。医用左手四指，托儿手背，大指掐儿掌心，右手食指曲儿指尖下，大指盖儿指尖，逐指推运，往上直为推，往右顺运为补，往左逆运为泻。先须往上直推过，次看儿之寒热虚实，心、肝、肺指或泻或补，大指脾胃只宜多补，如热甚可略泻。如肾经或补或泻或宜清，如清肾水，在指节上往下直退是也。"

《灵枢·海论》云："夫十二经脉者，内属脏腑，外络肢节。"《灵枢·脉度》云："阴脉荣其脏，阳脉荣其腑。""其流溢之气，内灌脏腑，外濡腠理。"表述了络脉中的气血既能离经脉方向流动而不散于脏腑组织，同时又向经脉方向流动而注入经脉，今称为"双向流动"。故推"五指头肉上"，即推五经，具有调整五脏功能、疏通经络气血运行的作用。《素问·阴阳离合论》云："太阳为开，阳明为合，少阳为枢；太阴为开，厥阴为合，少阴为枢。"推五经若从指尖推至掌指横纹处，则涵盖五脏六腑的部位，尚可调达六腑之功能。诚如《幼科推拿秘书》所云："盖五脏之气，运动即能开利。"并云"此法能治大小便结，开咽喉胸膈中闷塞，以及肚响腹胀，气吼泻泄诸证。"

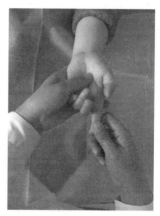

图29　推肝经

推五经的部位，很难用经络学说解释其定位的合理性，且亦未见医学文献谈及此题。余在中国象数医学的研究中，根据中国数术学中道论、数论、象论及《内经》的"法于阴阳""和于术数""形与神俱"说，得以破译。详见附篇"推五经部位解读"一文。

15. 拨指端法

患者手背向上，医者四指托住患者手掌，拇指在上，与食指对拿固定患者腕部。医者右手食指屈曲抵于第三节指节掌面横纹处，拇指指肚位于患者指甲处，拇、食指相对轻微用力捏紧，然后迅速拨向指尖外，这时可听到"叭"的一声，表示一次捏拨法完成。先捏拨十指，根据需要可加捏拨十趾。另有一法，是医者拿持患者指甲两侧，实施捏拨法。十二经脉分布于肘、膝关节的经穴，有井、荥、输、经、合穴，简称"五输穴"，《灵枢·本输》篇有详尽的论述，其分布次序是从四肢末端向肘、膝方向排列。而人体指（趾）端为十二经井穴的部位。井者，若泉水微流。对此《勉学堂针灸集成》有

"井者，东方春也，万物始生，故所出为井。谓终日常汲而未尝损，终日泉注而未尝溢。今言井者，不损不溢，常如此焉，故名。"故拨十指（趾），有激发脉气、通达经络之功，为保健祛疾之良法。《灵枢·顺气一日分为四时》篇云："病在脏者取之井。"故此法又为治五脏病之用方，尤为治小儿脑瘫、中风偏瘫常用之法。

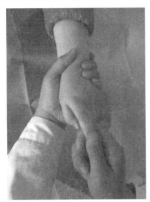
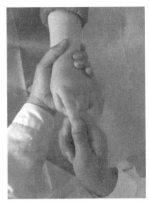
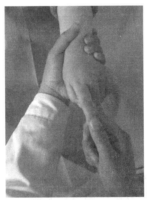

图 30　拨指端法

16. 分阴阳法

《推拿广意》云："将儿手掌向上，医用两手托住，将两大指向外阴阳二穴分之，阳穴宜重分，阴穴宜轻分。但凡推病，此法不可少也。"该法作用手厥阴心包经、手太阴肺经及手少阴心经循行部位上，具调阴阳、行营卫、宣肺气之功，故《推拿广意》谓"此法治寒热不均，乍寒乍热"之候，《厘正按摩要术》称其"治寒热往来"之症，故为外感热病之用方。又因其具益心脉、宁心镇惊之功，而为治急慢惊风、烦躁不安症之用法。

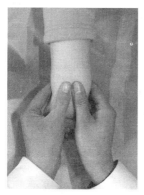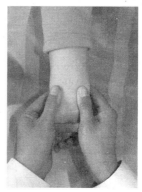

图31 分阴阳法

第五讲　常用摩方

疾病的发生与发展，是由疾病的性质和部位决定的。疾病的性质有寒热虚实之分，所犯的部位有上下表里的不同，故治法也因之而异。对此，《灵枢·经脉》篇有"盛则泻之，虚则补之，热则疾之，寒则留之，陷下则灸之，不盛不虚以经取之"的记载。概而论之，诚如《素问·阴阳应象大论》所云："善诊者，察色按脉，先别阴阳。"《灵枢·寿夭刚柔》篇所云："审之阴阳，刺之有方，得病所始，刺之有理。"昔日之针方，施以按摩之术，于是，按摩疗法，当然也是"按"之有方，"摩"之有理。"有方""有理"，就是将小儿推拿疗法提高到一个理、法、方、穴辨证施治的学术层面上去。于是在中医阴阳五行、脏腑经络等基本理论指导下，根据腧穴的功能、主治、作用原理，及主辅佐使组方原则，进行处方，形成了众多的有效"摩方"。为了方便临床应用，今就常用的摩方，以病证分类，做一介绍。

第一节　咳病方

1. 手太阴标本摩方

组成：太渊（掌后腕横纹桡侧端，桡动脉的桡侧凹陷中），中府（胸前壁外上方，前正中线旁开6寸，平第一肋间隙处）。

功效：宣发肺气，止咳化痰，宽胸快膈。

主治：风寒咳嗽。

方解：《灵枢·卫气》云："手太阴之本在寸口之中，标在腋内动也。"马莳注云："本，即太渊穴，标，即中府穴。本者，犹木之根干；标者，犹树之梢杪，出于络外经路。"大凡手足诸经，在下为本，本虚则厥，盛则热；在上为标，标虚则眩，标盛则热而痛。治之之法，虚则补之，实则泻之，故手太阴肺经之病，取中府伍太渊，乃肺经标本之配伍，有激发经气、宣达宗气之用，名"手太阴标本摩方"，以宣发肺气、宽胸利膈之功，为咳嗽、外感发热之用方。

2. 肺经募郄摩方

组成：中府（胸前壁外上方，前正中线旁开6寸，平第一肋间隙处），孔最（尺泽穴与太渊穴连线上，腕横纹上7寸处）。

功效：清热宣肺，化痰止咳。

主治：风热咳嗽。

方解：中府为手太阴肺经之募穴，又为手足太阴之交会穴，乃中焦脾胃之气由手太阴肺经汇聚于胸部之处，而有益气宣肺、止咳定喘、健脾和胃之功。孔最为手太阴肺经之郄穴，"郄有空郄义，临床能救急。"故有清热降逆、宣肺止咳之功。二穴相伍，名"肺经募郄摩方"，以其清热宣肺、化痰止咳之功，而为肺热咳喘病之良方，为现代医学之支气管炎、肺气肿、肺炎之治穴。

3. 侠白宣肺摩方

组成：侠白（天府下1寸，肘横纹上5寸处），列缺（桡骨茎突上方，腕横纹上1.5寸处），肺俞（位于第三胸椎棘突下旁开 1.5 寸处）。

功效：益肺气，达宗气，化痰止咳。

主治：内伤咳嗽。

方解：侠白乃肺经之腧穴，可宣通手太阴肺经之气。《甲乙经》云："咳干呕满，侠白主之。"《明堂灸经》谓灸侠白，"主咳，干呕，烦满。"该穴可用于咳嗽、哮喘诸证。列缺为手太阴之络穴，又为八脉交会穴之一，通于任脉，具宣发肺气、通达腑气、导引肾间动气之功，故为外感咳喘或内伤咳喘之治穴。肺俞，足太阳膀胱经之经气输注于背部的腧穴，内对肺脏，有调肺气、达宗气、止咳喘之功。《素问·水热穴论》云："五脏俞（肺、心、肝、脾、肾俞）旁五，以泻五脏之热也。"故该穴以其宣达太阳经脉、敷布津液之功，具清解肺经郁热之效，故为治热咳之用穴。侠白伍列缺、肺俞，名"侠白宣肺摩方"，能宣肺解表力，为清热宣肺、止咳定喘之良方。

若侠白伍肺俞及脾之原穴太白、足阳明别络丰隆，名"侠白化痰止咳摩方"，可运中焦脾胃之气，俾气行津布，痰湿自化，肺气宣通，以治痰饮侵肺之咳嗽。

4. 培土生金止咳方

组成：太渊（掌后腕横纹桡侧端，桡动脉的桡侧凹陷中），太白（第一跖骨小头后缘，赤白肉际处），脾俞（在第十一胸椎棘突下，旁开 1.5 寸处），章门（在侧腹部，第十一浮肋游离端之下取之）。

功效：益肺健脾，化痰止咳。

主治：痰饮咳嗽。

方解：《素问·刺法论》云："肺者相傅之官，治节出焉，可刺手太阴之原。""治节"，治理调节之意。盖因太渊为手太阴经之输穴、原穴，有宣发调节手太阴肺经经气之功，俾呼吸调畅。故按摩太渊穴，名"《素问》太渊治节方"。太白乃足太阴脾经之输穴、原穴，具健脾益气之功；脾俞乃脾之背俞穴，以健脾土、助脾阳之功，与太白共助后天气血生化之源，又可因土健而痰饮之邪得化。《灵枢·卫气失常》篇云："其气积于胸中者，上取之，积于腹中者，下取之，上下皆满者，旁取之。"又云："卫气之留于腹中，蓄积不行，苑蕴不得常所，使人支胁胃中满，喘呼逆息……上下皆满者，旁取之。""旁取之"，即取章门穴。盖因章门为肝经之腧穴，又因其为脾经之募穴，八会穴之一脏会，故有健脾益气、养肝益血、疏肝理气、宽胸消胀之用。于是诸穴揉之或摩之，名"培土生金摩方"，为内伤咳嗽之良方。

第二节　发热方

1. 列缺谷池解表方

组成：列缺（桡骨茎突上方，腕横纹上 1.5 寸处），合谷（在手背，第一、二掌骨之间，约平第二掌骨中点处），风池（胸锁乳突肌与斜方肌之间凹陷中，平风府穴处）。

功效：疏风发汗解表。

主治：感冒发热。

方解：列缺为手太阴肺经脉气所集之处，又为肺经之络穴，其别走于阳明大肠经、具清泄肺气、通达大肠腑气之功。伍手阳明之原穴合谷，可祛邪解表。二穴乃脏腑表里、原络穴之配伍。阳维属阳主表，故取足少阳、阳维交会穴风池，以其疏解表邪，发汗解肌，而镇头痛，止寒热，故列缺伍合谷、风池，方名"列缺谷池解表方"，为风寒感冒之摩方。

2. 列缺谷池大椎方

组成：列缺（桡骨茎突上方，腕横纹上 1.5 寸处），合谷（在手背，第一、二掌骨之间，约平第二掌骨中点处），风池（胸锁乳突肌与斜方肌之间凹陷中，平风府穴处），大椎（第七颈椎棘突下）。

功效：发散风热。

主治：风热感冒发热。

方解：《素问·骨空论》云："灸寒热之法，先灸项大椎，以年为壮数。""壮"，灸法中术语，每艾灸一炷为一壮。"以年为壮"，即以患者的年龄为根据，一岁一壮。此段经文表述了灸大椎穴为治发热恶寒之用方。《甲乙经》云："大椎，第一椎上陷者中，三阳督脉之会。"又云："伤寒热盛，烦呕，大椎主之。"意谓大椎乃督脉之腧穴，又为手足三阳经交会穴，而有"阳脉之海"之称，以其通达阳气、敷布津液之功，散阳邪而解热，故为治感冒、项背强痛之要穴。"列缺谷池解表方"伍大椎，今名"列缺谷池大椎方"，以其宣散风热、清肃肺气之力，而为风热感冒之摩方。

3.《百症》经都退热方

组成：经渠（仰掌，桡骨茎突内侧，腕横纹上 1 寸，桡动脉桡侧凹陷中），大都（拇趾内侧，第一跖趾关节前缘，赤白肉际处）。

功效：清泻里热，理气消食。

主治：外感误治，或乳食内伤，肺胃蕴热。

方解：经渠乃手太阴肺经之经穴，气血运行至此，运行畅达而不绝，具宣发肺气、清热散郁、消胀除满之功。故《难经》云："经渠主喘咳寒热。"《神应经》谓经渠治"伤寒汗不出"。《针灸大全》用治"伤风四肢烦热，头痛。"大都乃足太阴脾经之荥穴，有下气平喘、回阳救逆、健脾补中之功。《甲乙经》《针灸聚英》均有治"热病汗不出"之用；《玉龙经》有"热病遗热不解，足心发热，脾胃不和，胸膈痞闷，腹痛吐逆"之治。其治热病之由，诚如《难经》所云："荥主身热。"故《百症赋》有"热病汗不出，大都更接经渠"之论。按摩二穴，俾中焦化生之气血上达于肺经，则手足太阴之经气相接，而营卫调和，气血贯注充盈，经脉流行得畅，气机无壅滞之弊。故外有疏邪散郁、清肺退热之功，而内有健脾益气、升清降浊之效。今名"《百症》经都退热方"。既可用于外感发热，亦可用于外感误治，或小儿乳食内伤而致肺胃壅实，郁而化热之证。

4. 《图翼》膏肓骨蒸方

组成：膏肓（又称膏肓俞。穴居第四胸椎棘突下，旁开 3 寸），百劳（大椎穴之别名。亦有谓在项部，当大椎穴直上 2 寸，后正中线旁开 1 寸），肺俞（第三胸椎棘突下，旁开 1.5 寸），肾俞（第二腰椎棘突下，旁开 1.5 寸），魄户（第三胸椎棘突下，旁开 3 寸），四花（即胆俞、膈俞，左右共四穴。膈俞，在第七胸椎棘突下，旁开 1.5 寸；胆俞，在第十胸椎棘突下，旁开 1.5 寸），间使（掌后两筋间腕横纹上 3 寸，掌长肌腱与桡侧腕屈肌腱之间），足三里（外膝眼下 3 寸，胫骨前崤外一横指处）。

功效：滋阴清热。

主治：阴虚内热。

方解：《千金要方》云："膏肓俞无所不治。"《明堂灸经》谓灸膏肓"无不取效""无所不治"。《类经图翼》云："骨蒸寒热夜热，百劳、膏肓、肺俞、四花、间使、足三里。"按摩诸穴，今名"《图翼》膏肓骨蒸方"。膏肓俞为治虚损、五劳七伤之要穴。《素问·骨空论》云："灸寒热之法，先灸项下大椎。"《圣济总录》云："治寒热，先灸项大椎。"盖因大椎为"诸阳之会""阳脉之海"，可通达阳气，其贯心肾，通任脉，故又有和营卫、行气血、濡脏腑之功，故《窦太师针经》谓其治"一切虚，潮热，百损"，故又名"百劳"。按摩肺俞，可达宗气，行肺气，和营血，俾上焦无壅滞之弊。按摩肾俞，可助司气化，无虚火上炎之弊。四花，经外奇穴，今用《外台秘要》之说，即脊旁胆俞、膈俞两穴。按摩胆俞，可调达枢机，无胆火蕴结之虑。膈俞为血会，具清营凉血、宽胸利膈之功。间使为手厥阴心包经之经穴，具汇集、转输心包经气血之功，有调达枢机、透理三焦之效，俾上焦心肺无郁滞之热邪。足三里为足阳明胃经之合穴，有健脾胃、补中气、调气血、通经络之功，俾阳明无热结之候。故该方之用，非但骨蒸劳热之阴虚内热可清，亦为体虚感冒发热之良方。

第三节 哮喘方

1. 列缺膻中平喘方

组成：列缺（桡骨茎突上方，腕横纹上 1.5 寸处），膻中（前正中线，平第四肋间隙），肺俞（第三胸椎棘突下，旁开 1.5 寸），丰隆（外踝高点上 8 寸，条口穴外 1 寸），中脘（脐上 4 寸处），尺泽（在肘横纹中，肱二头肌腱桡侧缘）。

功效：益肺化痰平喘。

主治：哮喘。

方解：列缺，乃手太阴之络穴，又为八脉交会穴，通于任脉，故具宣发肺气、通达大肠腑气之功，又通行任脉而续接肾气，故有止咳定喘之效。尺泽为手太阴肺经之合穴，具疏调上焦气血之功，有泻肺火、降逆气、止咳喘之效。伍气会膻中，肺之背俞穴肺俞，以成宣通肺气而利膈，降逆通腑而定喘之功。中脘、丰隆二穴，可具畅达脾胃二经之气，俾脾气散精，以杜生痰之源，乃治本之法。故或按摩，或揉运列缺、尺泽、膻中、肺俞、丰隆、中脘六穴，名"列缺膻中平喘方"，乃标本兼顾之治，为肃肺化痰平喘之良方。

2. 金水相滋平喘方

组成：太渊（掌后腕横纹桡侧端，桡动脉的桡侧凹陷中），太溪（在内踝高点与跟腱之间凹陷中），鱼际（第一掌骨中点，赤白肉际处），肺俞（第三胸椎棘突下，旁开 1.5 寸），肾俞（第二腰椎棘突下，旁开 1.5 寸），膏肓俞（第四胸椎棘突下，旁开 3 寸），足三里（犊鼻穴下 3 寸，胫骨前嵴外一横指处）。

功效：补肾固本，健脾化痰。

主治：脾肾气虚之哮喘。

方解：《素问·刺法论》云："肾者，作强之官，伎巧出焉，刺其肾之原。"意谓取肾经之原穴太溪，可疗肾经疾病。《灵枢·五乱》篇云："乱于肺，则俯仰喘喝。"又云："气在于肺者，取之手太阴荥，足少阴输。"即取手太阴肺经之荥穴鱼际，足少阴肾经之输穴太溪，可纳气定喘。今名"太渊鱼际平喘方"。鉴于太渊为八会之脉会，又为手太阴肺经之输穴、原穴，伍肺经荥穴鱼际，背俞之肺俞，具宣发肺气之功；伍肾经之背俞肾俞，具益肾纳气定喘之功；又伍无所不治之膏肓俞，伍健脾胃、益气血、培补后天之本之足三里。于是，对太渊、鱼际、太溪、肺俞、肾俞、膏肓俞、足三里诸穴施术，则肺肾气充，上有主，下有纳，以金水相滋之伍，后天之本得助，生化之源得充，乃培土生金之用。虽名"金水相滋平喘

方，"亦寓培土生金之伍，故为治肺、脾、肾三脏气虚哮喘之
用方。

第四节　呕吐方

1. 内庭胃寒摩方

组成：内庭（在足背，第二、三趾间缝纹端），中脘（脐
上 4 寸），气海（脐下 1.5 寸），内关（腕横纹上 2 寸，掌长
肌腱与桡侧腕屈肌腱之间），公孙（第一跖骨基底部前下缘，
赤白肉际处）。

功效：温中散寒，降逆止呕。

主治：脾胃虚寒性呕吐。

方解：《针灸大成》谓："脾胃虚冷，呕吐不已"，取内
庭、中脘、气海、内关、公孙。诸穴施以按摩术，名"公孙
胃寒摩方"。内庭乃足阳明经之荥穴，具和胃消食、理气导
滞、降逆止呕之功，故选为主穴。《甲乙经》云："中脘，一
名太仓，胃募也……手太阳、少阳、足阳明所生……腹胀不
通，寒中伤饱，食饮不化，中脘主之。"《扁鹊心书》云："霍
乱吐泻，乃冷物伤胃，灸中脘。"中脘为胃之募穴，腑之会
穴，任脉与手太阳、少阳、足阳明经交会穴，具较强的和胃降
逆、化痰导积作用。《素问·腹中论》云："环脐而痛……病
名伏梁，此风根也，其气溢于大肠，而著于肓，肓之原在脐
下，故环脐而痛也。"肓之原即脐映，为任脉之气海穴。盖因
气海乃任脉经之腧穴，为升气之海，具温补下焦、益元荣肾、
滋补冲任之功，而有"火旺土健"之力，故为脾胃虚寒之呕
吐、腹痛之治穴。《灵枢·经脉》篇谓："足太阴之别，名公
孙……别走阳明"，可治"厥气上逆则霍乱"之候。盖因公孙

为足太阴脾经之络穴，又为八脉交会穴之一，通于冲脉，而有健脾胃、降冲气、止呕吐之功。按摩上述诸穴，名"内庭胃寒摩方"，共奏健脾胃、调冲任之功，而达温中散寒、降逆止呕之效，可治脾胃虚寒性呕吐、腹痛。

2. 膈俞伤食摩方

组成：膈俞（第七胸椎棘突下，旁开 1.5 寸），三焦俞（第一腰椎棘突下，旁开 1.5 寸），巨阙（脐上 6 寸），中脘（脐上 4 寸）。

功效：健脾和胃，宽胸利膈，化食导滞，降逆止呕。

主治：食积呕吐。

方解：《千金方》谓膈俞治"吐逆呕不得食"；《针灸聚英》云膈俞疗"吐食翻胃"，"呕吐"，"食饮不下"。盖因膈俞，其内应胸膈，具宽胸利膈、和胃降逆之功。三焦俞为三焦之背俞穴，具调达枢机、通利三焦、化气通脉、健脾和胃之功，为治脘腹胸胁胀满、恶心呕吐、不能饮食之用穴。巨阙为心之募穴，内应脘腹，上应膈肌，为胸腹交关、清浊格界之处，具宽胸快膈、通行脏腑、降逆止呕、除痰化湿之功，故《针灸大全》有"胃脘停痰，口吐清水"，取巨阙之治。《神灸经纶》有"呕吐不下食，膈俞、三焦俞、巨阙"之治方。伍中脘，增其健脾和胃、化食导积之功，名曰"膈俞伤食摩方"，以治小儿脾胃虚弱，乳食停滞中脘之伤食呕吐证。

3. 暑令呕吐摩方

组成：委中（腘横纹中央），大椎（第七颈椎棘突下），曲池（屈肘成直角，当肘横纹外端与肱骨外上髁连线的中点），十宣（手十指尖端，距指甲 0.1 寸处），足三里（犊鼻穴下 3 寸，胫骨前嵴外一横指处），合谷（在手背，第一、二掌骨之间，约平第二掌骨中点处），中脘（脐上 4 寸）。

功效：清热除暑，健脾和胃，降逆止呕。

主治：暑令吐泻。

方解：委中为足太阳经之合穴，可激发、承接、敷布阳气于人身之上下，具除暑解热之功。《素问·骨空论》云："灸寒热之法，先灸项大椎。"盖因大椎乃督脉之腧穴，又为手足三阳经交会穴，有"诸阳之会""阳脉之海"之称，可通达阳气，敷布津液，具清热除暑之功，而为时令感冒之治穴。十宣，乃经外寄穴，又称十王，以其清热、醒神、开窍之功，而为热病吐泻惊厥之治穴。曲池乃手阳明经之合穴、本穴，可激发阳明经脉气，为清解阳明经热之治穴。合谷为手阳明经之原穴，可化气通脉，调气活血，扶正祛邪，又为"回阳九穴"之一，尤其与曲池相伍，合谷升而能散，曲池走而不守，共成清头目、散风热、祛暑湿之功。《灵枢·邪气脏腑病形》篇云："胃病者，腹膜胀，胃脘当心而痛，上支两胁，膈咽不通，食饮不下，取之三里也。"意谓足三里有和胃降逆、清咽利膈之用。《甲乙经》云："三里，土也……足阳明脉气所入也，为合。"又云："热病汗不出，暮呕苦……三里主之。"意谓足三里有清泄阳明经热邪之功。中脘为胃之募穴，腑之会穴，又为任脉与手太阳、少阳、足阳明经交会穴，故被列为"回阳九穴"之一，而有较强的健脾和胃、降逆止呕之功。上有回阳救逆之合谷，引领大椎、委中、曲池、十宣，清热祛邪以攘外；下有回阳救逆之中脘，伍用足三里，健脾和胃，调和营卫而安内。诸穴合用，名"暑令呕吐方"，可祛除暑令湿热之邪，和畅脾胃而止呕吐。亦可用作寒热错杂之呕吐、腹泻、脘腹痛之摩方。

4. 内关食窦止呕方

组成：内关（腕横纹上2寸，在掌长肌腱与桡侧腕屈肌腱之间），食窦（第五肋间隙，前正中线旁开6寸），中脘（脐上4寸）。

功效：健脾和胃，快胸利膈，降逆止呕。

主治：脾胃虚弱之呕吐证。

方解：内关为手厥阴心包经之本穴，具激发心包经脉气之功。该穴又为手厥阴经之络穴，别走手少阳三焦经，故具调达气机、快胸利膈之效。且又为八脉交会穴之一，通于阴维脉，可益脾肾，荣冲任，能健脾和胃，降冲镇逆。窦材《扁鹊心书》云："脾为五脏之母，后天之本，属土，生长万物者也。脾气在，虽病甚不至死。"食窦穴"能接脾脏真气"，救人于危难之时，故又名"命关"。中脘为脾之募穴，腑之会穴，为任脉与手太阳、少阳、足阳明交会穴，具健脾和胃、化痰导积、降逆止呕之功，而为恶心呕吐、腹胀脘痞之治穴。诸穴施以按摩术，名"内关食窦止呕方"，以其健脾和胃、降逆止呕之功而治呕吐之证。

5. 通谷巨阙快膈方

组成：通谷（脐上5寸，前正中线旁开0.5寸），膈俞（第七胸椎棘突下，旁开1.5寸），三焦俞（第一腰椎棘突下，旁开1.5寸），脾俞（第十一胸椎棘突下，旁开1.5寸），巨阙（脐上6寸），石关（脐上3寸，前正中线旁开0.5寸）。

功效：健脾和胃，疏肝理气，除满消胀，降逆止呕。

主治：脾胃虚弱，肝气犯胃之呕吐、心下痞。

方解：通谷乃足少阴肾经脉气聚于脘腹部之处，又为足少阴肾与冲脉交会穴，具益肾健中、培补后天、降冲止呕之功，为脾胃虚弱证之治穴。因有别于足太阳经之通谷，今称此通谷为腹通谷，彼为足通谷。血会膈俞，乃足太阳经之穴，其内应胸膈，具宽胸利膈、和胃降逆之功。心募巨阙，内应脘腹，上应胸膈，为胸腹之交关、清浊之格界处，且为任脉之气汇聚之处，具宽胸快膈、通行脏腑、健中和胃、化痰除饮、降逆止呕之功，为噎膈、呕吐、呃逆之治穴。石关为足少阴、冲脉交会穴，具培元益肾、调冲荣任、和胃健中、降逆止呕、理气止痛之功，可用于胃脘痛，食后呕吐，心下痞满之候，此乃"火旺土健"之意也。脾俞为脾脏之背俞穴，具补脾阳、助运化、化湿浊、健中焦之功，为治消化道疾病之必用，又因其益营血而具培补后天之本之效。三焦俞为三焦之背俞穴，具调达枢机、疏肝解郁、通利三焦、化气通脉、健脾和中之功，为治脘腹胀满、恶心呕吐、不能饮食之用穴。诸穴合用，名"通谷巨阙快膈方"，为治脾胃虚弱、肝气犯胃证之摩方。

第五节　流涎方

1. 魂门阳关控涎方

组成：魂门（第九胸椎棘突下，旁开3寸），膝阳关（阳陵泉上3寸，股骨外上髁上方的凹陷中）。

功效：益肝阴，调枢机，守魂神，控涎津。

主治：肝阴不足，枢机不利，控涎失司之流涎。

方解：《素问·灵兰秘典论》云："肝者，将军之官，谋虑出焉。"《灵枢·本神》篇云："肝藏血，血舍魂。"又云："肝悲哀动中，则伤魂，魂伤则狂妄不精，不精则不正。"意谓因悲哀情志不遂，则魂伤而致魂不守舍，可有失神流涎之证。魂门位于肝俞之旁，内应肝，为肝魂出入之门，故有养肝血、守魂舍之功，而治小儿因失神伤魂而致呆滞流涎之证。口有开合张闭之职，若枢机不利，开合失司，亦可因控涎失效而发流涎。经云："病在上下取之。"膝阳关乃足少阳胆经之腧穴，居膝关节之侧，具调达枢机，职司开合之用。《明堂灸经》有灸魂门主饮食不下、流涎之治。魂门配膝阳关，按摩二穴，可治多涎之证，今名"魂门阳关控涎方"，为治肝阴不足，魂不守舍，枢机不利，脾失固摄流涎之用方。

2. 二关中脘控涎方

组成：膈关（第七胸椎棘突下，旁开 3 寸），内关（腕横纹上 2 寸，掌长肌腱与桡侧腕屈肌腱之间），中脘（脐上 4 寸）。

功效：健脾和胃，敛津控涎。

主治：脾胃虚弱，摄纳失司之流涎。

方解：流涎，指口角流涎，难以控制之候，多因脾虚不能收摄，胃弱升降失司，膈关失职所致。膈关位于膈俞之旁，为足太阳膀胱经之穴，可通达人身阳气，为气血出入之关，有理气导滞之功，宽胸降逆之效，故《外台秘要》谓膈关可主治"呕哕多涎唾"之症，《明堂灸经》有"灸膈关五壮"可治"多涎唾"。内关为手厥阴经之本穴，具激发心包经脉气之功；该穴又为手厥阴、足少阳交会穴，故具交通心肾、调枢机之功。中脘为胃之募穴，腑之会穴，具健脾益气、和胃降逆之效。故三穴相伍，施以按摩术，名"二关中脘控涎方"，乃治脾虚收摄失司流涎之效方。

第六节　便秘方

1. 章门二阙便秘摩方

组成：章门（第十一肋游离端），巨阙（脐上 6 寸），太白（第一跖骨小头后缘，赤白肉际处），支沟（腕背横纹上 3 寸，桡骨与尺骨之间），照海（内踝下缘凹陷中），大都（第一跖趾关节前缘，赤白肉际处），神阙（脐的中间）。

功效：补五脏，通六腑，润燥通便。

主治：一切便秘证。

方解：《灵枢·卫气失常》篇云："其气积于胸中者上取之，积于腹中者下取之，上下皆满者，旁取之。"《千金方》云："积聚坚满，灸脾募百壮，穴在章门。"盖因章门为肝经之穴，又为脾之募穴，八会穴之脏会，故该穴有养肝益血、疏肝解郁、健脾益气、理气导滞之功。故而《神灸经纶》治大便秘结，有章门伍巨阙、太白、支沟、照海、大都、神阙之用。巨阙，任脉气汇聚于胸腹交关之处，又为心之募穴，内应脘腹，上应胸膈，有宽胸快膈、通行脏腑之功。太白乃脾经之输穴、原穴。《素问·刺法论》云："脾为谏议之官，知周出焉，可刺脾之原。"意谓刺脾之原穴太白，可健脾土，助脾阳，俾胃之和降有序，大肠之传化物有司。《窦太师针经》谓支沟"针透间使，治大便闭"。盖因支沟为手少阳三焦经之经穴，故对拿揉运支沟、间使具通关开窍、畅达脏腑之功。照海为足少阴之穴，又为八脉交会穴，通于阴跷，可导肾元之气通于八脉，俾血海充盈，肠腑得濡，故《窦太师针经》谓照海主治大便秘结之候。大都，足太阴脾经之荥穴，具健脾和胃、润肠通结之功，故《普济方》有"治后闭不通，足大都"之记。神阙，任脉经之腧穴，穴居脐之中心，为元神出入之庭阙。《针灸大成》有灸脐治病法，谓用之则"诸邪不侵，百病不入"。《医宗金鉴》云其"主治百病"。故摩神阙为一重要的祛病健身之法。诸穴摩之，名"章门二阙便秘方"，可补五脏，通六腑，润肠通便，而治大便秘结之候。

2. 照海支沟热秘方

组成：照海（内踝下缘凹陷中），支沟（腕背横纹上 3

寸，桡骨与尺骨之间），足三里（犊鼻穴下3寸，胫骨前嵴外一横指处）。

功效：清热通便，养阴润燥，消滞除满。

主治：阳明腑实证之大便秘结。

方解：照海为足少阴肾经之穴，又为八脉交会穴之一，通于阴跷，可导肾元之气通达于八脉。因肾开窍于二阴，血海充盈，肠腑得濡，则大便通畅。故《窦太师针经》谓照海主"大便不通"。支沟乃手少阳三焦经之经穴，可通利三焦，布津于六腑，而有润肠通便之功。故《玉龙经》"大便闭塞"篇歌云："大便闭塞不能通，照海分明在足中；便把支沟来泻动，方知医士有神功。"足三里为足阳明经之合穴，为人身四要穴之一，故《四总穴歌》有"肚腹三里留"之治。盖因足三里有健脾胃、调气血、通肠腑之功，故"肚腹"有疾取之三里。诸穴合用，有泻热通便、消滞除满之功，可治伤寒阳明腑实证之大便秘结者。如《盘石金直刺秘传》云："伤寒，大便秘结，刺足三里；未愈，泻照海。"针方变摩方，名"照海支沟热秘方"，为治热结肠腑大便秘结者之用方。

3. 大横通便摩方

组成：大横（脐中旁开4寸），大肠俞（第四腰椎棘突下，旁开1.5寸），天枢（脐旁2寸），上巨虚（足三里穴下3寸），下巨虚（上巨虚穴下3寸）。

功效：调和胃肠，益气健脾，润肠通结。

主治：一切大便秘结证。

方解：大横为足太阴脾经之穴，位于脐旁，并为足太阴、阴维之会，具通腑化浊、润肠通便之效。大肠俞为大肠经气敷布之处，具疏通大肠腑气之功，故为治大肠经疾病之要穴，《千金方》谓大肠俞有治"大便难"作用。天枢，足阳明经脉气所发之处，又为大肠经之募穴，穴当脐旁，为上下腹之界畔，可通行中焦，斡旋上下，司职升降，而有调和胃肠、益气健脾、濡养肝肾之效。《灵枢·邪气脏腑病形》篇云："荥输治外经，合治内腑。""大肠合入于巨虚上廉，小肠合入于巨虚下廉。"上巨虚乃手阳明大肠经之下合穴，下巨虚乃足阳明胃经之腧穴，又为手太阳小肠经之下合穴，二穴具通达肠腑之功。故大横伍大肠之背俞大肠俞、募穴天枢、下合穴上巨虚，及小肠之下合穴下巨虚，名"大横通便摩方"，适用一切大便秘结者。实秘用泻法，虚秘用补法，寒秘加灸法。若因热结而致便秘者，可佐曲池、合谷，以泻大肠之热；气滞而致便秘者，可佐支沟以通三焦之气机，佐中脘以通降腑气，泻行间以疏肝理气。

第七节　腹泻方

1. 关门复溜止泻方

组成：关门（脐上 3 寸，前正中线旁开 2 寸），复溜（太溪穴上 2 寸）。

功效：温肾阳，健脾胃，促气化，固肠止泻。

主治：泄泻。

方解：关门，乃足阳明胃经之腧穴，穴居胃底，为胃气出入之关隘，具和胃燥湿、消食化积之功，为治疗胃肠疾病之用穴。复溜，乃足少阴肾经之经穴，具温肾阳、促气化、利水湿、止腹泻之功。二穴相伍，按摩之，名"关门复溜止泻方"，为治泄泻、水肿之用方。

2. 足太阴根结洞泄方

组成：隐白（拇趾内侧，趾甲角旁约 0.5 寸），中脘（脐上4寸）。

功效：贯根通结，健脾胃，和脏腑，止泄泻。

主治：洞泄。

方解：《灵枢·根结》篇云："太阴根于隐白，结于太仓。""太阴为开，厥阴为合，少阴为枢。故开折则仓廪无所输，膈洞，膈洞者，取之太阴，视有余不足。"意谓开折，脾气不足，而病生膈洞。膈洞，是指噎膈证和洞泄证。而洞泄乃食入即泄，完谷不化之候。由此可知，取足太阴经之井穴、根穴隐白，任脉经之穴及腑会中脘，为《灵枢》治疗洞泄之用方。或外感时邪，或内生五邪，致脾失健运，胃失和降，肠失化物，而致洞泄，可予足太阴之根穴、结穴施治。脉气所起为根，所归为结。根穴隐白，有益脾胃、调气血、回阳救逆之功；结穴太仓即胃之募穴，腑之会穴，任脉与手太阳、少阳、足阳明之交会穴中脘，为健脾胃、和脏腑之要穴。二穴相伍，有贯根通结之功，脾之健运有司，胃肠调和，则洞泄之证可除，故名"足太阴根结洞泄方"。

3. 天枢公孙止利方

组成：天枢（脐旁2寸），中脘（脐上4寸），关元（脐下3寸），足三里（犊鼻穴下3寸，胫骨前嵴外一横指处），合谷（在手背，第一、二掌骨之间，约平第二掌骨中点处），公孙（第一跖骨基底部的前下缘，赤白肉际处）。

功效：健脾胃，和肠腑，司气化，止泻痢。

主治：霍乱，泄泻。

方解：《素问·六微旨大论》云："天枢之上，天气主之；天枢之下，地气主之。"张景岳注云："枢，枢机也。居阴阳升降之中，是为天枢。"脐上应天，脐下应地，穴当脐旁，为上下腹之分界，通于中焦，有斡旋上下、职司升降之功，故名天枢。该穴为足阳明经之腧穴，又为大肠经募穴，具调和胃肠、益气健脾之功，故为治疗腹部疾患之要穴。治泄泻一疾，《甲乙经》《千金方》《针灸聚英》《普济方》《世医得效方》等医籍皆有天枢之用。中脘为任脉与手太阳、少阳、足阳明经交会穴，又为胃之募穴，腑之会穴，具益脾气和胃肠之功。关元为任脉与足三阴经交会穴，又为小肠之募穴，具益元固本、补气助阳之功。足三里为足阳明胃经之合穴，可健脾胃，补中气，调气血，通经络，为治腹部疾患之要穴，为人身四要穴之一，故《四总穴歌》云："肚腹三里留。"合谷为手阳明大肠经之原穴，可和肠腑，司气化，调气血，扶正达邪。公孙为足太阴脾经之络穴，又为八脉交会穴之一，通于冲脉，具健脾胃、和肠腑、行气消胀之功。《灵枢·经脉》篇云：有"足太阴之别，名公孙。……厥气上逆则霍乱，实则肠中切痛，虚则鼓胀，取之所别也。"意谓公孙为脾经之络穴，为腹部疾患如霍乱、腹痛、腹胀、腹泻之治穴。对上述诸穴施术，名"天枢公孙止利方"，为霍乱、腹泻之治方。

4. 大都止利摩方

组成：大都（拇趾内侧，第一跖趾关节前缘，赤白肉际处），商丘（内踝前下方凹陷中），阴陵泉（胫骨内侧髁下缘凹陷中）。

功效：健脾益气，渗湿止泻。

主治：下利证。

方解：《脉经》云："诸下利，皆可灸足大都五壮，商丘、阴陵泉皆三壮。""下利"，简称利，首见于《金匮要略·呕吐哕下利病脉证治》篇，为痢疾与泄泻病之总称。对大都、商丘、阴陵泉三穴灸之名灸方，而施以按摩之术，今名"大都止利摩方"，或名"《脉经》下利方"。方中大都乃足太阴之脉所溜之荥穴，商丘为足太阴脉气所行之经穴，阴陵泉乃足太阴脉所入之合穴，三穴均为脾经之五输穴，始于荥、过经、至合，俾脾经之脉气畅达，后天之本得充，则中宫得健，气化有司，而无湿浊滞留之弊，则下利得解。故此法为急慢性肠炎、细菌性痢疾之治方。若见霍乱转筋重症，可加足太阳经之经穴昆仑，以其具敷布太阳经气之功，而成疏经通络、舒筋缓节之效；辅之胃之募穴，腑之会穴，任脉与手太阳、手少阳、足阳明之交会穴，"回阳九穴"之一的中脘，则脏气得布，腑气得畅，而无下利厥逆之候。

5.《灵枢》太白霍乱方

组成：太白（第一跖骨小头后缘，赤白肉际处）。

功效：健脾胃，清热邪，化湿浊，止呕止泻。

主治：急慢性胃肠炎，细菌性痢疾。

方解：《素问·刺法论》云："脾为谏议之官，知周出焉，可刺脾之原。"意谓刺脾经原穴太白，可促进脾之功能，达到有疾治疾、无疾养生之效。今用灸法，或摩法，有健身防病之功，故灸之名"太白脾原灸方"，按摩之名"脾原太白摩方"。

《灵枢·五乱》篇云："乱于肠胃则为霍乱。"又云："气在肠胃者，取之足太阴、阳明，不下者，取之三里。"意谓病霍乱者，取脾之原穴太白、胃之原穴冲阳，不效加取足三里。霍乱，主要症见急暴吐泻、挥霍缭乱之候。《素问》"气交变大论""通评虚实论"篇亦有论述。其病因，《诸病源候论·霍乱源候》篇有"霍乱者，由人温凉不调，阴阳清浊，二气有相干乱之时，其乱于肠胃之间者，因遇饮食而变发"之论。由此可见，《内经》《诸病源候论》所述之霍乱，非指剧烈吐泻之传染病。故肠胃逆乱吐泻者，首选脾之原穴太白，胃之原穴冲阳，健脾和胃，补后天气血生化之源，以成扶正达邪之用。若邪热不下，呕吐泻利不止者，取足阳明经之合穴足三里，以其健脾胃、补中气、调气血、通经络之功，清上蒸之胃热，泻下注之湿热，俾呕吐泻利之疾得除。三穴并用，名"《灵枢》太白霍乱方"，以健脾胃、清热邪、化湿浊之功，而为急慢性胃肠炎及细菌性痢疾之治方。

6. 火旺土健九穴摩方

组成：三焦俞（第一腰椎棘突下，旁开1.5寸），章门（第十一肋游离端），脾俞（第十一胸椎棘突下，旁开1.5寸），食窦（第五肋间隙中，前正中线旁开6寸），天枢（脐旁2寸），足三里（犊鼻穴下3寸，胫骨前嵴外一横指处），肾俞（第二腰椎棘突下，旁开1.5寸），命门（第二腰椎棘突下），关元（脐下3寸）。

功效：温补脾肾，调和六腑，固肠止泻。

主治：慢性泄泻。

方解：《甲乙经》谓："头痛，食不下，肠鸣，腹胀，欲吐时泻，三焦俞主之。"盖因三焦俞具调达枢机、通利三焦、化气渗湿之功，而为脘腹胀满、不欲饮食、小便不利、大便溏泻证之治穴。伍脾经募穴章门、背俞穴脾俞、命关食窦，共成平秘阴阳、健脾益气、渗湿止之功。伍大肠经之募穴天枢、胃之下合穴足三里，调和胃肠，则胃之受纳腐熟、肠之化物传道之功有序。伍肾俞、命门、关元，温壮元阳，俾火旺土健，促进五脏六腑生发之机，以成温补脾肾、调达六腑之效。今名"火旺土健九穴摩方"，为治慢性泄泻之效方。

7. 意舍止利摩方

组成：意舍（第十一胸椎棘突下，旁开3寸），小肠俞（第一骶椎棘突下，旁开1.5寸）。

功效：健脾渗湿，助司气化，清利下焦湿热。

主治：热痢，赤白痢。

方解：《素问·水热穴论》云："五脏之俞旁五，此十者，以泻五脏之热也。"意谓五脏之俞，其旁左右十穴，可泻五脏之热。若泻脾俞旁之意舍，可清脾经之热。《普济方》云："主治大肠泻痢脓血，穴意舍，灸一百壮（小儿酌减量），又灸小肠俞七壮。"盖因意舍穴居脾俞之旁，为脾之营舍，而具健脾渗湿、除胀消满之功；小肠俞乃足太阳经气转注、输布之处，具助气化、布津液、清利湿热之功。二穴相伍，灸之名"意舍止利灸方"，按摩之名"意舍止利摩方"，为热痢、赤白痢之治方。

8.《大全》京骨吐泻方

组成：京骨（第五跖骨粗隆下，赤白肉际处），照海（内踝下缘凹陷中），承山（腓肠肌两肌腹之间凹陷的顶端），足三里（犊鼻穴下3寸，胫骨前嵴外一横指处），腕骨（后溪穴直上，第五掌骨基底与三角骨之间赤白肉际处），曲池（屈肘成直角，当肘横纹外端与肱骨外上髁连线的中点），尺泽（肘横纹中，肱二头肌腱桡侧缘），阳陵泉（腓骨小头前下方凹陷中）。

功效：调达脏腑，输布津液，外解表邪，内清里热，止呕止泻。

主治：呕吐，泄泻。

方解：《针灸大全》治"霍乱吐泻，手足转筋"，取京骨、照海、足三里、承山、曲池、腕骨、尺泽、阳陵泉诸穴。盖因三焦为原气之别使，导源肾间动气，而输布全身。京骨为足太阳膀胱经之原穴，可通达三焦之气于上下，敷布足太阳经之津于全身，故为调达五脏六腑之气要穴，为主穴。任脉为"阴脉之海"，冲脉为"血海"，照海属足少阴肾经，又为八会穴之一，通于阴跷，可导肾元之气通达于八脉，若阳光普照，则血海充盈，故名照海。承山乃足太阳经之穴，具敷布阳气、舒筋通络、调理肠腑之功。足三里为足阳明经之合穴，有健脾胃、补中气、调气血之功。曲池乃手阳明经之合穴，又为该经之本穴，可激发大肠经脉气，外解表邪，内清里热，乃表里双解之治穴。腕骨为手太阳小肠经之原穴，可畅达小肠经之脉气，俾泌清别浊之功有司。尺泽为手太阴肺经之合穴，具疏达上焦气血之功，盖因肺与大肠相表里，肺气通则腑气亦通，大肠无积滞之弊，故尚具通达腑气之功。阳陵泉乃足少阳经之合穴，可调达枢机，因善治筋病，故又为筋会。对此，《天元太乙歌》有"再有妙穴阳陵泉，腿转筋急如神取"之验。诸穴合用，按摩之，名"《大全》京骨吐泻方"。

9.《经纬》肾泄方

组成：命门（第二腰椎棘突下），天枢（脐旁2寸），气海（脐下1.5寸），关元（脐下3寸）。

功效：温补下焦，益元荣肾，健脾和胃，举陷固肠。

主治：肾泄。

方解：《神灸经纬》云："肾泄，夜半后即寅卯之间泄者，命门、天枢、气海、关元。"灸之，名"《经纬》命门肾泄灸方"，按摩之，名"《经纬》肾泄摩方"。命门，督脉气所发之处，以其具壮阳益肾之功，而为治肾虚证之要穴。天枢，足阳明胃脉气所发之处，又为大肠经之募穴，穴当脐旁，为上下腹之界畔，故有通行中焦、斡旋上下、职司升降之功。关元内应胞宫、精室，为元阴元阳之气闭藏之处，乃任脉与足三阴经交会穴，又为小肠募穴，亦为人身强壮之要穴，可益元固本，补气壮阳。气者，元气也。海者，海洋也。气海穴在脐下，为人身元气汇聚之海，具温补下焦、益元荣督、健脾益气、举陷固肠之功。

肾泄，又名五更泄、五更泻，指因肾虚闭藏失职而致之泄泻。《寿世保元·泄泻》篇云："人病泄，每至五更辄即利，此肾泄也。"盖肾旺于五更之时，肾气虚弱，不能应旺，闭藏失司，故有"夜半即寅卯之间泄者"之表现。故诸穴施术，可温阳益肾，健脾和胃，举陷固脱，而治肾泄。

10. 百会久泄摩方

组成：百会（后发际正中直上 7 寸），脾俞（第十一胸椎棘突下，旁开 1.5 寸），肾俞（第二腰椎棘突下，旁开 1.5 寸）。

功效：益脾肾，司气化，泌清浊，补中益气，升阳举陷。

主治：久泄滑脱。

方解：久泄滑脱，又称久泻肠滑，指小儿泄泻，迁延不愈，而导致泄泻不能禁约的证候。多因久泻不止，或误用攻下，致脾胃虚损或气虚下陷，不能升提固涩所致。症见泄泻不禁，完谷不化，面㿠神疲，四肢不温，口淡食少。治当补肾健脾，升提中气。《神灸经纶》有"久泻滑脱下陷，百会、脾俞、肾俞"之治。方中百会，为手足三阳经与督脉交会于头部之处，具荣督益肾、回阳固脱、升阳举陷之功，故为主穴。脾俞内应脾脏，为脾之经气输注于脊背之处，具补脾阳、助运化、化湿浊之功。肾俞内应肾脏，为肾气输注于背部之处，具益肾元、补命门之功。百会伍脾俞、肾俞，可益肾脾，司气化，泌清浊，补中益气，升阳举陷，故方名"百会久泄摩方"，摩之则久泻肠滑之疾得愈。

第八节　腹痛方

1. 梁丘三里腹痛方

组成：梁丘（在髂前上棘与髌骨外缘连线上，髌骨外上缘上2寸），冲阳（在解溪穴下方，第二、三跖骨间，足背动脉搏动处），足三里（犊鼻穴下3寸，胫骨前嵴外一横指处），中脘（脐上4寸），内关（腕横纹上3寸，两筋间），公孙（第一跖骨基底的前下缘，赤白肉际处）。

功效：健脾和胃，行气消胀，缓急止痛。

主治：脾胃虚弱，胃失和降之腹痛。

方解：梁丘，足阳明胃经之郄穴，理气和胃，除胀消满，有疏经通络之功。《素问·刺法论》云："胃为仓廪之官，五味出焉，可刺胃之原。"意谓胃经有病，可取胃之原穴冲阳。盖因阳明乃多气多血之经，故冲阳以其调补气血之功，可安和五脏六腑。足三里为足阳明胃经之合穴，又为人身四要穴之一，《四总穴歌》有"肚腹三里留"之治，意谓腹部疾患，皆可取足三里以调治。中脘乃胃之募穴，腑之会穴，又为任脉与手太阳、少阳、足阳明交会穴，又为"回阳九穴"之一，有较强的健脾和胃、化痰导滞之功。公孙为足太阴经之络穴，又为八脉交会穴之一，通于冲脉，故公孙具健脾胃、调和冲任、行气消胀、解痉止痛之功。内关为手厥阴经之本穴，可激发心包经脉气运行，《标幽赋》有"胸满腹痛刺内关"之记，《窦太师针经》有内关"直针透外关穴，治腹内一切疼痛"之法。诸穴相伍，施以摩法，名"梁丘三里腹痛方"。足三里与梁丘同为足阳明胃经之穴，除胀，梁丘功长于足三里，故腹胀多按摩梁丘；止痛，三里功长于梁丘，故腹痛多按摩三里。除按摩诸穴外，尚可以拇、食指对拿内、外关穴。

2. 胃腑募俞合方

组成：中脘（脐上 4 寸），足三里（犊鼻穴下 3 寸，胫骨前嵴外一横指处），胃俞（第十二胸椎棘突下，旁开 1.5 寸）。

功效：健脾和胃，温中散寒，消胀除满。

主治：脾胃虚寒证之腹痛。

方解：中脘为胃之募穴，足三里为胃经之合穴，二穴相伍，名"足阳明募合方"，共奏健脾和胃、温中散寒、缓急止痛之功。加伍胃之背俞穴胃俞，其与中脘一前一后，成腹背阴阳募俞之对穴。三穴相伍，名"胃腑募俞合方"，可健脾和胃，理气导滞，消满除胀，为脾胃虚寒腹痛之治方。腹痛多揉三里，腹胀多摩中脘、胃俞，若虚寒证较重，可加灸法，以增其温中散寒之效。

3. 商曲理气调冲方

组成：商曲（脐上 2 寸，前正中线旁开 0.5 寸），中脘（脐上 4 寸），天枢（脐旁 2 寸），内关（腕横纹上 2 寸，掌长肌腱与桡侧腕屈肌腱之间），足三里（犊鼻穴下 3 寸，胫骨前嵴外一横指处）。

功效：益元调冲，理气导滞，缓急止痛。

主治：乳食积滞之腹痛。

方解：商，五音之一，属金；曲，弯曲。商为金音，肺与大肠属金，本穴内应大肠弯曲处，故名。其穴内应肠腑，故为腑气不畅腹痛之治穴。且商曲又为足少阴、冲脉交会穴，以其益肾培元、理气调冲之功，可疗腹部之疾患。本穴伍胃募腑会之中脘、大肠募穴之天枢、心包经络穴之内关、胃经合穴之足三里，名"商曲理气调冲方"，可益肾培元，理气调冲，缓急止痛。

第九节 脱肛方

1. 百强大肠俞方

组成：大肠俞（第四腰椎棘突下，旁开 1.5 寸），百会（后发际正中直上 7 寸），长强（尾骨尖下 0.5 寸，约当尾骨尖端与肛门的中点）。

功效：培元荣督，益气举陷，固肠束肛。

主治：气虚脱肛。

方解：大肠俞，为大肠经气敷布之处，内应肠腑，具疏通大肠腑气之功；百会乃督脉与手足三阳经交会之处，有温阳通脉、益气举陷之功；长强位于肛门部，故摩长强有固肠束肛之效，且又为督脉之络穴，尚为督脉与足少阴交会穴，因肾开窍于二阴，故按摩长强有益肾健中之效。三穴相伍，名"百强大肠俞方"，可益元荣督，健脾益气，举陷束肛，而治脱肛。

2.《千金》脱肛方

组成：横骨（脐下 5 寸，耻骨联合上际，前正中线旁开 0.5 寸），长强（尾骨尖下 0.5 寸，约当尾骨尖端与肛门的中点）。

功效：益元荣督，健中举陷，束肠固脱。

主治：肾虚脱肛。

方解：横骨，足少阴肾经之穴，又为肾经与冲脉交会穴，故有益肾元、调冲任、司气化之功；长强有益肾束肛之效。故《千金方》治"脱肛历年不愈"，"灸横骨百壮"，"灸龟尾百壮"。龟尾即长强穴。对二穴施以按摩术，名"《千金》脱肛方"，以其益肾健中、束肠固脱之功，可治"脱肛历年不愈"之候。

若加摩百会、大肠俞、气海、膻中，则益气举陷、束肠固脱之功倍增。

3.《大全》百会脱肛方

组成：百会（后发际正中直上7寸），命门（第二腰椎棘突下），长强（尾骨尖下0.5寸，约当尾骨尖端与肛门的中点），承山（腓肠肌两肌腹之间凹陷的顶端），内关（腕横纹上2寸，掌长肌腱与桡侧腕屈肌腱之间）。

功效：温肾阳，维阴脉，益气束肛。

主治：阳虚脱肛。

方解：《铜人》谓百会"治小儿脱肛"。《针灸大全》治"大腹虚冷脱肛"，取百会、内关、命门、长强、承山。盖因百会为诸阳之会，有益气举陷之功。《素问·至真要大论》云："高者抑之，下者举之。"此即"病在下上取之"之谓也。命门位于两肾之间，肾藏精，为生命之根、先天之本，有壮阳益肾之功，为虚寒证之治穴。《灵枢·经别》篇云："足太阳之正……别入肛，属膀胱，散之肾。"长强为督脉与足少阴肾经交会穴，有荣督益肾束肛之功。承山乃足太阳膀胱经之穴，具敷布阳气之功，故按摩承山，有益肾束肛之效。《窦太师针经》云："内关二穴，又名阴维，通阴维脉。"盖因内关为心包经之络穴，别起手少阳三焦经，又为八脉交会穴之一，通于阴维，而有维持诸阴之用，故内关又为治后阴肛门疾病之用穴。诸穴合用按摩之，名"《大全》百会脱肛方"，可治肾阳虚衰，下焦虚寒，肛门失束之脱肛。

4. 益气举陷脱肛方

组成：百会（后发际正中直上7寸），长强（尾骨尖下0.5寸，约当尾骨尖端与肛门的中点），神阙（脐中间），气海（脐下1.5寸），三阴交（内踝高点上3寸，胫骨内侧面后缘）。

功效：益气举陷，束肠固脱。

主治：肾气失纳，中气下陷之脱肛。

方解：督脉经之百会，具升阳举陷之功；长强为督脉别走任脉、肾脉及足太阳脉之穴，具荣督任、益肾与膀胱之功，而有束肛固肠之效。加摩神阙、气海、三阴交，方名"益气举陷脱肛方"。尚可摩后加灸神阙、气海，则益气举陷之功倍增。

第十节　厌食方

1. 承满食馨方

组成：承满（脐上5寸，前正中线旁开2寸），中脘（脐上4寸），天枢（脐旁2寸），上巨虚（足三里穴下3寸）。

功效：和胃通腑，推陈致新。

主治：肠胃功能失司而致厌食。

方解：承满可承胃气之满，推陈致新，故名。盖因承满乃足阳明胃经之穴，具和胃降逆、推陈致新、疏导肠胃气机之功。中脘乃胃之募穴，天枢为大肠之募穴，上巨虚乃手阳明大肠经的下合穴，故承满伍此三穴按摩之，名"承满食馨方"，则肠胃受纳与传化之功有司，而无厌食之候。

2. 梁门中脘增食方

组成：梁门（脐上4寸，前正中线旁开2寸），中脘（脐上4寸）。

功能：司升降，和胃气，理中焦，化积滞，增食欲。

主治：食欲不振，纳呆厌食。

方解：《明堂灸经》谓灸梁门五壮，可治"食饮不下"

"谷不化"之候。盖因梁门位于上腹部，为饮食入胃之门户，能破横亘之梁，而开通畅之门，故名梁门。有调中气、健脾胃、消食积、增饮食之功，为厌食、纳呆、脘痞之治穴。中脘为胃之募穴，又为腑之会穴，尚为任脉与手太阳小肠经、手少阳三焦经、足阳明胃经交会之穴，故有通达三焦、助胃阳、濡胃阴、通肠腑之效，可使胃肠受纳腐熟、泌清别浊之功有司。按摩二穴，名"梁门中脘增食方"。若增摩足三里、公孙、内关，又为治消化不良、腹痛、腹泻之良方。

3. 意舍食窦摩方

组成：意舍（第十一胸椎棘突下，旁开 3 寸），食窦（第五肋间隙中，前正中线旁开 6 寸），脾俞（第十一胸椎棘突下，旁开 1.5 寸），胃俞（第十二胸椎棘突下，旁开 1.5 寸），梁丘（在髂前上棘与髌骨外缘连线上，髌骨外上缘上 2 寸）。

功效：健脾和胃，消食化积。

主治：厌食。

方解：《灵枢·本神》篇云："脾藏荣，荣舍意。"盖因意舍位于脾俞之旁，为脾脏之营舍，故意舍伍脾俞、胃俞，具健脾消食之功。食窦"能接脾脏真气"，为培补后天之本之要穴。梁丘为足阳明胃经之郄穴，以其理气和胃之功，为除满消胀之必需。四穴相伍按摩之，名"意舍食窦摩方"，为健脾和胃、除满消胀、化食导滞之良方。

第十一节 疳积方

1. 贯根通结腹街方

组成：隐白（拇趾内侧，趾甲角旁约 0.1 寸），中脘（脐上 4 寸），脾俞（第十一胸椎棘突下，旁开 1.5 寸），胃俞

（第十二胸椎棘突下，旁开 1.5 寸），气冲（脐下 5 寸，前正中线旁开 2 寸），天枢（脐旁 2 寸），足三里（犊鼻穴下 3 寸，胫骨前嵴外一横指处）。

功效：健脾和胃，消痞导滞。

主治：疳积。

方解：《灵枢·根结》篇云："太阴根于隐白，结于太仓。"太仓，即中脘。意谓脉气所出为根，所归为结。该篇复云："不知根结，五脏六腑，折关败枢，开合而走，阴阳大失，不可复取，九针之原，要在始终，故能知终始，一言而毕，不知始终，针道咸绝。"而"不知根结""不知始终"，亦必"灸道""摩道"咸绝。隐白为足太阴脾经之井穴，又为该经之根穴，有益气健脾、滋阴生津之功。太仓即中脘，为胃之募穴、腑之会穴，有助胃阳、濡胃阴之效。故按摩隐白、太仓，以其贯根通结之功，而达健脾和胃、消食化积之效，可疗疳证、积滞之候。今名"隐白太仓根结方"。脾俞，为脾之背俞穴，具补脾阳、助运化、益阴血、化湿浊之功。胃俞，乃胃之背俞穴，具调中和胃、消胀除满、化食导滞之功。二穴相伍，可健脾和胃，培补后天之本，以资气血生化之源。《素问·六微旨大论》云："天枢之上，天气主之；天枢以下，地气主之。"张景岳注云："枢，枢机也。居阴阳升降之中，是为天枢。"脐上应上腹，脐下应下腹，穴居脐之两旁各一，为上下腹之分界，通于中焦，有斡旋上下、职司升降之功，故名天枢。《灵枢·卫气》篇云："谓言气街，胸气有街，腹气有街，头气有街，胫气有街。"气街是指经气聚集通行的共同道路，其作用是十二经脉气血运行于四肢末端及头部，因猝逢大寒或邪风侵袭受阻，经气会沿着气街这一通道，复还其原经脉而不失终而复始之循环。若"腹街"通道受阻，必致积滞或疝证。故该篇有"气在腹者，止之背俞与冲脉"之论，即取胃经之气冲、天枢与五脏六腑之俞。以气冲、天枢伍脾俞、胃俞，俾腹街通达，可除疝积，今名"腹街通摩方"。足三里乃足阳明胃经之合穴，有健脾胃、补中气、调气血之功。以足三里合二方之效，名"贯根通结腹街方"，为治疗疝积之良方。

2.《大全》膈俞化痞方

组成：膈俞（第七胸椎棘突下，旁开 1.5 寸），内关（腕横纹上 2 寸，掌长肌腱与桡侧腕屈肌腱之间），肝俞（第九胸椎棘突下，旁开 1.5 寸），大敦（拇趾外侧，趾甲角旁约 0.1 寸），照海（内踝下缘凹陷中）。

功效：理气导积，通痞散结，活血化瘀。

主治：痞证，积聚。

方解：《针灸大成》云："五积气块，血积血瘀，针膈俞、内关、肝俞、大敦、照海。"今名"《大全》膈俞化痞方"。五积，五种积病的总称，出自《难经》。《难经·五十五难》云："积者，阴气也；聚者，阳气也。故阴沉而伏，阳浮而动。气之所积，名曰积；气之所聚，名曰聚。故积者，五脏所生；聚者，六腑所成也。积者，阴气也，其始发有常处，其痛不离其部，上下有始终，左右有所穷处；聚者，阳气也，其始发无根本，上下无所留止，其痛无常处，谓之聚。"痞积是痞证和积滞的总称，故可从积聚论治。方中膈俞乃血之会，有清营凉血、宽胸利膈、和胃降逆之功；肝之背俞穴肝俞，具清泄肝胆湿热、养血消瘀之功；大敦乃肝经之井穴、根穴，有养肝阴、疏肝气之功；照海乃足少阴肾经通于阴跷之穴，可导肾元之气通于奇经八脉，具益肝肾、调脾胃之功，此乃火旺土健之治；内关为手厥阴经之本穴，通于阴维经，具激发心包经脉气、调达枢机、疏理三焦、活血通脉之功。诸穴按摩之，有通痞消积、化癥散结之功，为积聚证之治方，对小儿疳积施之，多获良效。

第十二节　肠套叠方

1. 滑肉理气通腑方

组成：滑肉门（脐上1寸，前正中线旁开2寸），中脘（脐上4寸），足三里（犊鼻穴下3寸，胫骨前嵴外一横指处）。

功效：健脾胃，调气血，除满消胀，理气止痛。

主治：脘腹痛（肠套叠、肠梗阻、急慢性胃肠炎）。

方解：滑，使菜肴柔滑之谓；门，门户。消化肉食菜肴之地，故名滑肉门。滑肉门乃足阳明胃经之穴，具健脾和胃、消食导滞之功；中脘乃胃之募穴，腑之会穴，任脉与手太阳、少阳、足阳明交会穴，具较强的健脾和胃、消胀除满、理气导滞之功；足三里为足阳明胃经之合穴，又为人身四要穴之一，故《四总穴歌》有"肚腹三里留"之治，具健脾胃、调气血、通经络、理气止痛之功。三穴摩之，名"滑肉理气通腑方"，以治脘腹痛，或急慢性胃肠炎、肠套叠、肠梗阻等疾。

2. 天枢肠痹方

组成：天枢（脐旁2寸），气海（脐下1.5寸），关元（脐下3寸），大肠俞（当第四腰椎棘突下，旁开1.5寸），上髎（在骶部，当髂后上棘与后正中线之间，适对第一骶后孔处）。

功效：通达肠腑，理气导滞，缓急止痛。

主治：脘腹痛（急慢性胃肠炎），肠痹（肠套叠）。

方解：天枢，为足阳明脉气所发之处，又为大肠经的募穴，穴居脐旁，有斡旋上下、职司升降、理气导滞、通达肠腑之功，为治疗肠套叠之主穴。《素问·腹中论》有用气海治"环脐而痛"之记，盖因气海为任脉经之穴，可通调三焦气机，畅达冲任脉气，俾腑气畅通，而无积滞、肠痹之弊。关元乃小肠之募穴，又为任脉与足三阴经、脾胃二经的交会穴，此即《灵枢·寒热病》所称的"三结交"，且"冲脉起于关元"，故关元可益元固本，调冲脉而理气止痛，为治肠套叠之要穴。大肠俞乃大肠经之背俞穴，又为大肠经之募穴，具理气导滞、调和胃肠之功，为治肠腑疾病之用穴。上髎乃足太阳经之穴，具益肾培元、舒筋通络、理气导滞之功，今多用治消化系统、泌尿生殖系统疾病。五穴相伍，名"天枢肠痹方"，可通达肠腑，理气导滞。

第十三节 遗尿方

1.《甲乙》关门遗溺方

组成：关门（脐中上3寸，距前正中线2寸），神门（腕横纹尺侧端，尺侧腕屈肌腱的桡侧凹陷中），委中（腘横纹中央）。

功效：和脾胃，益心脉，司气化。

主治：遗尿。

方解：《素问·经脉别论》云："饮入于胃，游溢精气，上输于脾，脾气散精，上归于肺，通调水道，下输膀胱。"意谓水饮入胃，脾将精津上输于肺，然后在肺主肃降的作用下，使水道通畅，而体内多余的水液，下输膀胱排出体外，而成尿液。《甲乙经》云："遗溺，关门及神门、委中主之。"盖因关门乃足阳明经之穴，穴居胃底，为胃气出入胃肠之关隘，有健脾和胃之功，运化水饮之效。若胃之关门不利，必致脾失健运，肺失肃降，膀胱气化失司而致遗尿，此乃取穴关门之由也。委中乃足太阳经之合穴，有激发、承接、转输太阳经气之用，俾膀胱经气化有序，而无遗尿之弊。《灵枢·口问》篇云："心者，五脏六腑之主也。"《灵枢·师传》篇云："五脏六腑，心为之主。"《灵枢·本神》篇云："所以任物者谓之心。"神门为手少阴心经之原穴、输穴，又为手少阴心经之本穴，故施术神门，可激发手少阴心经之脉气，则五脏六腑各司其职，俾肾之闭藏有司，膀胱气化有序，而无遗尿之疾。故三穴相伍，名"《甲乙》关门遗溺方"。

2. 三阴气海固泉方

组成：三阴交（在小腿内侧，内踝尖上 3 寸，胫骨内侧缘后际），气海（在下腹部，脐中下 1.5 寸，前正中线上）。

功效：健脾益气，培元荣肾，温养气化。

主治：遗尿。

方解：三阴交为足太阴之本穴，又为足太阴、足少阴、足厥阴交会之穴，具转输足三阴经脉气之功，有健脾益气、调补肝肾、益气化津之功。《普济方》云：气海"治脏气虚惫，真气不足，一切气疾久不瘥者"。盖因肾藏真阴而寓元阳，职司二便，且膀胱为津液之府，小便的排泄与贮存，全赖肾阳之温养气化。气海乃任脉经之穴，具温补下焦、益元荣肾之功，故对气海施术，或灸之，或摩之，均可使膀胱之气化有序，闭藏有司，而遗尿之疾可愈。二穴相伍，名"三阴气海固泉方"，则先后天得补，肺之治节有制，脾之运化得施，肾之气化有司，则膀胱之约束水道有权，而无遗尿之疾。

3.《资生》箕门遗溺方

组成：箕门（在人体的大腿内侧，当血海穴与冲门穴连线上，血海穴上6寸），通里（在前臂前区，腕掌侧远端横纹上1寸，尺侧腕屈肌腱桡侧缘），大敦（在足大趾末节外侧，距趾甲角0.1寸），膀胱俞（骶正中嵴旁1.5寸，平第二骶后孔），太冲（在足背，当第一、二跖骨间，跖骨底结合部前方凹陷中，或触及动脉搏动），委中（腘横纹中央），神门（腕横纹尺侧端，尺侧腕屈肌腱桡侧凹陷中）。

功效：补脾肺，助气化，固膀胱。

主治：遗尿。

方解：《针灸资生经》有以箕门伍通里、大敦、膀胱俞、太冲、委中、神门治遗溺之记，今名"《资生》箕门遗溺方"。《素问·三部九候论》云："下部人，足太阴也……以候脾胃之气。"系指足太阴脾经之箕门穴，为三部九候下部人脉处，可候脾胃之病变。故箕门有健脾益气之功。盖因脾属中土，性喜燥恶湿，故有制水之能，而达固泉之效，以治遗尿之候。心为五脏六腑之主，神门乃手少阴心经之原穴、输穴、本穴，通里为手少阴心经之络穴，故神门、通里以五脏六腑之主之资，成"任物"之功，而使脏腑功能有序，膀胱职守约束小便之能。《灵枢·经脉》篇云："是肝所生病者……遗溺"。盖因肝主疏泄，调达气机，通利三焦，疏通水道。若小儿因脏腑娇嫩，肝阴不足，致肝失疏泄，气化失司，故膀胱失约而致遗尿。大敦乃肝经之井穴、根穴，太冲乃肝经之原穴，二穴共司益肝阴、疏肝气之功，而有大敦、太冲之施。膀胱俞内应膀胱之腑，为膀胱经气汇聚、转输之处，故为主治膀胱疾病之要穴。委中乃足太阳膀胱经之合穴，有激发、承传太阳经气之用，故有膀胱俞、委中二穴之用。诸穴合用，按摩之，则肺之肃降有司，而水道通调，脾之运化有序，则膀胱气化有约，故而遗尿得愈。

4. 州都三俞固泉方

组成：膀胱俞（骶正中嵴旁1.5寸，平第二骶后孔），肾俞（第二腰椎棘突下，旁开1.5寸），三焦俞（第一腰椎棘突下，旁开1.5寸），中极（脐下4寸），三阴交（在小腿内侧，内踝尖上3寸，胫骨内侧缘后际）。

功效：益肺脾，养肝肾，助气化。

主治：遗尿。

方解：膀胱俞，乃膀胱经脉气转注、敷布之处，有司气化、布津液之功，为治疗小便疾患之要穴。肾俞，乃肾经脉气转注、敷布之处，有温养气化、职司二便之功。三焦俞，可调达气机，通利三焦，为开合之枢。中极为任脉与足三阴交会之穴，又为膀胱经的募穴。对四穴施术，则气化有序，膀胱有约，而无遗溺之弊。辅之三阴交穴，则肺脾之气得充，肝肾之阴得养。五穴并用，名"州都三俞固泉方"。

第十四节　惊风方

1. 涌泉急惊风方

组成：涌泉（在足底，蜷趾时足心最凹陷处），申脉（在踝区，外踝尖直下，外踝下缘与跟骨之间凹陷中），照海（足内侧，内踝尖下方凹陷处），丰隆（小腿前外侧，外踝尖上8寸，胫骨前缘外二横指处），人中（当人中沟的上1/3与中1/3交点处），大椎（第七颈椎棘突下凹陷中），合谷（于第一、二掌骨之间），十宣（在手指，十指尖端，距指甲游离缘0.1寸处），太冲（在足背，当第一、二跖骨间，跖骨底结合部前方凹陷中，或触及动脉搏动），阳陵泉（在小腿外侧，腓骨头前下方凹陷中）。

功效：益肾荣脑，开窍醒神，镇惊定搐。

主治：急慢惊风，瘛疭，痫证。

方解：涌泉为足少阴肾经之井穴，具补益肾元、温阳健脾、柔肝定搐之功，又为回阳九穴之一，有通关开窍、醒神苏厥之效，故为惊风、痫证、厥逆之治穴，为急惊风摩方之主穴。申脉具通达阳气之功，为八脉交会穴之一，乃足太阳经通于阳跷脉之穴，又为阳跷脉之起点，乃痫证、惊风昼发之治穴。照海具固护阴气之功，乃足少阴脉通于阴跷脉之穴，又为八脉交会穴之一，为阴跷脉之起点，乃痫证夜发之治穴。二穴一脏一腑，一阴一阳，一升一降，一表一里，相须为用，以其平秘阴阳、定志宁神之功，为惊风、痫证之对穴。大椎乃督脉之穴，又为手足三阳经交会穴，有"诸阳之会""阳脉之海"之称，故有荣督益脑、开窍醒神之功。合谷为手阳明经之原穴，有化气通脉、调气活血、扶正达邪之功，其又为四总穴之一，可清咽、明目、通窍、通络。太冲乃肝经之原穴，为冲脉之支别处，具养肝血、疏肝气、调冲脉之功，有调冲降逆、柔肝养筋之效。阳陵泉乃足少阳胆经之合穴，以其善治筋病，故又为筋之会，具调达枢机、疏泄肝胆、柔筋通络之功。丰隆乃足阳明胃脉之要穴，又为足阳明经之络穴，具和胃降逆、豁痰化浊之功，而为治痰之要穴。五穴共为辅穴，以成舒筋缓节、解痉定搐之功，而疗惊风、痫证。人中为督脉、手足阳明经交会穴，为开窍醒神、解痉定搐之要穴。十宣，穴居十指尖端，可开窍醒神，清热利咽，与人中共为佐使。诸穴合用，功效卓然，名"涌泉急惊风方"。

2. 涌泉慢惊风方

组成：涌泉（在足底，蜷趾时足心最凹陷处），中脘（在腹部，胸骨下端和肚脐连线中点，即脐中上 4 寸），京门（在

侧腰部，章门后 1.8 寸，当十二肋骨游离端的下方），食窦
（在胸外侧部，第五肋间隙，距前正中线 6 寸），天枢（脐中
旁开 2 寸），足三里（在小腿前外侧，犊鼻下 3 寸，犊鼻与解
溪连线上）。

功效：益肾元，健脾胃，化痰定搐。

主治：慢惊风。

方解：涌泉，具补益肾元之功，肾阳充，则火旺土健，而
成健脾渗湿之效，以杜生痰之源，肾水足，则水足肝柔，而成
松筋缓节之效，无筋脉挛急之候，此乃涌泉定搐宁神而治惊风
之由也。中脘，胃之募穴；食窦能接续脾脏之真气；天枢，具
通行中焦、斡旋上下之功；足三里为足阳明胃经之合穴。四穴
共奏健脾和胃、化痰渗湿、培补气血、宁心定志之效。京门，
为足少阳胆经之穴，具调达枢机之功；又为肾经之募穴，具补
益肾元之功，而有荣脑益智、开窍醒神之效。诸穴合用，按摩
之，名"涌泉慢惊风方"。

3. 瘈脉惊风方

组成：瘈脉（在头部，耳后乳突中央，当角孙穴与翳风
穴之间），中渚（在手背，第四、五掌骨间，掌指关节近端凹
陷中），大椎（第七颈椎棘突下凹陷中），合谷（位于第一、
二掌骨之间），阳陵泉（在小腿外侧，当腓骨头前下方凹陷
处），支沟（位于手背腕横纹上 3 寸，尺骨与桡骨之间，阳池
与肘尖的连线上），太冲（在足背，当第一、二跖骨间，跖骨
底结合部前方凹陷中，或触及动脉搏动）。

功效：调达枢机，清利头目，息风定搐。

主治：惊风，瘈疭，痫证。

方解：瘈脉、中渚、支沟皆手少阳三焦经之穴，均以其通
利三焦、调达枢机之功，而行清利头目、定痫制搐之治，为治

疗瘛疭、惊风、痫证之要穴。《难经》云："督之为病，脊强而厥。"辅以督脉经之穴大椎，有益督通脉、回阳救逆、开窍醒神之功。佐以手阳明经之原穴合谷，有调补气血、通窍活络之功；肝经之原穴太冲，以其为冲脉支别之处，故具养肝柔筋之功。使足少阳胆经之合穴阳陵泉，又因其为筋会，有调达气机、疏肝利胆、柔筋通脉之功。诸穴合用，名"瘛脉惊风方"，乃为惊风、瘛疭、痫证之治方。

4.《经纬》百会急惊风方

组成：百会（后发际正中直上 7 寸），水沟（人中沟上1/3 与中 1/3 交点处），大敦（在足大趾末节外侧，距趾甲角0.1 寸），行间（位于足背侧，拇趾、二趾合缝后方赤白肉际处），囟会（前发际正中直上 2 寸），上星（前发际正中直上 1寸），率谷（耳尖直上入发际 1.5 寸，角孙直上方），尺泽（在肘横纹中，肱二头肌腱桡侧凹陷处），间使（在前臂掌侧，当曲泽穴与大陵穴的连线上，腕横纹上 3 寸，掌长肌腱与桡侧腕屈肌腱之间），太冲（在足背，当第一、二跖骨间，跖骨底结合部前方凹陷中，或触及动脉搏动），印堂（两眉内侧端中间的凹陷中）。

功效：益髓荣脑，调达气机，开窍醒神，止惊定搐。

主治：小儿急惊风。

方解：气街是经气聚集通行的共同道路。其作用是在十二经脉气血在运行至四肢或头部时，若因外邪或惊恐而致运行受阻，则会沿着气街这一通道，复还原经脉而不失其始终。《灵枢·卫气》篇云："头有气街……故气在头者，止于脑。"当穴在百会，对此，张景岳《类经》注云："诸髓者，皆属于脑，乃至高之气所聚，此头之气街也。"故取百会，以通达髓海，有益肾荣督补髓之功。且百会又为督脉经之穴，《难经》

云："督之为病，脊强而厥。"故百会又有息风定搐之功，为治疗惊风的重要治穴。《神灸经纶》"治小儿急惊风，手足搐搦"，取百会，伍以督脉经之人中、上星、囟会、印堂，以开窍醒神，定搐制挛。取足少阳胆经之率谷，以调达气机。佐以足厥阴肝经之大敦、行间、太冲，以养肝血而息风定搐；手厥阴心包经之间使，以宁心制厥；尺泽乃手太阴肺经之合穴，有疏调上焦气血、畅达宗气之功，而具止痉定搐之效，故有治小儿惊风之验。诸穴合用，按摩之，名"《经纶》百会急惊风方"，乃治疗小儿急惊风之良方。

《针灸大全》治"小儿急惊风，手足搐搦"，有类似处方：百会、印堂、人中、中冲、大敦、太冲、合谷，今名"《大全》百会惊风方"。

5.《采艾》神庭惊风方

组成：神庭（前发际正中直上 0.5 寸），上脘（在上腹部，脐上 5 寸，前正中线上），膏肓俞（位于人体的背部，第四胸椎棘突下，脊柱旁开四横指），气海（在下腹部，脐下 1.5 寸，前正中线上），合谷（位于第一、二掌骨之间），尺泽（在肘横纹中，肱二头肌腱桡侧凹陷处），绝骨（在小腿外侧，当外踝尖上 3 寸，腓骨前缘），太冲（在足背，当第一、二跖骨间，跖骨底结合部前方凹陷中，或触及动脉搏动），阳陵泉（在小腿外侧，当腓骨头前下方凹陷处），风门（在脊柱区，第二胸椎棘突下，后正中线旁开 1.5 寸）。

功效：调气血，益脑髓，开窍醒神。

主治：惊风。

方解：神庭位于脑府前之庭堂，乃督脉经之穴，又为督脉与足太阳、阳明经交会穴，具开窍醒神、息风定搐之功，为惊悸、痫证、头痛、鼻渊诸疾之治穴。上脘为任脉与足阳明、手太阳经交会穴，具和胃化痰、降逆宁神之功，故为痰浊蔽窍之惊风、痫证之治穴。膏肓俞，被《千金要方》称为"无所不效""无所不治"之穴。膏肓俞以其益气补虚、调和气血、宽胸利膈、宁心安神之功，而为治小儿因脏腑失养、髓海失濡而致惊风、脑瘫、痫证之治穴。气海为元气之海，具温补下焦、益气荣肾、调补冲任之功，可疗冲气上逆，阴阳气不相顺接而发厥逆惊厥之候。合谷乃手阳明经之原穴，有调补气血、化气通脉之功。尺泽乃手太阴肺经之合穴，具畅达宗气之效，而成止搐定惊之功。太冲乃足厥阴肝经之原穴，以其养血柔肝之功，而达息风定搐之效。绝骨乃髓之会，阳陵泉乃筋之会，共成益髓柔筋、开窍醒神、松筋缓节之效。风门乃风邪入侵之门，又为祛风外出之所，故为息风解痉之治穴。故《采艾编翼》有"急惊：神庭、上脘、膏肓、气海、合谷、尺泽、绝骨、太冲、阳陵泉、风门"之验。今用之以治惊风，或灸之，或摩之，名"《采艾》神庭惊风方"。

第十五节 夜啼方

1.《灵枢》邪客不寐方

组成：太溪（足内侧，脚踝尖与跟腱之间的凹陷处），关元（脐下3寸），冲阳（足背最高处，当拇长伸肌腱和趾长伸肌腱之间，足背动脉搏动处），陷谷（在足背，当第二、三跖骨结合部前方凹陷处），中脘（胸骨下端和肚脐连线中点，当脐中上4寸）。

功效：培补先后天之本，行卫通跷，润养目窍。

主治：夜啼，不寐。

方解：《灵枢·邪客》篇谓：卫气"昼日行于阳，夜行于阴，常从足少阴之分间，行于五脏六腑。今厥气客于五脏六腑，则卫气独卫其外，行于阳不得入于阴，行于阳则阳气盛，阳气盛则阳跷满，不得入于阴，阴虚故目不瞑"。《难经》云："阳跷为病，阴缓而阳急。"跷脉有濡养眼目、司眼睑开合之功，故阳跷病，"目不瞑"，则小儿夜不安而啼哭。治之奈何？《灵枢·邪客》篇复云："补其不足，泻其有余，调其虚实，以通其道而去其邪。""厥气"乃脏腑之逆气也。气本于足少阴肾，而源于足阳明胃，故调此二经之气，而逆气自解。故取足少阴肾经之输穴、原穴太溪，募穴关元，取足阳明胃经之原穴冲阳，输穴陷谷，募穴中脘，以通二经之脉气，则卫行有序，阳跷脉缓，眼目得濡，而夜啼得解。今名"《灵枢》邪客不寐方"，以治小儿夜啼。

2. 神门太溪交泰方

组成：神门（腕横纹尺侧端，尺侧腕屈肌腱的桡侧凹陷中），太溪（足内侧，脚踝尖与跟腱之间的凹陷处）。

功效：益心安神，交通心肾。

主治：夜啼，不寐。

方解：《素问·八正神明论》云："血气者，人之神。"《灵枢·平人绝谷》篇云："故神者，水谷之精气也。"《素问·宣明五气》篇云："心藏神。"《灵枢·大惑论》云："心者，神之舍也。"神门乃手少阴心经之原穴，为宁心安神第一要穴；太溪乃足少阴肾经之原穴，可导肾间动气以输布全身，故具滋肾阴、壮元阳之功。盖因心在上焦，属火，藏神；肾在下焦，属水，藏精。心肾之原穴相伍，两脏相互作用，相互制约，俾肾中真阳上升，以温养心火，心火能制肾水泛溢而助肾阳，肾水又可制心火不至过亢而耗心阴。故方名"神门太溪交泰方"。水火既济，心肾交泰，而心神守舍，自无不寐、夜啼之候。

第十六节　瘛疭方

1. 列缺中渚定搐方

组成：列缺（桡骨茎突上方，腕横纹上 1.5 寸），中渚（在手背，第四、五掌骨间，掌指关节近端凹陷中），照海（足内侧，内踝尖下方凹陷处），丰隆（小腿前外侧，外踝尖上 8 寸，胫骨前缘外二横指处），申脉（外踝尖直下，外踝下缘与跟骨之间凹陷中）。

功效：调达气机，清热化痰，解痉定搐，息风解痉。

主治：瘛疭，振掉。

方解：列缺乃手太阴肺经之络穴，通于手阳明大肠经，故有清热化痰之功。中渚乃手少阳三焦经之腧穴，有通利三焦、清利头目、息风定搐之功。申，通伸；脉，经脉。申脉穴居膀胱经，有激发太阳经脉气之功；又是阳跷脉的起点，由此向阳跷脉伸展，故穴名申脉。照海，足少阴肾经之穴，又通于阴跷，可导肾元之气通达八脉。此二穴，一通阳跷，一通阴跷。跷，有轻捷、矫健之意，跷脉有濡养眼目、司眼睑开合和四肢运动之功。故二穴相伍，有息风解痉之功，可解挤眉弄眼、手舞足蹈之候。丰隆为足阳明胃经之络穴，具联络脾胃两经之效。脾为生痰之源，故丰隆有和胃降逆、豁痰化浊之功，佐列缺、中渚，有清化热痰之用。诸穴合用，按摩之，名"列缺中渚定搐方"，乃为瘛疭、振掉之治方，尤适用于小儿多动症及小儿舞蹈病患者。

2. 屋翳支沟定瘛方

组成：屋翳（在胸部，第二肋间隙，前正中线旁开 4

寸)，支沟（位于手背腕横纹上 3 寸，尺骨与桡骨之间，阳池与肘尖的连线上），中渚（在手背，第四、五掌骨间，掌指关节近端凹陷中）。

功效：调达气机，止搐定掣。

主治：小儿多动症。

方解：屋翳，足阳明经之腧穴，内藏心肺，具宣肃肺气、敷布胃气、调达气机、宽胸利膈之功；支沟，手少阳三焦经之经穴，具通关开窍、畅达脏腑气机之效；中渚，手少阳三焦经之输穴，以其通利三焦、清利头目之功，与屋翳、支沟相互为用，名"屋翳支沟定瘛方"，为瘛疭、振掉之治方，可治小儿多动症。

3. 灵道行间定搐方

组成：灵道（在前臂前区，腕掌侧远端横纹上 1.5，尺侧腕屈肌腱的桡侧缘），人中（当人中沟的上 1/3 与中 1/3 交点处），委中（腘横纹中央），行间（位于足背侧，拇趾、二趾合缝后方赤白肉分界处凹陷中），后溪（握拳，第五掌指关节后尺侧，横纹头赤白肉际），大椎（第七颈椎棘突下凹陷中），三阴交（在小腿内侧，内踝尖上 3 寸，胫骨内侧缘后际）。

功效：调补脏腑，舒筋定瘛，解痉制掣。

主治：小儿多动症，小儿舞蹈病，及手足徐动型、震颤型、共济失调型脑瘫。

方解：灵道乃手少阴心经之经穴，具宁心定搐、止掣定挛之功，《外台秘要》《针灸大成》《明堂灸经》均谓其治"相引瘛疭"之候；行间乃足厥阴肝经之荥穴，有养血荣筋、止瘛定搐之功，而为治瘛疭之要穴；后溪为手太阳小肠经之腧穴，又为八脉交会穴而通于督脉，故有荣督通阳、止瘛定搐之功；大椎乃督脉经之穴，又为手足三阳经交会穴，故有荣督定瘛之功；人中为督脉与手足阳明经交会穴，为开窍醒神、解痉定搐之要穴；委中乃足太阳经之合穴，具激发、承接足太阳经气之用，故《明堂灸经》有治瘛疭之记；三阴交为足太阴脾经之本穴，乃经脉血气所出之处，又为足三阴交会穴，有健脾气、益肝血、布肾精之功，而有荣脑髓、濡肌腠、养筋骨之用，故为瘛疭、振掉、惊风之治穴。诸穴按摩之，名"灵道行间定搐方"，为疗小儿多动症、小舞蹈病之效方。

4.《千金》身柱定瘛方

组成：身柱（在脊柱区，第三胸椎棘突下凹陷中，后正中线上），络却（在头部，前发际正中直上 5.5 寸，旁开 1.5 寸），听会（在面部，耳屏间切迹与下颌骨髁突之间的凹陷中）。

功效：调达枢机，开窍醒神，止痉定瘛。

主治：小儿多动症，小舞蹈病，及脑瘫之手足徐动型、震颤型、共济失调型者。

方解：身柱，督脉经之腧穴，穴位于脊柱之上，与两肩相平，为人身肩胛部负重之处，故可疗因督脉为病脊强反折，及瘛疭、振掉之候；络却为足太阳脉气上达颠顶之处，具通上窍、止搐定瘛之功；听会乃足少阳胆经脉气所发之处，可调达枢机，职司开合，兼具清泻肝胆湿热之功。故《千金要方》有络却"配听会、身柱治狂走瘛疭"之验，今名"《千金》身柱定瘛方"。临证多用于小儿多动症及小舞蹈病，均有显效。

5. 瘛脉行间定搐方

组成：瘛脉（在头部，耳后乳突中央，当角孙穴与翳风穴之间），中脘（在上腹部，胸骨下端和肚脐连接线中点，当脐中上 4 寸），中渚（在手背四、五掌骨间，掌指关节近端凹陷中），气海（在下腹部，脐中下 1.5 寸，前正中线上），足三里（在小腿前外侧，犊鼻下 3 寸，犊鼻与解溪连线上），行间（位于足背侧，拇趾、二趾合缝后方赤白肉分界处凹陷中）。

功效：调达枢机，益血柔筋，止搐定瘈。

主治：小儿多动症，小舞蹈病。

方解：瘈脉，手少阳三焦经之腧穴。《素问·玉机真脏论》云："病筋脉相引而急，病名曰瘈。"瘈者，抽掣也，筋脉挛急之谓也。对此穴施术，可导引手少阳三焦经脉之气，以定搐制瘈，故名瘈脉。《针灸聚英》谓瘈脉可疗瘈疭之证。中渚为手少阳三焦经之络穴，有通利三焦、化气通脉、调达枢机之功，而成息风定搐之效；中脘乃胃之募穴，腑之会穴，又为任脉与手太阳、少阳、足阳明经交会穴，故有化痰开结、调补气血之功；气海乃任脉经之腧穴，为元气之海，有温补下焦、益元荣肾、调补冲任、益气养血之功，以濡养筋脉之用而止搐定瘈；足三里为足阳明胃经之合穴，与胃募中脘同用，乃足阳明募合之伍，以增其健脾胃、调气血、通经络之功；行间乃足厥阴肝经之荥穴，有养血柔筋之功，而成制瘈定搐之效。诸穴相合，按摩之，名"瘈脉行间定搐方"，为瘈疭、振掉之治方，亦可用于现代医学小儿多动症、小舞蹈病。

6. 身柱瘈疭方

组成：身柱（在脊柱区，第三胸椎棘突下凹陷中，后正中线上），中渚（在手背，掌指关节的后方，第四、五掌骨间凹陷中），支沟（位于手背腕横纹上 3 寸，尺骨与桡骨之间，阳池与肘尖的连线上），阳陵泉（在小腿外侧，当腓骨头前下方凹陷处），风门（在脊柱区，第二胸椎棘突下，后正中线旁开 1.5 寸）。

功效：调达枢机，息风定瘈。

主治：瘛疭。

方解：身柱位于督脉平肩胛之处，可疗因督脉为病脊强反折之候，有止痉定瘛之功；中渚为手少阳三焦经之络穴，支沟为手少阳经之经穴，均有调达气机、息风定搐之效；阳陵泉为足少阳胆经之合穴，又为筋之合穴，故有调枢机、司开合、荣筋脉之功，而为治筋脉挛急症之要穴；风门乃足太阳经之腧穴，外风可祛，内风可息，故为治风之要穴。对诸穴施术，名"身柱瘛疭方"，有调达枢机、息风定瘛之功，为治瘛疭之效方。

第十七节　脑瘫方

1. 《素问》治痿方

组成：气街（位于腹部，脐下5寸旁开2寸处）。

功效：补益气血，濡养宗筋。

主治：痿躄，脑瘫。

方解：《灵枢·经脉》篇云："人始生，先成精，精成而脑髓生。"约言男女媾精，万物化生，胎元乃凝，形神始成。先天之精汇聚成脑髓，故肾精为元神先天之本。肾主骨，生髓充脑，且督脉连属于脑。故督脉之穴，有益髓荣脑、通络解痉之效。同时，督脉为阳脉之海，有督统诸阳脉之功。《灵枢·五癃津液别》篇云："五谷之精液，和合而为膏者，内渗入于骨空，补益脑髓。"《灵枢·卫气失常》篇云："骨空之所以受益而益脑髓也。"约言后天水谷之精微为元神后天之本。且人出生后，先天之精亦赖后天之精濡养，故元神之养又当重在培补后天之本。对此《素问·痿论》篇以五脏五体之所合，分别论述了痿躄、脉痿、筋痿、肉痿、骨痿的病因病机、辨证和治疗，以及以五脏之痿始于肺和"治痿者独取阳明"的道理。该篇又云："阳明者五脏六腑之海，主润宗筋，宗筋主束骨而利机关也。冲脉者，经脉之海也，主渗灌溪谷，与阳明合于宗筋，阴阳总宗筋之会，会于气街，而阳明为之长，皆属带脉，而络于督脉。故阳明虚，则宗筋纵，带脉不引，故足痿不用也。"《素问·厥论》篇云："前阴者，宗筋之所聚，太阴、阳明之所合也。"由此可见，阳明是五脏六腑营养的源泉，能濡养宗筋，宗筋主管约束骨节，使关节活动灵活。冲脉为十二经气血汇聚之处，输送气血以渗透灌溉肌肉间隙，与足阳明经会合于宗筋，阴经阳经都总会于宗筋，再会合于足阳明经的气街穴，故阳明经为诸经的统领，而诸经又均连属于带脉，系络于督脉，所以阳明经气血不足，则宗筋失养而迟缓，带脉不能收引诸经而发痿躄。因此气街穴为治痿第一要穴。故按摩气街，今名"《素问》治痿方"。

2. 益血濡筋荣髓方

组成：气街（位于腹部，脐下 5 寸旁开 2 寸处），百会（后发际正中直上 7 寸），人迎（在颈部，横平喉结，胸锁乳突肌前缘，颈部动脉搏动处），厉兑（足大趾次趾之端，去爪甲如韭叶处）。

功效：益血，濡筋，荣髓。

主治：脑瘫。

方解：气街又名气冲，为足阳明经之穴，足阳明脉气所发，且为经气流注之要冲，故名气冲，为治"水谷之海不足"之要穴。百会为诸阳之会，又为手足三阳经与督脉交会于头颠之处，有荣督益髓、健脾益神、平肝息风之功。荣督益髓须气冲辅以百会。厉兑，乃足阳明之井穴、本穴、根穴，故有调枢机、和脾胃、益气血之功；人迎，又名天五会，乃足阳明、少阳之会，又为足阳明经之标穴，具调气血、和脾胃、调枢机、通经络之功。《灵枢·卫气》篇云："足阳明之本在厉兑，标在人迎颊夹颃颡也。"故通调气血，调达枢机，取足阳明经之人迎、厉兑穴，名"足阳明标本摩方"，亦为治痿之要伍。故气街、百会、厉兑、人迎诸穴合用，名"濡筋荣髓益血方"，适用于脑瘫各类证型者。

3. 治痿九穴方

组成：气冲（位于腹部，脐下 5 寸旁开 2 寸处），足三里（在小腿前外侧，犊鼻下 3 寸，犊鼻与解溪连线上），百会（后发际正中直上 7 寸），上巨虚（在小腿外侧，犊鼻下 6 寸，犊鼻与解溪连线上），下巨虚（在小腿外侧，犊鼻下 9 寸，犊鼻与解溪连线上），人迎（在颈部，横平喉结，胸锁乳突肌前缘，颈部动脉搏动处），大杼（在脊柱区，当第一胸椎棘突下，后正中线旁开 1.5 寸），膻中（在胸部，横平第四肋间隙，前正中线上），风府（在颈后区，枕外隆突直下，两侧斜方肌之间凹陷中）。

功效：益气血，濡筋脉，荣脑髓。

主治：脑瘫，痿证。

方解：气冲乃足阳明脉气所发，属经气流注之要冲，为治水谷之海不足之要穴；足三里为足阳明胃经之合穴，具健脾胃、调气血、通经络之功。故二穴合用，名"水谷之海方"。且冲脉隶属于足阳明胃经，故气冲可用于冲脉病变诸症。《灵枢·逆顺肥瘦》篇云："冲脉者，五脏六腑之海也，五脏六腑皆禀焉。其上行者出于颃颡，渗诸阳，灌注精。其下者，注少阴之大络，出气街，循阴股内廉，入腘中，伏行于骭骨内，下至内踝之后，属而别其下者，并于少阴之经，渗三阴，其前者伏行出跗属下，循跗，入大趾间，渗诸络而温肌肉。"《灵枢·海论》篇云："胃者水谷之海，其输上在气冲，下至三里。冲脉者，为十二经之海，其输上在于大杼，下出于巨虚上下廉。膻中者，为气之海，其输上在于其盖，下在风府。"此即《内经》"治痿独取阳明"之理，及阳明经与冲脉、带脉、督脉之内在关系。盖因大杼为手足太阳经交会穴，故有激发经气之功，又为八会穴之骨会，故有荣督益脑健骨之效；上、下巨虚为足阳明经之腧穴，又为手阳明、手太阳之下合穴，有通经脉、和气血之功，故大杼、上巨虚、下巨虚三穴相伍，名"十二经之海方"，有疏通经络、益督补血之用，故为治疗脑瘫、痿证及痹证之用方。膻中乃任脉经之腧穴，又为气之会，有益气举陷、通脉导滞之功；人迎乃足阳明之标穴，有调气血、达枢机之功，与膻中相伍，名"气之海方"。百会为诸阳之会，有荣督益髓、升阳举陷之功；风府为督脉与阳维脉交会穴，以具荣督通阳之功，而为治脑瘫之要穴。故百会、风府二穴相伍，名"髓之海方"。于是有了"水谷之海方""十二经之海方""气之海方""髓之海方"，诸方合用，形成了"独取阳明"法，今名"治痿九穴方"。

4. 益元荣督九穴方

组成：长强（尾骨尖下 0.5 寸，约当尾骨尖端与肛门的中点），腰俞（在骶区，正对骶管裂孔，后正中线上），命门（在脊柱区，第二腰椎棘突下凹陷中，后正中线上），筋缩（在脊柱区，第九胸椎棘突下凹陷中，后正中线上），至阳（在脊柱区，第七胸椎棘突下凹陷中，后正中线上），大椎（第七颈椎棘突下凹陷中），风府（在颈后区，枕外隆突直下，两侧斜方肌之间凹陷中），百会（后发际正中直上 7 寸），人中（当人中沟的上 1/3 与中 1/3 交点处）。

功效：益元荣髓，强筋健骨，开窍醒神。

主治：脑瘫，痫证，痿证，痹证。

方解：《灵枢·经脉》篇云："人始生，先成精，精成脑髓生。"《灵枢·海论》篇云："脑为髓之海，其输上在于其盖（百会穴），下在风府。"故髓海亏虚之证，多取百会与风府，名"髓之海方"。肾为先天之本，主骨生髓而通于脑。脑为元神之府，心主血脉而藏神。脑瘫患者，多因胎禀不足，肾元亏虚，元神不足而致，故治之之法，当益督荣脑，补血益神，使填精有源，摄纳有机，筋骨有养。《难经·二十八难》云："督脉者，起于下极之俞，并于脊里，上至风府，入属于脑。"《素问·骨空论》篇云："督脉为病，脊强反折"。督，有总管、统率之意。督脉行于背部正中，其脉多次与手足三阳经和阳维脉交会，能总督一身之阳经，故督脉"总督诸阳"，为"阳脉之海"，具有调节阳经气血，主司人体生殖功能。鉴于督脉行于脊里，上行入脑，并从脊里分出属肾，故荣督即是益肾元。此即"经脉所过"之针灸、推拿大法，及荣督九穴治痿之机理。细而论之，长强为督脉，足少阴经之交会穴，并为督脉络穴，以其循环无端谓其长，健行不息名曰强，故名长强，具调和阴阳、益肾荣督之功，故为治小儿脑瘫、中风偏枯常用之穴；腰俞乃腰肾精气所过之处，具益肾荣督、强筋健骨、舒筋通络之功，为治硬瘫或软瘫及下肢痿躄之用穴；命门以其壮阳益肾之功，而为治肾虚、胎元不足证之用穴；筋缩乃督脉经之穴，又为肝胆之气应于背部之处，具强筋健骨、疏经通络、柔肝利胆、健脾和胃、醒神定痫之功，为治脑瘫五软、五硬及痫疾之用穴；至阳为督脉之阳气自下而上汇集之处，是益元荣督、宣达阳气、治痿通痹之要穴；大椎乃督脉之经穴，又为手足三阳经交会之穴，故有"诸阳之会"之称，亦为治疗脑瘫之要穴。风府为督脉、阳维脉交会穴，《灵枢·海论》

篇云："脑为髓之海，其输上在于其盖（百会），下在风府。"又云："髓海不足，则脑转耳鸣，胫酸眩冒，目无所视，懈怠安卧。"故风府以其补髓荣脑之功而可用治脑瘫。《甲乙经》有"舌及难言，刺风府主之"之用。故风府又为小儿脑瘫五迟、五硬、五软、痫证之用穴。头为诸阳之会，百会为手足三阳经与督脉交会于头颠之穴，故有百会、三阳五会之名，具荣督益髓、平肝息风、开窍醒神、回阳固脱、升阳举陷之功。百会伍风府，名"髓之海方"，故百会乃脑瘫之重要治穴。人中为督脉、手足阳明经之交会穴，具开窍醒神、解痉定搐之要穴。综上所述，长强、腰俞、命门、筋缩、至阳、大椎、风府、百会、人中，诸穴合用，今名"荣督九穴方"，乃"益元荣督"之大法，为脑瘫病之治方。

5. 百脉朝会摩方

组成：四神聪穴（在头部，百会前、后、左、右各旁开1寸，共4穴）。

功效：醒脑开窍。

主治：脑瘫五迟者。

方解：百会，乃督脉、足太阳经之交会点，别名三阳五会、颠上、天满、泥丸宫、维会、天山、岭上。穴在颠顶，为手足三阳、督脉、阳维脉之会，名曰"三阳五会"，故为诸阳之会。穴位最高位，四周各穴布列有序，如百脉仰望朝会，故名。百会具升清举陷、醒脑开窍之功，乃窍闭不开，智力低下脑瘫患者及小儿惊风、痫证必取之穴。诚如程莘农先生所云："一窍开百窍开。"辅之百会周围四穴，即百会穴前后左右各1寸处，若"百脉仰望朝会"，则功效倍增。今名"百脉朝会摩方"。

6. 人中委中摩方

组成：人中（当人中沟的上 1/3 与中 1/3 交点处），委中（腘横纹中央）。

功效：益元荣督，通达阳气，开窍醒神。

主治：脑瘫，痫证，急惊风。

方解：人中又名水沟，为督脉经之要穴，又为督脉与手足阳明经交会穴，具开窍醒神、荣督通脉之功，主治癫、狂、痫、惊及督脉经诸病变。委中，为足太阳经之合穴，又为人体四要穴之一，具激发太阳经脉气、畅通气血、舒筋活络之功，是治下肢痿躄之要穴。二穴合用，乃成"荣督通阳法"，今名"人中委中摩方"，有益元荣督、通达阳气、调和营卫、开窍醒神之功。在小儿脑瘫的临床治疗中，不论是硬瘫还是软瘫，皆可施术。

7. 调达枢机摩方

组成：支沟（位于手背腕横纹上 3 寸，尺骨与桡骨之间，阳池与肘尖的连线上），阳陵泉（在小腿外侧，当腓骨头前下方凹陷处）。

功效：调达枢机，通利三焦，解痉制挛。

主治：痫证，惊风，尤适用于痉挛型脑瘫。

方解：支沟又名"飞虎"，为手少阳三焦经之经穴，具通达三焦、调和脏腑、通关开窍、活络通脉之功；阳陵泉，又名阳陵，为足少阳胆经之合穴，又因其善治筋病，故又为筋之会穴，有调达枢机、疏泄肝胆、活络舒筋之效。阴阳互根，阴阳之根同于肾。肾中元阳，又称命门之火，且为少阳相火之源，故谓少阳之根出于肾，《灵枢·本输》篇有"少阳属肾"之说。元阳闭藏即是少阴，元阳活动即是少阳。一静一动，一体一用，体之枢在少阴，用之枢在少阳。元阳为全身动力的根源，《难经》称元阳为"五脏六腑之本，十二经脉之根，呼吸之门，三焦之源"。《慎斋遗书》认为："枢机有二，一者两肾中间一阳藏处，命门是也。"为"人身之枢也"。人体开合、升降、出入之枢，不动在少阴，动在少阳，故《素问·六节藏象论》云："凡十一脏取决于胆也。"盖因少阳内连三阴，外出二阳，为入病之门户，出病之道路。少阳在足为胆，脏腑活动均听从胆的决断。在手为三焦，三焦分属胸腹，是水谷出入的道路，其经脉布膻中，散络于心包，总司人的气化活动。三焦主少阳相火，导引命门元气和胃气分布周身。上焦心肺，一气一血，赖宗气之敷布；下焦肝肾，一泄一藏，赖元气之蒸腾；中焦脾胃，一升一降，赖中气之转输。故《难经》称三焦为"原气之别使，主持诸气"，为"水谷之道路，气之所始终"。《中藏经》称："三焦者，人之三元之气也，三焦通则内外上下左右皆通也，其于周身灌体，和内调外，营左养右，导上宣下，莫大于此。"故支沟伍阳陵泉，乃成"调达枢机"之方，今名"支沟阳陵达枢方"，按摩之，又名"调达枢机摩方"，具方剂小柴胡汤之效，有调达枢机、和解少阳、解痉止挛之功，故有利于残障的康复，尤对脑瘫之五硬者及小儿痫证、急惊风者，乃必用之法。

8. 通达原气摩方

组成：合谷（位于第一、二掌骨之间），阳溪（在腕区，腕背侧远端横纹桡侧，桡骨茎突远端凹陷中），阳谷（在腕区，尺骨茎突与三角骨之间的凹陷中），腕骨（后溪穴直上，第五掌骨基底与三角骨之间赤白肉际），阳池（在腕区，腕背侧远端横纹上，指伸肌腱的尺侧缘凹陷中），太渊（仰掌，腕横纹之桡侧凹陷处），神门（腕横纹尺侧端，尺侧腕屈肌腱的桡侧凹陷中），大陵（腕掌横纹的中点处，当掌长肌腱与桡侧腕屈肌腱之间），冲阳（足背最高处，当拇长伸肌腱和趾长伸肌腱之间，足背动脉搏动处），解溪（在踝区，踝关节前面中央凹陷中，拇长伸肌腱与趾长伸肌腱之间），京骨（在跖区，第五跖骨粗隆前下方，赤白肉际处），昆仑（在踝区，外踝尖与跟腱之间的凹陷中），丘墟（在踝区，外踝的前下方，趾长伸肌腱的外侧凹陷中），太白（在跖区，第二跖趾关节近端赤白肉际凹陷中），商丘（在踝区，内踝前下方，舟骨粗隆与内踝尖连线中点凹陷中），太冲（在足背，当第一、二跖骨间，跖骨底结合部前方凹陷中，或触及动脉搏动），太溪（足内侧，脚踝靠近后方的凹陷处），中封（在踝区，内踝前，胫骨前肌腱的内侧缘凹陷处）。

功效：激发十二经之脉气，调理气血灌注诸经，而成调和营卫、解痉制挛之功。

主治：痿证，脑瘫。

方解：此即十二原穴合腕踝部输穴之治法。明·陈会《神应经·小儿部》有"瘈疭五指掣，阳谷、腕骨、昆仑"的记载，今名"《神应》定瘈方"；《扁鹊神应针灸玉龙经·痴呆》篇有"痴呆一症少精神，不识尊卑最苦人。神门独治痴呆病，转乎骨开得穴真"之赋。验之临床，对小儿舞蹈病、小儿多动症、脑瘫之手足掣动者，均有显效。盖因阳谷为手太阳之经穴，腕骨为手太阳之原穴，昆仑为足太阳之经穴，神门为手少阴经之原穴、输穴。四穴均位于腕踝部，司腕踝矫健之制，又为各经原穴、输穴、经穴，今名"瘈疭五指制方"。因此，取人体十二经之原穴及腕踝部之相关穴，而立"通达原气法"，并有"腕踝十二原摩方"，或名"通达原气摩方"。

合谷，手阳明之原穴；阳溪，手阳明之经穴，位于腕部；腕骨，手太阳之原穴，位于腕部；阳谷，手太阳之经穴，位于腕部；阳池，手少阳之原穴，位于腕部；太渊，手太阴之原穴、输穴、八会穴之脉会，位于腕部；神门，手少阴之原穴、输穴，位于腕部；大陵，手厥阴之原穴、输穴，位于腕部；冲阳，足阳明之原穴；解溪，足阳明之经穴，位于踝部；京骨，足太阳之原穴；昆仑，足太阳之经穴，位于踝部；丘墟，足少阳之原穴，位于踝部；太白，足太阴之原穴、输穴；商丘，足太阴之经穴，位于踝部；太溪，足少阴之原穴、输穴，位于踝部；太冲，足厥阴之原穴、输穴；中封，足厥阴之经穴，位于踝部。

原穴大都分布于四肢腕踝关节附近。"原"即本原、原气之意。脏腑的病变往往反映于十二原穴处。原穴在六阳经中，排列于五输穴之"输穴"之后，而六阴经则以"输穴"即为原穴。且原穴与三焦有密切关系。三焦是原气之别使，导源于脐下肾间动气，而输布全身，有和调内外、宣上导下之功效，从而促进了人体的气化功能，特别是促进了五脏六腑的生理活动。对十二原穴施术，能通达三焦原气，调整内脏功能。故《灵枢·九针十二原》篇云："五脏有六腑，六腑有十二原，十二原出于四关，四关主治五脏。五脏有疾，当取十二原。十二原者，五脏之所以禀三百六十五节气味也。五脏有疾也，应出十二原。"且五脏六腑十二经脉之十二原穴均在腕踝关节部，对手足痿废之候均有良效。

位于腕关节周围有阳溪、阳谷、阳池、太渊、神门、大陵六穴，其中阳溪、阳谷二穴非原穴而为经穴；位于踝关节周围有解溪、昆仑、丘墟、商丘、太溪、中封六穴，其中解溪、昆仑、商丘、中封四穴，非原穴而为经穴。经气所过部位，如水在通畅的河道中流过，称"经"。故腕踝部经穴，非原即经，掐之、拿之或摩之，可激发脉气，促进经络通畅，气血得以渗灌全身，并具司腕踝矫健之制，故为治痿疾之必取之法。

9. 天星十一穴摩方

组成：足三里（在小腿前外侧，犊鼻下3寸，犊鼻与解溪连线上），内庭（在足背，第二、三趾间，趾蹼缘后方赤白肉际处），曲池（在肘区，尺泽与肱骨外上髁连线的中点处），合谷（位于第一、二掌骨之间），委中（腘横纹中央），承山（在小腿后区，腓肠肌两肌腹交角处），昆仑（在踝区，外踝尖与跟腱之间的凹陷中），环跳（在臀区，股骨大转子最凸点与骶管裂孔连线上的外1/3与2/3交点处），阳陵泉（小腿外侧，当腓骨头前下方凹陷处），通里（在前臂前区，腕掌侧远端横纹上1寸，尺侧腕屈肌腱的桡侧缘），列缺（桡骨茎突上方，腕横纹上1.5寸）。

功效：调和营卫，畅达枢机，疏经通络。

主治：痿证，痹证。

方解：《扁鹊神应针灸玉龙经》传《天星十一穴歌诀》，乃疏经通络之大法，今名"天星十一穴方"。鉴于"治痿独取阳明"，故取足阳明胃经之足三里、内庭，手阳明大肠经之曲池、合谷；盖因足太阳膀胱经居三阳之表，而其脉上额交颠，入脑络，还出别下项，循脊背，络肾属膀胱，直下髀枢至足，交足少阴肾，具通达一身阳气之功，故取委中、承山、昆仑；少阳为枢，内连三阴，外络二阳，为入病之道路，出病之门户，故取少阳胆经之环跳、阳陵，具调达枢机之功；心主行血，肺主气，故取手少阴心经之通里、手太阴肺经之列缺，以成畅行气血之用。十一穴同用，共奏畅阳气、调枢机、行气血、和营卫、通经络之效。马丹阳传有《十二穴主治杂病歌》，计有"天星十一穴"加"太冲"一穴。心主血，肝藏血，人体的血液，化生于脾，贮藏于肝，通达于心，以运行于全身。心主行血之功能正常与否，有赖于肝之藏血功能，故加太冲。《天星十一穴歌诀》云："三里内庭穴，曲池合谷彻。委中配承山，下至昆仑绝。环跳与阳陵，通里与列缺。合担用法担，合截用法截。专心常记此，莫与闲人说。三百六十穴，不如十一穴。此法少人知，金锁都门镭。将针治病人，有如汤沃雪。非人莫传与，休把天机泄。"马丹阳《十二穴主治杂病歌》云："三里内庭穴，曲池合谷接。委中配承山，太冲昆仑穴。环跳与阳陵，通里并列缺。合担用法担，合截用法截。三百六十穴，不出十二穴。"

由此可知，"十一穴歌"功效之要点，为"下至昆仑绝"，"三百六十穴，不如十一穴"；而"十二穴歌"为"太冲昆仑穴"，"三百六十穴，不出十二穴"。由此可见，这十一穴或十二穴可总人身"三百六十穴"之要，为驱除人身疾病之大法。鉴于小儿脑瘫有脑性瘫痪及周围神经性肢体瘫痪的特点，运用中医学整体观念的学术思想，通过经穴调整人体的脏腑经络系统，于是形成了中医治疗脑瘫病的"天星十一穴方"（足三里、内庭、曲池、合谷、委中、承山、昆仑、环跳、阳陵泉、通里、列缺）或"丹阳十二穴方"（天星十一穴加太冲），并以此形成"疏经通络"之按摩大法，亦为人体守"形与神俱"之健身方法。

10. 盘石愈痿摩方

组成：合谷（位于第一、二掌骨之间），手三里（在前臂，肘横纹下 2 寸，阳溪与曲池连线上），曲池（在肘区，尺泽与肱骨外上髁连线的中点处），肩井（在肩胛区，第七颈椎棘突下与肩峰最外侧点连线的中点），环跳（在臀区，股骨大转子最凸点与骶管裂孔连线上的外 1/3 与 2/3 交点处），血海（在股前区，髌底内侧端上 2 寸，股骨侧肌隆起处），阳陵泉

（在小腿外侧，当腓骨头前下方凹陷处），阴陵泉（在小腿内侧，胫骨内侧髁下缘与胫骨内侧缘之间的凹陷中），足三里（在小腿前外侧，犊鼻下 3 寸，犊鼻与解溪连线上），绝骨（在小腿外侧，当外踝尖上 3 寸，腓骨前缘），昆仑（在踝区，外踝尖与跟腱之间的凹陷中）。

功效：调达枢机，疏经通络，温通气血，舒筋缓节，止痉定搐。

主治：脑瘫，痿证。

方解：此法源于《扁鹊神应针灸玉龙经》之《磐石金直刺秘传》，原为"中风半身不遂瘫痪"而设方，取穴合谷、手三里、曲池、肩井、环跳、血海、阳陵泉、阴陵泉、足三里、绝骨、昆仑。方中合谷为手阳明经之原穴，与三焦关系甚密，有化气通脉、调气活血、扶正达邪之功，为人体四总穴之一；曲池为手阳明经之合穴，有通腑气、调气血、疏风邪之功；手三里乃手阳明经之穴，具通达阳气、疏经通络之功。合谷伍曲池、手三里，疏经通络之功倍增，为小儿脑瘫、中风偏瘫之上肢不遂者之用穴。肩井乃足少阳胆经之穴，又为手足少阳经、阳维脉之交会穴，具调达气机、舒筋通络、维系诸阳脉之功，故软瘫及五软之疾用之，有激发脉气运行之功，而硬瘫之疾用之，有解痉制挛之用；环跳乃足少阳经之腧穴，又为足少阳、足太阳经交会穴，故具调达气机、转输阳气、舒筋通络之功，尤对下肢痿躄者乃必用之穴；血海乃足太阴脾经之腧穴，专走血分，为活血通络之要穴；阳陵泉为足少阳经之合穴，又以其善治筋病，故又为筋会；悬钟又名绝骨，为八会穴之髓会；阴陵泉乃足太阴脉所入之合穴，具健运中宫、化气通脉之功；足三里为足阳明经之合穴，又为人身四总穴之一，具健脾胃、补中气、通经络之功；昆仑为足太阳经之经穴，具敷布太阳经气、疏通经络、舒筋缓节之功。诸穴合用，名"磐石愈痿摩方"，其用重在健脾胃，达枢机，和营卫，益肌腠，通经络，故对脑瘫、诸痿者皆可用之。

11. 交会八穴摩方

组成：公孙（在跖区，当第一跖骨底的前下缘赤白肉际处），内关（腕横纹上2寸，掌长肌腱与桡侧腕屈肌腱之间），足临泣（在足背，第四、五跖骨底结合部的前方，第五趾长伸肌腱外侧凹陷中），外关（在前臂后区，腕背侧远端横纹上2寸，尺骨与桡骨间隙中点），后溪（握拳，第五掌指关节后尺侧，横纹头赤白肉际），申脉（在踝区，外踝尖直下，外踝下缘与跟骨之间凹陷中），列缺（桡骨茎突上方，腕横纹上1.5寸），照海（足内侧，内踝尖下方凹陷处）。

功效：通达奇经，调补气血，疏经通络，止痉定搐，起痿除痹。

主治：脑瘫，痿证，痹证，痫证，惊风。

方解：此明·高武《针灸聚英》传"窦氏八穴"，或云少室隐者之所传。

公孙，足太阴脾经之络穴，又为八脉交会穴，通于冲脉，高氏称其"合于心胸，主治二十七证"。内关，手厥阴心包络经之络穴，又为八脉交会穴，通于阴维，高氏称其"主治二十五证"。临证"先取公孙，后取内关"，两穴相伍，有调心脾之功，今名"公孙内关摩方"，可为胸痹、痰饮之治方，亦宜用于肌张力低下型脑瘫患者。

足临泣，足少阳胆经之输穴，又为八脉交会穴，通于带脉，高氏称其"合于目，上走耳后颊颈、缺盆、胸膈，主治二十五证"。外关，手少阳三焦经之络穴，又为八脉交会穴，通于阳维，高氏称其"主治二十七证"。临证先取临泣后取外关，两穴相伍，有调达枢机、疏肝利胆、通利三焦之功，今名"临泣外关摩方"，为肝胆疾患之用方，亦适用于手足徐动型、震颤型及共济失调型脑瘫患者。

后溪，手太阳小肠经之输穴，又为八脉交会穴，通于督脉，高武称其"合于内眦，走头颈、耳中"，"主治二十四证"。申脉，足太阳膀胱经之经穴，为阳跷所生，为八会穴之一，高武称其"通阳跷，主治二十五证"。太阳主一身之表，督脉为阳脉之海，"阳跷为病，阴缓而阳急"。临证先取后溪，后取申脉，二穴相伍，今名"后溪申脉摩方"，为治头痛、痉病、痫证之用方，亦可用于痉挛型、强直型之脑瘫患者及痫证昼发者。

列缺，手太阴经之络穴，又为八脉交会穴之一，高氏称其"通任脉，合肺及肺系、喉咙、胸膈，主治三十一证"。照海，足少阴肾经之穴，为阴跷脉所生，高氏称其"通阴跷，主治二十七证"。《灵枢集注》云："十二经脉三百六十五络之血气，始于足少阴肾，生于足阳明胃，主于手少阴心，朝于手太阴肺。"故列缺伍照海，有通营卫、运气血之功。且二穴又分别通于任脉、阴跷二脉。故列缺有宣通肺气、育养阴脉之功，照海有维络诸阴之用，先取列缺，后取照海，今名"列缺照海摩方"，为咳喘、肺痿、肺胀、肺痈之治方，亦适用于肌张力低下型、手足徐动型及震颤型脑瘫患儿及痫证夜发者。

"诸风掉眩，皆属于肝"，盖因肾精肝血不足所致也。上述窦氏八穴，实为奇经八脉之交会穴的临床应用。八脉纵横交叉于十二经脉之间，其作用有三：①具有进一步密切十二经脉之间的联系。如"阳维维于阳"，维系所有阳经；"阴维维于阴"，维系所有阴经；带脉"约束诸经"，沟通腰腹部的经脉；冲脉通行上下，渗灌三阴、三阳诸经脉；督脉"总督诸阳"；

任脉为"阴脉之海"。②调节十二经脉气血。十二经脉气血有余时，蓄以备用；十二经脉气血不足时，可由奇经"溢出"，予以补充。③奇经与肝、肾等脏及女子胞、脑、髓等奇恒之腑的关系密切，在生理、病理上均有一定的联系。此即"八脉交会穴"在脑瘫治疗中的作用机理。今名"交会八穴摩方"，适用脑瘫病之任何证型者。

12. 交通任督摩方

组成：人中（当人中沟的上 1/3 与中 1/3 交点处），承浆（在面部，颏唇沟的正中凹陷处）。

功效：交通任督，调和营卫，开窍醒脑，解痉定搐。

主治：脑瘫，急惊风。

方解：取督脉之人中，任脉之承浆，施以按摩手法，今名"交通任督摩方"，又名"人中承浆方"。方中人中乃督脉经之穴，又为督脉、手足阳明经之交会穴，有通达经脉、开窍醒神、解痉定搐之功；承浆乃任脉经之穴，又为任脉、足阳明胃经之交会穴，具调补气血、濡养冲任、益元荣任之功。因督任二脉有总督全身经脉气血阴阳的作用，对督任失调、阴阳失和、气机紊乱之证，均可施以此方。或掐之，或揉之，或摩之，对脑瘫各证型者均可选用。亦可为急惊风之治方。

13. 交泰天地摩方

组成：涌泉（在足底，屈足蜷趾时足底最凹陷处），百会（后发际正中直上 7 寸），璇玑（在胸部，胸骨上窝下 1 寸，前正中线上），天枢（在腹部，横平脐中，前正中线旁开 2 寸），地机（在小腿内侧，阴陵泉下 3 寸，胫骨内侧缘后际）。

功效：沟通上下，畅达气机，疏通经络，调补气血，开窍醒神。

主治：脑瘫，痫证，小儿惊风。

方解：此法有两组穴：其一，涌泉、璇玑、百会；其二，大包、天枢、地机。《素问·六微旨大论》云："天枢之上，天气主之；天枢之下，地气主之；气交之分，人气从之。万物由之，此之谓也。"而人亦然，故《素问·阴阳系日月》篇有"腰以上为天，腰以下为地"的记载。盖因肺经从胸至手，大肠经自手行头，故云"腰以上"；盖因脾经从足入腹，胃经自上至下，故云"腰以下"。《标幽赋》有"天地人三才也，涌泉同璇玑百会；上中下三部也，大包与天枢地机"句。杨继洲注云："百会一穴在头，以应乎天；璇玑一穴在胸，以应乎人；涌泉一穴在足心，以应乎地。是谓三才。"又云："大包二穴在乳后，为上部；天枢二穴在脐旁，为中部；地机二穴在足跗，为下部。是谓三部也。"故经脉所过部位有病，取百会、璇玑、涌泉相伍，今有天地人"三才之治方"，或取大包、天枢、地机，曰上中下"三部之治方"。合二方之穴立"交泰天地法"，方名"交泰天地摩方"，或分而施之，或合而用之，均为脑瘫、中风、惊风病之治方。

14. 交五体摩方

组成：阴陵泉（在小腿内侧，胫骨内侧髁下缘凹陷中），阳陵泉（在小腿外侧，当腓骨头前下方凹陷处），申脉（在踝区，外踝尖直下，外踝下缘与跟骨之间凹陷中），照海（足内侧，内踝尖下方凹陷处），阴交（在下腹部，脐中下1寸，前正中线上），阳交（在小腿外侧，外踝尖上7寸，腓骨后缘）。

功效：平秘阴阳，和调脏腑，调和营卫，疏通经络，柔筋缓节，解痉定搐。

主治：脑瘫，中风偏瘫，惊风，痫证，痿证，痹证，瘛疭。

方解："五大"，即五体，故名"交五体摩方"，即取穴二陵、二跷、二交（阴陵泉、阳陵泉、阴跷、阳跷、阴交、阳交）。

《标幽赋》有"二陵二跷二交，似续而交五大"句。明·杨继洲《针灸大成》注云："二陵者，阴陵泉、阳陵泉也；二跷者，阴跷、阳跷也；二交者，阴交、阳交也。续接，续也。五大者，五体也。言此六穴，递相交接于两手、两足并头也。"阳陵泉，足少阳胆经之合穴，八会穴之筋会；阴陵泉，足太阴脾经之合穴；阳跷，即申脉穴，为阳跷脉与足太阳经之交会穴；阴跷，即照海穴，为足少阴经与阴跷脉交会穴；阳交，足少阳胆经之穴，又为阳维脉之郄穴，其穴当四条阳经交错处而得名；阴交，属任脉，为任脉与足少阴脉、冲脉交会穴，盖因穴居腹，腹为阴，穴为任脉、冲脉、足少阴脉交汇之处，故名阴交。临证辄取二陵、二跷、二交六穴，俾枢机运转有司，奇经八脉运行有序，人身之血气布敷通畅，而人体阴平阳秘，脏腑和调，则有利于肢体功能的康复。故此法乃《内经》"法于阴阳""和于数术""形与神俱"之大法。凡小儿五迟、五软、五硬诸候及形体瘅者皆可应用，且对中风偏瘫、惊风、瘛疭、痫证者亦有良效。故名"平秘阴阳法"，并立"交五体摩方"，亦"经脉所过""主治所及"之谓。

15. 火旺土健九穴方

组成：人中（当人中沟的上 1/3 与中 1/3 交点处），内关（腕横纹上 2 寸，掌长肌腱与桡侧腕屈肌腱之间），极泉（在腋区，腋窝中央，腋动脉搏动处），足三里（在小腿前外侧，犊鼻下 3 寸，犊鼻与解溪连线上），三阴交（在小腿内侧，内踝尖上 3 寸，胫骨内侧缘后际）。

功效：益心阳，补脾土，调气血，通经络，温肌腠。

主治：脑瘫五软者。

方解：取督脉之人中，手厥阴经之双内关，手少阴经之双极泉，足阳明经之双足三里，足太阴经之双三阴交，谓扶阳益阴法。方中人中为督脉与手足阳明经之交会穴，有扶阳荣督之功；内关乃手厥阴心包经之本穴，本者，经脉气血所出之处也，故有激发心包经脉气运行，以达宣发宗气之功；极泉乃手少阴脉气所发之处，具益心火而生脾土之功；足三里乃足阳明胃经之合穴，有健脾胃、补中气、调气血、通经络之功；三阴交为足太阴脾经之本穴，以健脾益阴为主，足三里以升阳益胃为要，二穴相伍，一脾一胃，一纳一运，共成培补后天之本之功。《灵枢·根结》篇云："用针之要，在于知调阴与阳，调阴与阳，精气乃光，合形与气，使神内藏。"意谓能调其阴阳，则精神形气外华而内藏矣。人中、内关、极泉、足三里、三阴交诸穴合用，名"扶阳益阴法"，立"火旺土健九穴方"，或针之，或灸之，或摩之，均有扶阳益阴、益心健脾、调补气血、荣神开窍之功，故为智障、残障患者之常用方。

16. 阴阳相引摩方

组成：①阳经八穴：肩髃（肩峰端下缘，当肩峰与肱骨大结节之间，三角肌上部中央），曲池（在肘区，尺泽与肱骨外上髁连线的中点处），外关（在前臂后区，腕背侧远端横纹上 2 寸，尺骨与桡骨间隙中点），合谷（位于第一、二掌骨之间），阳陵泉（在小腿外侧，当腓骨小头前下方凹陷处），环跳（在臀区，股骨大转子最凸点与骶管裂孔连线上的外 1/3 与 2/3 交点处），悬钟（小腿外侧，当外踝尖上 3 寸，腓骨前缘），昆仑（在踝外踝尖与跟腱之间的凹陷中）。②阴经六穴：极泉（在腋区，腋窝中央，腋动脉搏动处），曲泽（在肘前区，肘横纹上，肱二头肌腱的尺侧缘凹陷中），内关（腕横纹上 2 寸，掌长肌腱与桡侧腕屈肌腱之间），血海（在股前区，髌底内侧端上2寸，股骨侧肌隆起处），三阴交（在小腿内侧，内踝尖上3寸，胫骨内侧缘后际），太溪（内踝高点与跟腱之间凹陷中）。

功效：调阴阳，达气机，扶阳气，续阴血。

主治：脑瘫，小儿多动症。

方解：《素问·生气通天论》云："凡阴阳之要，阳密乃固。"又云："因而和之，是谓圣度。故阳强不能密，阴气乃绝；阴平阳密，精神乃治；阴阳离决，精气乃绝。"故阴阳相引法，乃治瘫之大法。对此，《素问·阴阳应象大论》有"天地者，万物之上下也；阴阳者，血气之男女也；左右者，阴阳之道路也；水火者，阴阳之征兆也；阴阳者，万物之能始也。故曰：阴在内，阳之守也；阳在外，阴之使也"之论；该篇尚有"善用针者，从阴引阳，从阳引阴；以右治左，以左治右；以我知彼，以表知里；以观过与不及之理，见微得过，用之不殆"之言。故今名之曰太极临证思维，即明·张介宾"善补阳者，必于阴中求阳，则阳得阴助而生化无穷；善补阴者，必于阳中求阴，则阴得阳升而泉源不竭"之谓。今以"经脉所过"取穴法，先取阳经八穴，上肢肩髃、曲池、外关、合谷，下肢环跳、阳陵泉、悬钟、昆仑。阳经取穴，意在扶阳气而续阴血。续取阴经六穴，上肢取穴极泉、曲泽、内关，下肢取血海、三阴交、太溪。阴经取穴，意在益阴以寓阳。诸穴合用，施以按摩术，今名"阴阳相引摩方"，为肢体残障之小儿脑瘫、中风偏瘫之治方。

17. 应天贯地摩方

组成：天突（在颈前区，胸骨上窝中央，前正中线上），人迎（在颈部，横平喉结，胸锁乳突肌前缘，颈部动脉搏动处），扶突（在胸锁乳突区，横平喉结，当胸锁乳突肌的前、后缘中间），天窗（在颈部，横平喉结，胸锁乳突肌的后缘），天容（在颈部，下颌角后方，胸锁乳突肌的前缘凹陷中），天牖（在颈部，横平下颌角，胸锁乳突肌的后缘凹陷中），天柱（在颈后区，横平第二颈椎棘突上际，斜方肌外缘凹陷中），风府（在颈后区，枕外隆突直下，两侧斜方肌之间凹陷中），天府（在臂前区，腋前纹头下3寸，肱二头肌桡侧缘处），天池（在胸部，第四肋间隙，前正中线旁开5寸）。

功效：调气机，和脏腑，通经络，行气血。

主治：脑瘫，中风偏瘫。

方解：《灵枢·本输》篇云："缺盆之中，任脉也，名曰天突。一次脉，任脉侧之动脉足阳明也，名曰人迎。二次脉，手阳明也，名曰扶突。三次脉，手太阳也，名曰天窗。四次脉，足少阳也，名曰天容。五次脉，手少阳也，名曰天牖。六次脉，足太阳也，名曰天柱。七次脉，颈中央之脉，督脉也，名曰风府。腋内动脉手太阴也，名曰天府。腋下三寸手心主也，名曰天池。"手足三阳经行于头，而督任二脉亦交于头面，计八脉，而合手太阴肺经、手厥阴心包经，共十经之穴。其用有二：其一，此举以诸经之穴，列其行次，示人以觅穴之用。腹部中行，系任脉经天突，在颈前结喉下四寸宛宛中，乃腹中央之脉也；足阳明胃经之穴人迎，乃腹部第一行次之脉；又手阳明大肠经，名曰扶突，乃腹部第二行次之脉也；又手太阳小肠经，名曰天窗，乃前部第三行次之脉也；又足少阳胆经，名曰天容，乃侧部第四行次之脉也；又手少阳三焦经，名曰天牖，乃侧部第五行次之脉也；又足太阳膀胱经，名曰天柱，乃背部第六行次之脉也；又颈之中央，后项之下，乃督脉一经，乃第七行次之脉也，名曰风府。又腋内动脉，即腋下三寸，系手太阴肺经之天府；腋下三寸，即乳后一寸，系手心主，即手厥阴心包络之天池。其二，张志聪认为："手足十二经脉，合于三阴三阳，三阴三阳，天地六气也，运行于地之外，脏腑雌雄相合，地之五行也，内居于天之中。本篇论三阴三阳之经气，从四旁而内荣于脏腑，应天气之贯乎地中，此复论三阳之脉，循序而上于颈项，应阳气之出于地外。任督二脉，并出于肾，主通先天之阴阳，手太阴、心主并出于中焦，主行后天之气血。阴阳血气，又从下而上，中而外也。"此即经脉应地之经气，上通于天，内而荣脏腑，行气血而贯于地中，故有通天十穴（天突、人迎、扶突、天窗、天容、天牖、天柱、风府、天府、天池）之用，名曰"通经大法"。按摩诸穴，名"应天贯地摩方"，以其通经络、运气血、实腠理、和脏腑、平秘阴阳之功，而适用于任何证型之脑瘫及痹证患者。若以百会引领通天十穴，名"大百脉朝会摩方"，亦通经之大法。

天容本为手太阳小肠经之穴，而《灵枢·本输》篇何以谓属足少阳胆经呢？盖因少阳经气通达远越，从天容穴或左或右处过之，故谓天容属少阳经。

第十八节　近视方

1. 《席弘》合谷光明摩方

组成：合谷（位于第一、二掌骨之间），光明（在小腿外侧，外踝尖上 5 寸，腓骨前缘）。

功效：补益气血，清肝明目。

主治：近视，弱视。

方解：《席弘赋》云："睛明治眼未效时，合谷光明安可缺。"盖因合谷乃手阳明大肠经之原穴，有补益气血、通经活络之功；肝开窍于目，肝胆之脉皆通于目，光明乃足少阳胆经之络穴，别走足厥阴肝经，故光明为复明之要穴。二穴相伍，名"《席弘》合谷光明摩方"，为治小儿近视、弱视之良方。

2. 太溪太冲明目摩方

组成：太溪（足内侧，脚踝靠近后方的凹陷处），太冲（在足背，当第一、二跖骨间，跖骨底结合部前方凹陷中，或触及动脉搏动），睛明（在面部，目内眦内上方眶内侧壁凹陷中）。

功效：滋养肝肾，养血明目。

主治：近视，弱视。

方解：《灵枢·九针十二原》云："阴中之太阴，肾也，其原出太溪。"故太溪有滋肾阴、壮元阳、利三焦之功，而有明目之效；肝开窍于目，肝主藏血，太冲为肝经之原穴，有养血柔肝明目之功。二穴相互为用，乃水足肝柔之伍，以增明目之效。睛明乃手足太阳、足阳明、阴跷、阳跷五脉所会之穴，五脏六腑之精气敷布之处，故为明目之要穴。三穴共施，方名"太溪太冲明目摩方"，为一切目疾之用方。

第十九节 痉病方

1. 外关手里痉病方

组成：手三里（在前臂，肘横纹下 2 寸，阳溪与曲池连线上），肩髃（肩峰端下缘，当肩峰与肱骨大结节之间，三角肌上部中央），曲池（在肘区，尺泽与肱骨外上髁连线的中点处），外关（在前臂后区，腕背侧远端横纹上 2 寸，尺骨与桡骨间隙中点），合谷（位于第一、二掌骨之间），肩井（大椎穴与肩峰连线中点）。

功效：调气血，和营卫，舒筋通络。

主治：落枕，小儿肌性斜颈。

方解：手三里乃手阳明大肠经之腧穴，《窦太师针经》谓其为"诸络交会之处"，故该穴具通达阳气、舒筋活络之功，为肘臂肩背疾病之治穴；曲池为手阳明经之合穴，又为手阳明之本穴，故具激发本经之脉气，而有和营卫、调气血、通经络、濡筋脉之功；肩髃为手阳明、阳跷脉之会，《难经》云："阳跷为病，阴缓而阳急。"且颈肩乃阳跷脉循行之处，故肩髃具疏通经络、运行气血之功，可疗颈肩失捷之候；合谷乃手阳明经之原穴，有化气通脉、调气和血之功，又为四总穴之一，有疏经通络、解痉止痛之效；外关为手少阳三焦经之络穴，又为八脉交会穴之一，通于阳维。阳维脉上肩，经颈部。《难经》云："阳维维于阳，阴维维于阴，阴阳不能相维，则怅然失态，溶溶不能自收持。"故外关有通达气血、疏通经络之功，可疗颈肩"不能自收持"之候。肩井，为足少阳经、阳维脉交会穴，具调达枢机、舒筋通络、维系诸阳脉之功，故为"舒肩"必用之穴；又因为足少阳胆经之腧穴，有通达气机之功，故"舒肩井"又为推拿收功之法。综上所述，以手少阳三焦经之络穴外关，足少阳经、阳维脉交会之肩井穴，伍手阳明经之四穴，按摩之，名"外关手里痉病方"，为颈肩病之治方，尤适用于小儿肌性斜颈之候。

2. 肩髃膏肓濡筋方

组成：肩髃（肩峰端下缘，当肩峰与肱骨大结节之间，三角肌上部中央），颈臂（锁骨内1/3与外2/3交界处直上1寸），曲池（在肘区，尺泽与肱骨外上髁连线的中点处），合谷（位于第一、二掌骨之间），肾俞（在脊柱区，第二腰椎棘突下，后正中线旁开1.5寸），膏肓俞（位于人体的背部，第四胸椎棘突下，后正中线旁开 3 寸）。

功效：养肝肾，调气血，濡筋脉。

主治：颈椎病，小儿肌性斜颈。

方解：肩髃乃手阳明与阳跷脉之会穴，具疏经通络之功，而为治颈肩失捷之要穴。颈臂穴乃经外奇穴，具舒筋缓节之功，为颈肩病之治穴，尤为小儿肌性斜颈必用之穴。曲池乃手阳明经之本穴，具和营卫、调气血之效。合谷乃手阳明经之原穴，具化气通脉、调和气血、畅达络脉之功。肾俞乃肾气灌注腰脊之处，具益肾培元之功；膏肓俞为疗虚损之要穴。故肾俞、膏肓二穴相伍，具培补先后天之本之用。而诸穴合用，按摩之，方名"肩髃膏肓濡筋方"，乃颈肩病之治方，亦为治疗小儿肌性斜颈之效方。

第二十节　痿证方

1.《灵枢》足阳明根结摩方

组成：厉兑（第二趾外侧，趾甲角旁约 0.1 寸），头维（在头部，额角发际直上 0.5 寸，头正中线旁开 4.5 寸处）。

功效：激发脉气，调补气血，通经开腠，贯根通结，疗肌起痿。

主治：分娩性臂丛神经损伤及小儿脑瘫属软瘫证者。

方解：《灵枢·根结》篇云："阳明根于厉兑，结于颡大。""颡大者，钳耳也。"即头维穴。根者，经气相合而始生，结者，经气相将而归结之处。该篇又云："太阳为开，阳明为合，少阳为枢。""关折则气无所止息，而痿疾起矣。""故痿疾者，取之阳明，视有余不足。无所止息者，真气稽留，邪气居之也。"盖因阳明为二阳，居阳之中，故为关之合。若关之合折，则气无所止息，而痿疾生焉。是以有痿疾者，当取足阳明之根结，即根穴厉兑，结穴头维，今称"灌根通结法"，对二穴施以按摩术，其方名曰"足阳明根结摩方"，可激发脉气运行，以通经开腠之功而起痿疾。故该篇之首，即强调"不知根结，五脏六腑，折关败枢，开合而走，阴阳大失，不可复取，九针之元，要在终始"。故此方可治分娩性臂丛神经损伤及小儿脑瘫属软瘫者，也可增强小儿体质。

2.《灵枢》手阳明标本摩方

组成：曲池（在肘区，尺泽与肱骨外上髁连线的中点处），头维（在头部，额角发际直上 0.5 寸，头正中线旁开 4.5 寸处）。

功效：激发脉气，调补气血，起痿通痹。

主治：分娩性臂丛神经损伤及小儿脑瘫属软瘫者。

方解：《灵枢·卫气》篇云："手阳明之本，在肘骨中上至别阳，标在颜下合钳上也。"马莳认为本在曲池穴，标在足阳明经头维处，故有"下虚则厥""引而起之"，"下盛则热""绝而止之"之法。盖因营行脉中，卫行脉外，经脉之血气，外内出入，阴阳相贯，环转无端，经脉所起处为本，所出处为标，故于标本处，予以补法，可激发手足阳明经之经气，有起痿通痹之用，此即《内经》"治痿独取阳明"之理。乃《灵枢》"贯本通标法"之一，对二穴施术，今名"手阳明标本摩方"，适用于分娩性臂丛神经损伤、小儿肌性斜颈及脑瘫任何证型。

3.《灵枢》足阳明标本摩方

组成：厉兑（第二趾外侧，趾甲角旁约 0.1 寸），人迎（在颈部，横平喉结，胸锁乳突肌前缘，颈部动脉搏动处）。

功效：激发脉气，调补气血，通经开腠，温肌起痿。

主治：痿证，脑瘫，分娩性臂丛神经损伤。

方解：《灵枢·卫气》篇云："足阳明之本在厉兑，标在人迎颊夹颃颡也。"又云："下虚则厥，下盛则热，上虚则眩，上盛则热痛，故实者绝而止之，虚者引而起之。"在下为本，本虚则厥，盛则实热；在上为标，标虚则眩，标实则热痛。治之之法，盛则泻之，虚则补之。足阳明脉气或虚或实，必致气血运行失常，或厥逆，或眩晕，或痉证，或痿证，或痹证，均可选足阳明经之本穴厉兑、标穴人迎，亦《灵枢》"贯本通标法"之一，对二穴施术，以激发经气，调节脏腑经络功能，今名"足阳明标本摩方"，今用治痿，或谓治小儿脑瘫、分娩性臂丛神经损伤、小儿肌性斜颈，亦《内经》"治痿独取阳明"之理也。

4.《灵枢》足太阴标本摩方

组成：三阴交（在小腿内侧，内踝尖上3寸，胫骨内侧缘后际），脾俞（在脊柱区，第十一胸椎棘突下，后正中线旁开1.5寸），廉泉（在颈前区，喉结上方，舌骨上缘凹陷中）。

功效：调补气血，起痿通痹。

主治：痿证，脑瘫，分娩性臂丛神经损伤，小儿肌性斜颈。

方解：《灵枢·卫气》篇云："足太阴之本，在中封前上四寸之中，标在背俞与舌本也。"马莳认为其本穴为三阴交，其标穴为脾俞与廉泉。故三阴交、脾俞、廉泉三穴相伍，乃"贯本通标法"之一，对三穴施以按摩术，今名"足太阴标本摩方"，具激发、汇聚、转输足三阴经与任脉脉气运行之功，俾血气充盈，与手足阳明标本摩方一样，为起痿通痹之用方。适用于分娩性臂丛神经损伤、小儿肌性斜颈及脑瘫诸证型。

5.《素问》肉痿摩方

组成：大都（在足趾，第一跖趾关节远端赤白肉际凹陷中），太白（在跖区，第二跖趾关节近端赤白肉际凹陷中）。

功效：健脾益气，调补气血，温肌腠，通经络。

主治：痿证，小儿脑瘫之软瘫，分娩性臂丛神经损伤。

方解：大都乃脾经之荥穴，具健脾和胃之功；太白乃脾经之原穴、输穴，有健脾和胃、通经活络之功。二穴合用，具健脾运、助脾阳之功，以助后天气血生化之源。故《素问·痿论》云："肌肉不仁，发为肉痿。"其治，有"各补其荥，而通其俞"之论，即补脾经之荥穴大都，疏通其输穴太白，以成脾经"荥输"对穴之用，故立"脾经荥输摩法"，今名"《素问》肉痿摩方"，为肌肉萎缩候之用方，适用于五迟、五软之肌肉松弛症、分娩性臂丛神经损伤及小儿肌性斜颈。

6.《素问》筋痿摩方

组成：行间（位于足背侧，拇趾、二趾合缝后方赤白肉分界处凹陷中），太冲（在足背，当第一、二跖骨间，跖骨底结合部前方凹陷中，或触及动脉搏动）。

功效：养肝血，柔肝阴，濡筋。

主治：痿证，脑瘫，分娩性臂丛神经损伤。

方解：《素问·痿论》云："筋膜干，则筋急而挛，发为筋痿。"其治，"各补其荥，而通其俞，调其虚实，和其逆顺。"即调补肝经荥穴行间，疏通其输穴太冲。盖因行间乃足厥阴肝经之荥穴，有疏肝理气、通经活络之功；太冲乃肝经之输穴、原穴，具养肝血、柔肝阴、濡筋脉之功。二穴合用，以成肝经"荥输"对穴之用，故立"肝经荥输摩法"，今名"《素问》筋痿摩方"，可疗筋痿之证，尤适用于痿证及小儿脑瘫五软之手软腕垂、足软无力患者，亦用于分娩性臂丛神经损伤及小儿肌性斜颈者。

7. 青灵肩凝摩方

组成：青灵（在臂前区，肘横纹上 3 寸，肱二头肌的内侧沟中），肩髃（肩峰端下缘，当肩峰与肱骨大结节之间，三角肌上部中央），肩髎（在肩部于肩髃穴后方，当臂外展时，于肩峰后下方呈现凹陷处），臑会（臂外侧，当肘尖与肩髎穴的连线上，肩髎穴下 3 寸，三角肌的后下缘），曲池（在肘区，尺泽与肱骨外上髁连线的中点处）。

功效：调补气血，通经活络，开膝解凝。

主治：肩凝证，小儿肌性斜颈，分娩性臂丛神经损伤。

方解：《铜人》谓青灵"治肩臂不举，不能带衣"，盖因青灵乃手少阴心经之穴，具通心脉、散瘀结之功；《甲乙经》称肩髃为"手阳明、跷脉之会"，可通经络，行气血，俾肢体捷行；曲池乃手阳明经之合穴、本穴，且阳明经为多气多血之经，具通达气血、活络通痹之效；肩髎，又名中肩井，乃手少阳三焦经位于肩臂部之穴，有舒筋活络、温经开膝之功；臑会为手少阳三焦经与阳维经交会穴，具调达气机、通络散结之效。诸穴合用，施以按摩术，方名"青灵肩凝摩方"，以成调补气血、温经通络、开膝解凝之功，可疗肩凝证，亦可用于小儿肌性斜颈及分娩性臂丛神经损伤者。

8. 肩贞沟谷舒筋摩方

组成：肩贞（在肩关节后下方，臂内收时，腋后纹头上 1 寸），合谷（位于第一、二掌骨之间），支沟（位于手背腕横纹上 3 寸，尺骨与桡骨之间，阳池与肘尖的连线上），阳陵泉（在小腿外侧，当腓骨小头前下方凹陷处）。

功效：调达枢机，通痹解凝，舒筋通络。

主治：肩凝证，小儿肌性斜颈，分娩性臂丛神经损伤。

方解：《甲乙经》云："肩贞……手太阳脉气所发……麻痹不举，肩贞主之。"盖因肩贞乃手太阳经之腧穴，具通阳蠲痹、化瘀开结之功。《素问·刺法论》云："大肠者，传导之官，变化出焉，可刺大肠之源。"意谓大肠经之原穴合谷，有益于大肠传化物的功能，即合谷以调补气血之功，而通达阳明经脉气，而成通痹解凝之效。支沟乃手少阳三焦经之经穴，具活络散瘀、调达脏腑之功。三穴导手三阳之脉气上行肩部，以成通关开结之功。阳陵泉乃足少阳胆经之合穴，又为筋会，与手少阳三焦经之支沟合用，增其调达枢机、舒筋通络之效。四穴合用，施以按摩术，名"肩贞沟谷舒筋摩方"，为治肩凝证、小儿肌性斜颈及分娩性臂丛神经损伤之用方。

第二十一节　痫证方

1. 《甲乙》缺偏定痫方

组成：列缺（桡骨茎突上方，腕横纹上 1.5 寸），偏历（在阳溪穴与曲池穴连线上，阳溪穴上 3 寸处）。

功效：清热化痰，息风止痛。

主治：痫证，惊风，瘰疬。

方解：《甲乙经》云："列缺，手太阴之络"，"小儿惊痫，如有见者，列缺主之，并取阳明络"。"阳明络"，即手阳明大肠经之络穴偏历，列缺为手太阴之络穴，肺与大肠相表里，故二经之络穴相伍，为清热化痰之伍。今名"《甲乙》缺偏定痫方"，适用于具热、痰、风、惊四候之痫证、惊风、瘰疬者。

2. 《灵枢》痫证摩方

组成：长强（尾骨尖下 0.5 寸，约当尾骨尖端与肛门的中点），曲泉（屈膝，当膝内侧横纹头上方凹陷中）。

功效：益肾荣督，养血濡肝，舒筋通络，解痉定痫。

主治：痫证

方解：《灵枢·经脉》篇云："督脉之别，名长强。""别足太阳，入贯脊。实则脊强，虚则头重，高摇之，夹脊之有过者，取之所别也。"《灵枢·癫狂》篇云："治癫疾者灸穷骨二十壮，穷骨者，骶骨也。"古代医家认为癫、痫证名称虽异，其实为一，年长者为癫，年幼者为痫。《难经》云："督之为病，脊强而厥。"故长强穴，为脑瘫五软、五硬及痫证者之治穴。《难经》在该篇又云："狂而新发，未应如此者，先取曲泉。""灸骶骨二十壮。"意谓曲泉伍长强，乃治狂之方。盖因取足厥阴肝经之曲泉穴，俾肝木清散后不扰心神。又因督脉与肝脉会于头顶，曲泉乃肝经之合穴，具养血濡肝、疏经通络之功；长强为督脉、足少阴肾经交会穴，有调和阴阳、益肾荣督之功。二穴相须为用，今名"《灵枢》痫证摩方"，俾痰浊之气从下而散，肝肾之经血上行以荣脑髓，故为治癫、狂、痫、郁诸神志疾患之用方。

3.《大全》后溪痫证方

组成：后溪（握拳，第五掌指关节后尺侧，横纹头赤白肉际），内关（腕横纹上2寸，掌长肌腱与桡侧腕屈肌腱之间），神门（腕横纹尺侧端，尺侧腕屈肌腱的桡侧凹陷中），心俞（第五胸椎棘突下，旁开1.5寸），鬼眼（鬼眼之穴有多处，一为膝眼，二为腰眼，三为奇穴名，位手大指桡侧和足大趾胫侧，在爪甲根角处取穴）。

功效：调达气机，益心通脉，开窍醒神。

主治：痫证。

方解：《针灸大全》有"五痫等证，口吐沫"，取后溪、内关、神门、心俞、鬼眼之验。盖因后溪乃手太阳小肠经之输穴，又为八脉交会穴之一，通于督脉，可宣通太阳经脉气，而具通督脉、定搐搦之功；内关为手厥阴心包经之本穴，具激发手厥阴脉气运行之功，有调达气机、开窍醒神之功；神门乃手少阴心经之原穴，具通心脉、行气血、宁心定搐之效；心俞为心之背俞穴，又为心经之标穴，具达心脉、理心血、安神定志之功；《针灸大全》之鬼眼当为奇穴之鬼眼。诸穴相伍，按摩之，名"《大全》后溪痫证方"。

4. 后溪人中愈痫方

组成：后溪（握拳，第五掌指关节后尺侧，横纹头赤白肉际），人中（当人中沟的上 1/3 与中 1/3 交点处），百会（后发际正中直上 7 寸）。

功效：荣督通阳，解痉定痫，开窍醒神。

主治：痫证，惊风。

方解：《窦太师针经》谓后溪为"治五痫病"之要穴，盖因后溪乃手太阳小肠经之输穴，又为八脉交会穴之一，通于督脉，具荣督通阳、益髓荣脑之功；百会乃诸阳之会，具荣督益肾、健脑宁神之功。二穴相伍，乃痫证稳定期之治穴。人中为督脉与手足阳明经交会穴，为开窍醒神之用，故为痫证发作时之治穴。对三穴施以按摩术，名"后溪人中愈痫方"。

5. 照海丰隆定痫方

组成：照海（足内侧，内踝尖下方凹陷处），丰隆（小腿前外侧，外踝尖上 8 寸，胫骨前缘外二横指处），鸠尾（心窝正下方，胸剑结合部下 1 寸），神门（腕横纹尺侧端，尺侧腕屈肌腱的桡侧凹陷中），间使（人体前臂掌侧，当曲泽穴与大陵穴的连线上，腕横纹上 3 寸，掌长肌腱与桡侧腕屈肌腱之间），筋缩（在脊区，第九胸椎棘突下凹陷中，后正中线上）。

功效：养肝肾，通心脉，舒筋通络，开窍醒神，解痉定搐。

主治：痫证，惊风。

方解：照海，足少阴肾经之腧穴，通于阴跷脉，有养肝肾、开窍醒神之功，为治痫证夜发之用穴；丰隆乃足阳明胃经之络穴，通于足太阴脾经，具和脾胃、调气血、豁痰开窍之用；鸠尾乃任脉之腧穴，具理气快膈、和胃降逆之功，故为痫证、癫狂之治穴；神门乃手少阴心经之原穴，具通心气、行血脉、宁心定搐之功；间使，手厥阴心包经之络穴，具汇聚转输心包经气血之功，为癫、狂、痫诸神志疾患之治穴；筋缩乃督脉经之穴，又为肝胆之气应于背部之处，具疏泄肝胆、畅达气机、舒筋通络、醒神定搐之功。对上述诸穴施术，名"照海丰隆定痫方"，尤为治痫证夜发者之良方。

第二十二节　汗证方

1.《经纶》膏肓自汗方

组成：膏肓俞（人体的背部，当第四胸椎棘突下，旁开三寸），大椎（第七颈椎棘突下凹陷中），复溜（小腿内侧，太溪直上2寸）。

功效：益肾元，固腠理，敛汗固津。

主治：自汗。

方解：《神灸经纶》有"自汗，膏肓、大椎、复溜"之治验。对诸穴施以按摩术，名"《经纶》膏肓自汗方"。膏肓乃治疗虚损之要穴，《千金方》有"膏肓俞无所不治"之论；大椎乃督脉之腧穴，又为手足三阳经交会穴，故称"诸阳之会"，"阳脉之海"，能通阳益肾；复溜乃足少阴肾经之经穴，具通达肾气之功。三穴相伍，名"《经纶》膏肓自汗方"，以其益肾补虚之功，而用于因小儿脏腑娇嫩，元气未充，腠理不固，而致自汗之证。

2. 譩譆复溜自汗方

组成：譩譆（人体的背部，当第六胸椎棘突下，旁开3寸），复溜（小腿内侧，太溪直上2寸），膏肓俞（人体的背部，当第四胸椎棘突下，旁开3寸）。

功效：助卫阳，实腠理，敛汗固津。

主治：自汗。

方解：《素问·骨空论》云："大风汗出，灸譩譆。"盖因譩譆、膏肓俞乃太阳经脉气所发，故有益卫阳、实肌腠、敛汗固津之功；复溜乃足少阴肾经之经穴，以其益肾之功，而助肺卫外固之力。对三穴施术，名"譩譆复溜自汗方"，为卫外之功失司，汗津外泄证之治方。

3.《经纶》肺俞盗汗方

组成：肺俞（人体的背部，当第三胸椎棘突下，旁开1.5寸），复溜（小腿内侧，太溪直上2寸），譩譆（人体的背部，当第六胸椎棘突下，旁开3寸）。

功效：滋肺肾，泌阴津，实腠理，固津止汗。

主治：盗汗。

方解：《素问·水热穴论》云："五脏俞旁五，此十者，以泻五脏之热也。"故肺俞可泻肺脏之热。《神灸经纶》云："盗汗，肺俞、复溜、譩譆。"《类经图翼》云："虚劳盗汗，取譩譆、复溜、肺俞。"肺热耗津伤卫，卫气不能鼓其脉气于外，则致津液外泄，当卫气行阴，目瞑之时，其无以固其表，使腠理开而汗出。肺俞可补肺气，滋肺津，除虚热，固津止汗，而为肺虚内热所致盗汗之治穴。辅以复溜、譩譆亦补五脏、实腠理之治。对诸穴施以按摩术，方名"《经论》肺俞盗汗方"。

第二十三节 风疹方

1.《资生》风疹方

组成：合谷（位于第一、二掌骨之间），曲池（屈肘成直角，在肘横纹外侧端与肱骨外上髁连线中点）。

功效：和气血，通肌腠，散风热。

主治：风疹，瘾疹。

方解：《针灸资生经》云："合谷、曲池，疗大小人遍身风疹。"盖因合谷为手阳明经之原穴，有化气通脉、扶正达邪之功；曲池为手阳明经之合穴，有通腑气、调气血、疏风消肿止痒之效。合谷升而能散，曲池走而不守，故合谷与曲池相伍，共奏和气血、通肌腠、散风热之功。对二穴施以按摩术，名"《资生》风疹方"。

风门，穴居风邪易伤之处，乃膀胱经之腧穴，具通达阳气、实腠理之功，故又为祛风邪之治穴；风池为足少阳胆经、阳维脉交会穴，具调达气机、解肌息风之功；血海乃足太阴脾经之腧穴，专走血分，具活血通络、祛风止痒之功，以其能引血归经，似导洪水入江河之要路，故名血海。故"风疹方"合血海、风池、风门，增其养血息风之效，名"海池风疹方"，不论外风、内风所致之风疹、瘾疹俱可用之。

2.《盘石》曲池瘾疹方

组成：曲池（屈肘成直角，在肘横纹外侧端与肱骨外上髁连线中点），委中（腘横纹中央）。

功效：清热解毒，凉血息风。

主治：瘾疹，风疹。

方解：《盘石金直刺秘传》云："中毒风，偏身麻痒如虫啮，极爪之皮肤随手脱落，先灸曲池，更泻委中出血，妙。"又云："风毒起从皮外，瘾疹遍身瘙痒，抓把成疮。"此病俗称"血风疮"。治当清热解毒，凉血息风。盖因曲池为手阳明之合穴，有调气血、养血通脉之功；委中为足太阳脉之合穴，畅舒太阳经气，而具清热解毒、凉血活血之功。掐之，乃刺络之法，揉之，乃祛邪之治，故掐揉二穴，名"《盘石》曲池瘾疹方"，为血热风燥而致风疹、瘾疹之治方。

3. 委中血海止痒方

组成：委中（腘横纹中央），血海（髌骨内上缘上 2 寸）。

功效：清热疏风，和营止痒。

主治：瘾疹，风疹。

方解：《子午流注说难》谓委中可治"痼疹"之候，盖因委中乃足太阳经之合穴，有通达卫气、清热凉血之功；血海乃足太阴经之腧穴，专走血分，故有活血通络、息风止痒之功。对二穴施术，名"委中血海止痒方"，外可解肌腠之风邪，内可清营血之风燥，而瘾疹、风疹可除。

第二十四节　鼻渊方

1. 禾髎通天鼻渊方

组成：禾髎（上唇部，鼻孔外缘直下，平水沟穴），通天（在头部，前发际正中直上 4 寸，旁开 1.5 寸处），列缺（桡骨茎突上方，腕横纹上 1.5 寸）。

功效：通达阳气，清解郁热，宣肺通窍。

主治：鼻渊。

方解：《针灸大成》谓禾髎治"鼻塞不闻香臭"，盖因该穴乃手阳明脉气所发，上行鼻翼，行气血，敷津液，以通鼻窍；通天乃太阳经气自此通达人高位颠顶，具宣达太阳经气之功，为通鼻窍、疗鼻疾之要穴；肺经之络穴列缺，具宣肺通卫、疏风祛邪之功。三穴相伍，具通达阳气、清泄肺热之功，名"禾髎通天鼻渊方"，以治肺经蕴热，郁于鼻窍而致鼻渊之候。

2.《大成》迎香鼻渊方

组成：迎香（在面部，鼻翼外缘中点，鼻唇沟中），照海（足内侧，内踝尖下方凹陷处），上星（在头部，前发际正中直上 1 寸），风门（在脊柱区，第二胸椎棘突下，后正中线旁开 1.5 寸）。

功效：疏散风热，益肾荣督，宣通鼻窍。

主治：鼻渊。

方解：《玉龙经》"不闻香臭"篇歌云："不闻香臭从何治，须向迎香穴内攻。"《针灸大成》治"鼻塞不闻香臭"，有取"迎香、照海、上星、风门"之验，今名"《大成》迎香鼻渊方"。方中迎香，乃手、足阳明之会穴，以指代针揉之，具疏通阳明经气、清泄肺热之功，此即《通玄指要赋》"鼻窒无闻，迎香可引"之谓；风门，又名热府，乃督脉、足太阳之会，穴居风邪易入之处，亦为祛邪外出之地，故有疏散风热之功、畅通鼻窍之用；上星，督脉气所发之处，穴居颅上直对鼻中央，以具通达阳气、清利窦窍之功；照海为足少阴肾经之腧穴，又为八脉交会穴之一，通于阴跷脉，可导引肾元之气，通达于八脉，若阳光普照，血海充盈，故名照海。对此穴施术，即"病在上，下取之"之谓，俾肾精灌注诸经，上达头窍，而无郁滞之弊。诸穴合而施术，对急慢性副鼻窦炎及过敏性鼻炎者，均可用之。

3. 通天宣肺利窍方

组成：通天（在头部，前发际正中直上 4 寸，旁开 1.5 寸处），列缺（桡骨茎突上方，腕横纹上 1.5 寸），合谷（位于第一、二掌骨之间），迎香（在面部，鼻翼外缘中点，鼻唇沟中）。

功效：调达气机，宣肺通窍。

主治：鼻渊。

方解：《甲乙经》云："鼻窒衄衄，喘息不得卧，通天主之。"盖因通天乃太阳经脉气自此通达人之高位颠顶，具宣达太阳经气之功，故有通鼻窍之功；列缺乃肺之络穴，具宣达营卫、调行气血、疏散风邪之力；合谷为手阳明经之原穴，有化气通脉、调气和血、通窍散郁之力；迎香乃手、足阳明经之会穴，可通达阳明经气血以濡鼻窍，故为"鼻塞不闻香臭"之治穴。对四穴施术，成畅达阳气、宣发肺卫、通窍散郁之效，故名"通天宣肺利窍方"，为治急慢性副鼻窦炎及过敏性鼻炎之良方。

4. 手足临泣通天方

组成：头临泣（在头部，前发际上 0.5 寸，瞳孔直上），足临泣（在足背，第四、五跖骨底结合部的前方，第五趾长伸肌腱外侧凹陷中），通天（在头部，前发际正中直上 4 寸，旁开 1.5 寸处）。

功效：清胆热，通鼻窍。

主治：鼻渊。

方解：《素问·气厥论》云："胆移热于脑，则辛頞鼻渊。"头临泣乃足少阳、阳维脉交会穴，足临泣乃足少阳之输穴，又为八脉交会穴之一，通于带脉，故二临泣穴，具调达气机、疏肝利胆、清泻胆热之功，摩之则窦窍之郁热可解，而鼻窍得通。辅以通天，以其转输太阳经脉气直达头颠，而无郁热积滞之弊。三穴共施，名"手足临泣通天方"，则胆热得除，鼻窍得通，则"辛颊鼻渊"之疾得除。

第二十五节 乳蛾方

1. 乳蛾掐方

组成：少商（在手指，拇指末节桡侧，指甲根角侧上方0.1寸）。

功效：宣肺通窍，利咽消结。

主治：急性乳蛾。

方解：《窦太师针经》云："少商二穴，本也……治一切乳蛾等证。"《玉龙经》"乳蛾"篇歌云："乳蛾之证更稀奇，急用金针病可医。若使迟延难整治，少商出血始相宜。"盖因少商乃手太阴肺经之井穴，具通肺气、敷津液、通窍络、利咽喉之功，故为治急性乳蛾之要穴。于少商穴，或点刺出血，或以指掐之，乃刺络之法，为急性乳蛾之治方。

2.《盘石》乳蛾方

组成：少商（在手指，拇指末节桡侧，指甲根角侧上方0.1寸），合谷（位于第一、二掌骨之间），委中（腘横纹中央），血海（髌骨内上缘上2寸），行间（位于足背侧，拇趾、二趾合缝后方赤白肉分界处凹陷中）。

功效：清热宣肺，滋阴降火，清咽消肿。

主治：急慢性乳蛾。

方解：《盘石金直刺秘传》云："治双、单乳蛾，少商出血，合谷、委中、行间俱泻。"以指代针，掐少商，揉运按摩合谷、委中、行间，名"《盘石》乳蛾方"。方中少商宣肺通络，利咽散结，为主穴。伍以手阳明经原穴合谷，化气通脉，清利咽喉；足太阳经之合穴委中，通达卫阳，以清热利咽；血海，足太阴脾经之腧穴，专走血分，具活血通络之效；行间乃足厥阴经荥穴，具疏肝理气、养血柔肝之功。若肝肾阴亏，虚火上炎，熏灼咽喉，灼津而成痰核，亦发乳蛾。对诸穴施术，则实火得清，虚火得降，咽喉得利，而乳蛾得消。

第二十六节　痄腮方

1.《盘石》痄腮方

组成：少商（在手指，拇指末节桡侧，指甲根角侧上方0.1寸），合谷（位于第一、二掌骨之间），委中（腘横纹中央），天突（喉结下2寸，中央宛宛中），足三里（在小腿前外侧，犊鼻下3寸，犊鼻与解溪连线上）。

功效：清热解毒，化瘀通结。

主治：痄腮。

方解：《盘石金直刺秘传》云："伤寒，腮颊肿大如升，刺少商、合谷、委中出血，灸天突，泻足三里。"此乃湿热瘀毒蕴结而发，而成痄腮，又名"虾蟆温"，今以指代针，行刺络法，掐少商、合谷、委中，以清泻肺火，清解肌腠之热毒；揉运天突，以益肾宣肺之功，滋阴生津，清解郁火；按摩足三里，以调气血，开腠理，而解肌肤之火毒。故诸穴合用，方名"《盘石》痄腮方"，为治腮腺炎之良方。

2. 少商清瘟败毒方

组成：少商（在手指，拇指末节桡侧，指甲根角侧上方0.1寸），曲池（在肘区，尺泽与肱骨外上髁连线的中点处），照海（足内侧，内踝尖下方凹陷处），丰隆（小腿前外侧，外踝尖上 8 寸，胫骨前缘外二横指处）。

　　功效：清热利湿，泻火解毒，消肿散结。

　　主治：痄腮。

　　方解：腮腺炎属中医"痄腮"范畴。流行性腮腺炎，多为湿热瘀毒蕴结而发。今对手太阴经之井穴少商、手阳明经之合穴曲池、足阳明经之丰隆、足少阴之照海施术，共成清热利湿、泻火解毒之功，方名"少商清瘟败毒方"，乃治流行性腮腺炎之良方。

第六讲　小儿常见病的推拿治疗

　　小儿疾病的治疗法，与成人基本相同。鉴于小儿时期，处在不断地生长发育的过程中，其生理、病理、辨证和治疗，均有它自身的特点，其推拿手法和治疗部位、穴位亦与成人推拿有一定的区别。其治疗仍是根据儿科的特点，针对不同疾病，在辨证论治原则指导下，确定相应的治疗原则，根据病情的需要，确定有效的治法，并以此选择有效的部位或穴位，施行相应的推拿手法以祛除疾病，促进患儿早日恢复健康。兹就推拿疗法在小儿常见疾病的临床应用，做一简介。

第一节　发　　热

　　发热即体温异常升高，是小儿常见的疾病之一。根据清·熊应雄《推拿广意》所述，有胎热、潮热、惊热、风热、烦热、脾热、虚热、实热、积热、疳热、血热、骨蒸热、壮热、温壮热、变蒸热之别。兹就其证治分述如下：

1. 胎热

　　临床症状：《推拿广意》记云：“夫胎热者，儿生三朝，旬月之间，目闭而赤，眼睑浮肿，常作呻吟，或啼叫不已，时复惊烦，遍体壮热，小便黄色。”

　　证候分析：此乃小儿在胎之时感受热邪所致的出生后出现

的热证。胎热一名，最早见于《小儿药证直诀》。认为多由孕母恣食辛热炙煿之物，或患热病失于清解，使儿受之。对此，《推拿广意》记云："此因在胎之时，母受时气热毒，或误服温剂，过食五辛，致令热蕴于内，熏蒸胎气，生下因有此症，名曰胎热。"并告云："若经久不治，则成鹅口、重舌、木舌、赤紫丹瘤等症。"

治法：清热解毒。《推拿广意》并有"又不可以大寒之剂攻之，热退则寒起，传作他症，切宜慎之"之诫。

处方：推三关，退六腑，推三焦，分阴阳，清天河水，揉外劳宫，运内八卦（自坤至坎），掐肾水，运五经，掐十王穴，运斗肘，水里捞明月。

方解：推三关，退六腑，清天河水，推三焦，水里捞明月，分阴阳，掐肾水，调和营卫，以清热解表；揉外劳宫，运五经，运斗肘，以开腠发汗；掐十王，以清热醒神。而运八卦（自坤至坎），乃土生金、金生水之治，而成金水相滋之功，可清热养阴。

2. 潮热

临床症状：《推拿广意》云："潮热者，时热时退，来日依时而发，如潮水之应不差，故曰潮热。大抵气血壅盛，五脏惊热，熏发于外，或夹伏热，或夹宿寒。伏热者，大便黄而气臭；宿寒者，大便白而酸臭是也。"其指纹淡紫。

证候分析：潮热，指发热如潮汛之有定时，首见于《伤寒论·辨太阳病脉证并治》篇，第137条有"日晡所小有潮热"之记。《张氏医通》释云："潮热有作有止，若潮水之来，不失其时，一日一发。若日三五发者，即是发热，非潮热也。"张氏又云："潮热者，当审其虚实，若大便艰涩，喜冷畏热……睡卧不着，此皆气盛，所谓实而潮热也。""若胃气消乏……饮食减少，日渐尪羸……而五心常有余热，此属虚证。"就其病因病机，熊应雄认为，多因血气壅盛，五脏惊热，熏发于外，或夹伏热，或夹宿寒所致。

治法：调达气机，清脏腑热。

处方：推三关，退六腑，推心经，运内八卦，分阴阳，掐十王，捞明月，运斗肘，及《素问》大杼泻胸热方。

方解：推三关，退六腑，捞明月，运斗肘，以开腠理，解肌热；推心经，运内八卦，分阴阳，滋阴液，以清除五心之余热；掐十王，以清热醒神；《素问·水热寒论》云："大杼、膺俞、缺盆、背俞（风门），此八者，以泻胸中之热。"故今名"《素问》大杼泻胸热方"，乃解五心烦热之用方。

3. 惊热

临床症状：《推拿广意》云："惊热者，或遇异物而触目忤心，或金石之声而骇闻悚惧，是以心既受惊，而气则不顺，身发微热，而梦寐虚惊，面光而汗，脉数烦躁，治当于急惊同法也。"其指纹多青紫。

证候分析：《灵枢·本神》篇云："所以任物者，谓之心。"《素问·八正神明论》云："血气者，人之神。"由于小儿脏腑娇嫩，脏腑之气软弱，因骤受惊忤而致心气耗散，神浮血动，而致发热。心血不充，故心失任物，又伴梦寐虚惊之候。

治法：清热镇惊。

处方：推三关，清肺经，分阴阳，推二扇门，清心经，清天河水，运五经，掐总筋，运斗肘，捞明月，飞经走气。

方解：推三关，分阴阳，清天河水，捞明月，清肺经，清心经，清热除烦；掐总筋，推二扇门，运斗肘，飞经走气，镇惊息风；运五经，调补气血，内灌脏腑，外通肌腠，以达清热镇惊除烦之功。

4. 风热

临床症状：《推拿广意》云："风热者，身热面青，口中亦热，烦叫不时，若热甚而大便秘。"指纹多红紫。

证候分析：此风与热相合之邪致病，故以发热重、恶寒轻为临床特点，故有"身热面青"之候。"舌为心之苗"，热邪扰心，故见"口中亦热，烦叫不时"。风热之邪入里，津液受伤，燥结成实，故有"若热甚而大便秘者"之候。

治法：疏风解热，佐以清心除烦，润燥通便。

处方：推三关，泻大肠，掐心经，泻肾水，运八卦，掐总筋，清天河水，二龙戏珠，运斗肘。

方解：推三关，清天河水，疏散风热；泻大肠，以泻阳明腑实之热，而解便秘；掐心经，泻肾水，清心肾之热；掐总筋，运八卦，二龙戏珠，运斗肘，以解热扰胸膈之心烦。

揉运按摩列缺、合谷、风池、大椎诸穴，名"列缺谷池解表方"，以其疏散风热、发汗解表之功，而为风热感冒之治方。

5. 烦热

临床症状：《推拿广意》云："烦热者，血气两盛，脏腑实热，表里俱热，烦躁不安，皮肤壮热是也。如手足心热甚者，无心烦也。"

证候分析：《素问·至真要大论》云："热淫所胜，怫热至……民病胸中烦热。"意谓热气淫胜，外感时邪，热扰胸膈而致胸中烦热。《伤寒明理论》云："烦者，热也，与发热若同而异也。发热者，怫怫发于肌表，有时而已者是也；烦者，为烦而热，无时而歇者是也。二者均为表热，而烦热为热所烦，非若发热而时发时止也，故谓之烦热。"其治当解表清热。《伤寒绪论》云："烦热为郁闷不安，发热不得发越之象。"

治法：表里双解，清热除烦。

处方：推三关，泻五经，掐十王，运内八卦，揉外劳，分阴阳，退六腑，捞明月，打马过天河，运斗肘。

方解：推三关，退六腑，捞明月，打马过天河，揉外劳宫，乃清热解肌之施；泻五经，分阴阳，运内八卦，乃清热除烦之用；掐十王，运斗肘，乃清热镇惊之治。

6. 脾热

临床症状：《推拿广意》云："脾热者，舌络微缩，时时弄舌，因脾脏积热，不可妄用凉剂。"其指纹多深紫。

证候分析：多因外感热邪深伏，或胃肠积热而致脾热。

治法：清解热邪，行气导积。

处方：推三关，推脾土，泻心火，泻肾水，运八卦，分阴阳，掐总筋，推三关，退六腑，捞明月，运斗肘。

方解：因外感热邪犯阳明，或因脾脏积热，故有推三关、退六腑、推脾土、运内八卦、分阴阳、捞明月之施；泻心火，泻肾水，以交泰心肾而除烦热；掐总筋，运斗肘，可解脾热舌缩之候。

尚可予"《百症》经都退热方"（按摩经渠、大都），以其清泻里热、理气消胀之功，而解脾肺气虚发热之证。

7. 虚热

临床症状：《推拿广意》云："虚热者，因病后血气未定，四体瘦弱，时多发热，一日三五次者。此客热乘虚而作，宜调气补虚，其热自退。"

证候分析：《医学入门》云："凡虚热皆因精神外驰，嗜欲无厌，阴气耗散，阳无所附，遂致浮散肌表而发热，实非有热也。"此乃阴虚阳浮而致虚热。《证治准绳》云："若夫饮食劳倦，为内伤元气，此则真阳下陷，内生虚热。"此乃阳气下陷阴中而发热，即气虚发热。

治法：宗熊氏之法，"调气补虚，其热自退。"

处方：推三关，退六腑，推五经，掐五指节，运内八卦，捞明月，掐总筋，分阴阳，飞经走气，运斗肘。

方解：推三关，退六腑，捞明月，分阴阳，乃解肌除热之常法；《推拿广意》云："此客热乘虚而作，宜调气补虚，其热自退。"故有掐五指节、运内八卦、掐总筋、飞经走气、推五经、运斗肘之施，乃安脏腑、补虚羸、清虚热之治。

尚可予"《图翼》膏肓骨蒸方"（膏肓、百劳、肺俞、肾俞、魄户、四花、间使、足三里），以其滋阴清热之功，而治虚热。

8. 实热

临床症状：《推拿广意》记云："实热者，头昏颊赤，口内热，小便赤涩，大便秘结，肚腹结胀。"指纹多红紫。

证候分析：实热，乃邪气盛实之发热。《奇效良方》云："小儿实热，多由外感六淫化热，或内伤饮食积滞化热而成，临证可见壮热烦渴，腹满拒按，甚则神昏谵语，尿赤，便结，苔黄，脉洪数或滑实。"

治法：清热导滞。

处方：推三关，泻五经，推大肠，清肾水，运内八卦，推膀胱，分阴阳，捞明月，退六腑，打马过天河，飞经走气，运斗肘。

方解：推三关，退六腑，打马过天河，捞明月，飞经走气，分阴阳，乃开腠发汗、清退实热之常法；清肾水，推膀胱，乃清利下焦湿热之法，以解小便赤涩之候；推大肠，清腑热，以解大便秘结之症；泻五经，运斗肘，运内八卦，以解"口内热，肚腹结胀"诸疾。

9. 积热

临床症状：《推拿广意》云："积热者，眼胞浮肿，面黄足冷，发热从头至肚愈甚，或恶闻饮食之气，呕吐，恶心，肚腹疼痛。"其指纹多深紫。

证候分析：此乃小儿因乳食内积，脾胃受伤，滞久生内热所致，故《寿世保元》有"以胃脘积有郁热，刺痛不可忍者"之论，并谓"如心胃刺痛"者，可见"两胁肋痛，呕吐胸痞，大便坚"等症。

治法：清热解郁，消积导滞。

处方：推三关，推五经，推脾土，推大肠，泻心火，推三焦，泻肾水，运内八卦，掐总筋，分阴阳，捞明月，退六腑，飞经走气，揉斗肘。

方解：推三关，退六腑，飞经走气，捞明月，分阴阳，乃治小儿发热之常法；推脾土，运内八卦，乃健脾胃助消化之施；推五经，推大肠，泻肾水，泻心火，推三焦，清脏腑之积热，以解呕吐、恶心之候；掐揉总筋，斗肘，乃解痉除挛之施，以除肚腹疼痛之症。

10. 疳热

临床症状：脘腹胀满，大便酸臭，尿如米泔，或指纹淡紫。

证候分析：危亦林云："疳者，干也，瘦瘁少血也。"钱乙云："疳，皆脾胃病、亡津液之所作也。"故而就其病因病机，《推拿广意》有"疳热者，皆因过餐饮食，积滞于中，郁过成热。脾家一脏有积不治，传至别脏，而成五疳之疾，若脾家病去，则余脏皆安矣"之论。

治法：健脾导滞，清热散郁。

处方：推三关，退六腑，补脾土，推大小肠，推三焦，运内八卦，掐总筋，分阴阳，捞明月，飞经走气，运斗肘。

方解：推三关，退六腑，分阴阳，捞明月，飞经走气，乃清退热邪之常法；补脾土，推大小肠，推三焦，运内八卦，以成健脾胃、通肠腑、消食化积之功；掐总筋，运斗肘，乃解肌通腠、调和营卫之治。

11. 血热

临床症状：每日辰巳时发热，遇夜则凉，指纹多红紫。

证候分析：血热，是小儿发热的一种证型，如《幼科全书》记云："血热者，每日以午间发热，遇夜则凉，此心热也。"《推拿广意》有类似的记载："血热者，每日辰巳发热，遇夜则凉。世人不知，多谓虚劳，或谓疳热，殊不知此血热证也。"盖因四时配属五脏，则午时属心，日中午时太阳正南，阳光炽热，为火旺之时，若心病者，此时正气借以阳气生旺，即经气旺盛，心血涌动，得天之助，与邪气抗争，正邪抗争而病作，故谓心热也。至夜子时，阴气盛，故凉。此即《素问·六节藏象论》所云："天度者，所以制日月之形也；气数者，所以纪化生之用也。"

处方：推虎口三关，推三关，退六腑，分阴阳，运内八卦，推五经，掐十王，掐总筋，清肾水，捞明月，揉斗肘，按弦搓摩，飞经走气。

方解：推虎口三关，推三关，退六腑，分阴阳，捞明月，飞经走气，乃解肌清热之常法；清肾水，推五经，按弦搓摩，分阴阳，掐十王，可和营卫，调气血，而解血热之证；运内八卦，自离经坤、兑至乾，乃火生土，土生金，金生水之治，以成金水相滋之功；佐以清肾水，滋阴凉血，而清解血热；揉斗肘，掐总筋，以解肌腠之热。

12. 骨蒸热

临床症状：《推拿广意》云："骨蒸热者，乃骨热而蒸，有热无寒，醒后盗汗方止，非皮肤之外烧也。"指纹多淡紫。

证候分析：《外台秘要》云："骨髓中热，称为骨蒸。"由此可见，因是形容其发热自骨髓蒸发而出，故名。对小儿所发骨蒸热，《推拿广意》认为："皆因小儿食肉太早，或素喜炙煿、面食之类，或好食桃李、杨梅、瓜果之类，或至冬月衣绵太浓，致耗津液而成，或疳病之余毒传作骨蒸，或腹内痞癖，有时作痛。"

治法：健脾消积，滋阴清热。

处方：推三关，退六腑，运五经，分阴阳，清天河水，捞明月，清肾水，掐总筋，大横纹。

方解：推三关，退六腑，清天河水，捞明月，乃解肌清热之常法；推大横纹，分阴阳，掐总筋，运五经，具通达枢机、调和营卫之功，多用于治寒热往来之候；佐以清肾水，则可解骨蒸劳热之证。

13. 壮热

临床症状：高热，眠卧不安，精神恍惚，甚则惊，指纹红紫。

证候分析：壮热，是指发热热势壮盛之候。《诸病源候论》云："伤寒，是寒气客于皮肤，搏于血气，腠理闭密，气不宣泄，蕴积生热。"意谓燥热亢盛，充斥于外，故见壮热。《推拿广意》云："壮热者，一向不止，皆因血气壅实，五脏生热，蒸煨于内，故身体壮热，眠卧不安，精神恍惚。蒸发于外，则表里俱热，甚则发惊也。"意谓热邪"蒸煨于内"，除见"壮热"外，尚因热扰心神，而见"眠卧不安，精神恍惚"

之候。

治法：清热除烦，涤达热邪。

处方：推三关，退六腑，清肺经，分阴阳，推二扇门，清心经，清天河水，运五经，揉总筋，运斗肘，捞明月，飞经走气。

方解：推三关，退六腑，清天河水，分阴阳，乃解肌清热之常法；推二扇门，捞明月，飞经走气，增其效而解高热之候；清肺经、心经，泻心肺二经之火，以解眠卧不安、精神恍惚之症；揉总筋，运五经，运斗肘，以安和五脏，调和营卫，而无五志化火之弊。

14. 温壮热

临床症状：热而不甚，温温然发热不甚，伴大便黄臭或酸臭，指纹淡紫。

证候分析：温壮热，是指内有伏热夹有宿食的病证。对此，《诸病源候论》记云："小儿温壮候者，由脏腑不调，内有伏热，或夹宿寒，皆搏于胃气，足阳明为胃之经，主身之肌肉，其胃不和调，则气行壅涩，故蕴积体热，名为温壮候。"意谓此证多由内有伏热，又夹有宿食，而致胃不调和，气机壅滞而成温壮之热，故见温温然发热不甚之候。大便黄臭或酸臭，乃夹有宿食之候。而《推拿广意》名温壮热，对其证因，有相似的论述："温壮热，与壮热相类，而有小异，但温温不甚盛，是温壮也。由胃气不和，气滞壅塞，故蕴积体热，名曰温壮热。大便黄臭，此腹内伏热，粪白酸臭，则宿食停滞，宜微利之。"

治法：清热散郁，健脾导滞。

处方：推三关，退六腑，运五经，清大肠，泻肾水，运内八卦，清膀胱，分阴阳，捞明月，打马过天河。

方解：推三关，退六腑，捞明月，打马过天河，乃清解热邪之常法；运五经，泻肾水，以清五脏之郁热；清大肠，清膀胱，俾腑热从大小便而解；运八卦，则五脏安和，六腑通畅，而无五志化火、六腑积热之弊。

15. 变蒸热

变蒸论，始于晋王叔和，至隋巢元方则有专论。《诸病源候论》云："小儿变蒸者，以长血气也。变者上气，蒸者体热。"《小儿药证直诀》云："小儿在母腹中，乃生骨气，五脏六腑成而未全，自生之后，即长骨脉、五脏六腑之神智也。变者，易也。难变蒸者，自内而长，自下而上，又身热。""变每毕，即性情有异于前，何也？长生腑脏智意故也。"《幼科发挥》云："变蒸非病也，乃儿长生之次第也。"由此可知，变蒸之热，是初生儿到周岁时期，由于生长发育旺盛，其"骨脉""五脏六腑""神智"都在不断地变化，蒸蒸日上，逐渐向健全方向发展，此时出现低热、微汗等症是正常的现象。故不需进行治疗，诚如熊应雄《推拿广意》所云："变蒸热者，阴阳水火，蒸于血气，而使形体成就也。所以变者，变生五脏。蒸者，蒸养六腑。小儿初生三十二日，为之一变，六十四日，为之一蒸，十变五蒸，计三百二十日，变蒸俱毕，儿乃成人也。婴儿之有变蒸，譬如蚕之有眠，龙之脱骨，虎之转爪，皆同类变生而长也。先看儿身热如蒸，上气虚惊，耳冷微汗，上唇有白泡如珠，或微肿如卧蚕者，是其症也。重者身热所乱，腹痛啼叫，不能吃乳，即少与乳食，切不可妄投药饵及推拿火灸。若误治之，必致杀人，故不立治法，特书已告之。"

第二节 咳 嗽

咳嗽是肺脏疾病的主要症状之一。中医认为，无痰有声者谓之咳，有痰无声者谓之嗽，有痰有声者谓之咳嗽。最早的文献记载首见于《内经》，《素问》有"咳论"专篇，并有"五脏六腑皆令人咳"之论。《小儿推拿广意》云："夫咳嗽者，未有不因感冒而成也。经曰：肺之令人咳，何也？岐伯曰：皮毛者，肺之合也，皮毛先受邪气，邪气得从其合，则伤于肺，是令嗽也。乍脱暖衣，暴热遇风，汗出未干，遽尔戏水，致令伤风咳嗽。初得时，面赤唇红，气粗发热，此是伤风，痰壅作嗽。若嗽日久，津液枯耗，肺经虚矣。肺为诸脏华盖，卧开而坐合，所以卧则气促，坐则稍宽，乃因攻肺下痰之过，名曰虚嗽，又当补脾而益肺，借土气以生金则自愈矣。"

今多以外感咳嗽、内伤咳嗽论之。

一、外感咳嗽

外感咳嗽多为实证，又因感受风寒、风热的不同，有风寒咳嗽、风热咳嗽两证。

1. 风寒咳嗽

临床症状：初起咳嗽频作，喉痒声重，痰白稀薄，鼻塞流涕，恶寒无汗，发热头重，苔薄，脉浮，指纹淡红。

证候分析：《素问·五脏生成》篇云："诸气者皆属于肺。"《素问·至真要大论》云："诸气膹郁，皆属于肺。"故风寒犯肺，肺失宣降，致肺气不畅，而咽痒，咳嗽频作；肺窍不通，故鼻塞流涕；风寒外束，腠理闭塞，营卫失调，故发热恶寒，无汗而头痛；痰白清稀，乃风寒闭肺，宣发肃降功能失司，气化失常，遂成痰饮，留滞肺络之候；指纹淡红，亦外感风寒之征。

治法：发散风寒，宣肺止咳。

处方：开天门，推坎宫，运太阳，揉耳后高骨，清肺经，揉乳旁，揉乳根，运内八卦，推三关，天门入虎口，揉膻中，摩肺俞。或予"肺经募俞摩方"及"手太阴标本摩方"。

方解：施头部四大手法（开天门、推坎宫、运太阳、揉耳后高骨），可疏风解表，则恶寒、无汗、发热、头痛、鼻塞诸症可除；推三关，培补一身之根本，以调和营卫，而成开腠逐邪之功；天门入虎口，宣发肺气，畅通腑气，可防邪传阳明，俾脏腑之郁热滞积不生，乃扶正祛邪之伍；运内八卦，宽胸利膈，宣达肺气，则咳嗽、咽痒之候可解；揉膻中，摩肺俞穴，揉乳旁，揉乳根，乃宣肺宽胸、止咳化痰之治。

"肺经募俞摩方"，由揉摩肺俞、中府组成，盖因中府为手太阴肺经之募穴，乃肺经经气汇聚于胸部的腧穴，又为手足太阴经交会穴，具宣发上焦、疏达肺气之功，又具健脾燥湿化饮之效，故为宣肺止咳化痰之要穴；肺俞，足太阳经之腧穴，可畅达太阳经之脉气，有通阳开腠解肌之用，又为肺脏精气输布于背部之特定穴，而具通达肺气、输布津液之功，故有实腠理、宣肺气、止咳喘之用。二穴一募一俞，一胸一背，一阴一阳，相辅相成，相互为用，名"肺经募俞摩方"，外感咳喘，抑或内伤咳喘，均可用之。

"手太阴标本摩方"（中府、孔最），有宣发肺气，止咳快膈之功，亦可用之。

2. 风热咳嗽

临床症状：咳嗽不爽，痰黄黏稠，不易咯出，口渴咽痛，鼻流浊涕，恶风，发热，头痛，微汗出，舌苔薄黄，质红，脉浮数，指纹紫。

证候分析：风热犯肺，肺失清肃，肺脏蕴热，而发咽痛，口渴，咳嗽；肺窍蕴热不通，故鼻流浊涕；风热之邪客肺，皮毛腠理开泄，故恶风，发热，头痛，微汗自出；风热之邪灼津成痰，故咳痰黏稠。脉、舌、指纹，亦风热之邪在肺卫之象。

治法：疏散风热，肃肺止咳。

处方：取穴同风寒咳嗽，唯少推三关，多退六腑，加取清天河水，"肺经募郄摩方"。

方解：退六腑，清天河水，可发散风热。"肺经募郄摩方"，由中府、孔最组成。盖因中府为肺经之募穴，又为手足太阴经脉交会穴，故具宣肺止咳之功；"郄有空郄义，临证能救急。"孔最为手太阴之郄穴，有清热降逆、理气止咳之功，故为清肺热之要穴。二穴相伍，名"肺经募郄摩方"，为治风热犯肺而致咳嗽、咽痛之良方。

二、内伤咳嗽

因脏腑内伤而致之咳嗽，均属内伤咳嗽。《素问·咳论》云："五脏六腑皆令人咳，非独肺也。"简而论之，有痰热咳嗽、痰湿咳嗽、阴虚燥咳、肺虚咳嗽之别。

1. 痰热咳嗽

临床症状：咳嗽痰多，稠黏难咳，发热面赤，口苦烦渴，小便短赤，大便干燥，苔黄舌红，脉滑数，指纹红赤。

证候分析：多因肝热心火蕴伏，或外感之邪化火入里，灼津成痰，痰阻气道，而咳嗽；火气上升，肺气失宣，故发热；火邪亢盛，故见面赤，口苦烦渴，小便短赤，大便干燥。而其脉、舌之象，亦痰热内盛之候。

治法：清热化痰，润肺止咳。

处方：补脾经，补肾经，运内八卦，推三关，推揉膻中，揉二人上马，飞经走气，揉乳根、乳旁、足三里、丰隆，摩中脘、膏肓俞，水里捞明月，"肺经募俞方"或"肺经募郄方"。

方解：补脾经，运内八卦，推三关，补肾经，摩中脘、膏肓俞，揉丰隆、足三里，健脾气助运化，以杜生痰之源；揉膻中、乳根、乳旁，施"肺经募俞摩方"（中府、肺俞）或"肺经募郄方"（中府、太渊），以宽胸理气，化痰止咳；揉二人上马，行飞经走气，施水里捞明月，可清热除烦，泻火通便。

2. 痰湿咳嗽

临床症状：咳嗽痰壅，色白清稀，胸闷脘痞，纳呆厌食，神乏困倦，舌质淡红，苔白滑，脉滑，指纹淡青。

证候分析：《柳选四家医案》云："肺为贮痰之器，脾为生痰之源。肺虚则痰不化，脾虚则湿不能运。"由此可知，痰湿从脾胃滋生，上渍于肺，故有咳嗽痰壅、色白清稀之候；痰湿内停，乃脾失健运，而发胸脘痞闷、纳呆厌食、神乏困倦之症；脉滑、舌苔白滑为痰湿内停之候。

治法：健脾燥湿，化痰止咳。

处方：补脾经、肺经，运内八卦，摩膻中，推板门，摩肺俞、脾俞、丰隆，"侠白宣肺摩方"。

方解：补脾经，运内八卦，摩肺俞、脾俞，推板门，可健脾益气，化痰燥湿；摩肺俞、膻中、丰隆，推肺经，施"侠白宣肺摩方"，可化痰止咳。

3. 肺虚咳嗽

临床症状：咳而无力，咳痰清稀，面色㿠白，胸闷气短，语音低微，喜温畏寒，体虚多汗，舌质淡嫩，脉细无力，指纹淡。

证候分析：《素问·五脏生成》篇云："诸气者皆属于

肺。"若因小儿禀赋不足，脏腑娇嫩，肺气虚弱，必致肺气壅而不宣，而发咳嗽诸症，此即《素问·至真要大论》篇"诸气膹郁，皆属于肺"之谓；其脉、舌、指纹，亦肺虚所致。且因肺气虚弱，卫外不固，故畏寒多汗。

治法：健脾胃，补肺气，司肃降，化痰止咳。

处方：补脾经、肺经，运内八卦，摩膻中、食窦、中脘，揉脾俞、肺俞、胃俞、膏肓俞。

方解：《素问·玉机真藏论》云："五脏者皆禀气于胃，胃者，五脏之本也。脏气者，不能自至于手太阴，必因于胃气，乃至于手太阴也。"故脾胃虚弱，必致肺不足，故补脾经、摩膻中、中脘、食窦，揉运按摩脾俞、胃俞，乃健脾胃、补肺气之大法。补肺经，揉肺俞、膏肓俞，乃补肺气、益虚损、宽胸利膈、止咳化痰之治。"侠白宣肺摩方"，由摩侠白、列缺、肺俞组成，以其益肺气、达宗气、化痰止咳之功，为治内伤咳嗽之效方。

尚有以摩太渊、太白、脾俞、章门组成之"培土生金止咳方"，可益肺健脾，化痰止咳，亦为治内伤咳嗽之良方。

第三节　哮　喘

哮喘是小儿时期常见的一种发作性的肺部疾患。哮喘，是哮证与喘证的合称。哮是指呼吸急而喉间有痰鸣声；喘，主要指呼吸迫促。其发作严重时均可见张口抬肩、不能平卧等症。大凡哮证多有兼喘，而喘有不兼哮者。哮喘有广意和狭义两种，广意哮喘包括心、肺多种疾病；狭义的哮喘是指支气管哮喘。本节所要表述的系指后者而言。盖因素体肺、脾、肾三脏不足，气化失司，痰饮留伏而发病，故有肺气虚弱、脾虚气弱、肾虚不纳三证。

1. 肺气虚弱

临床症状：喘鸣有声，面色㿠白，气短懒言，语音低微，倦怠乏力，自汗出，形寒肢冷，舌淡苔薄，脉细无力，指纹淡红。

证候分析：《灵枢·经脉》篇云："肺手太阴之脉……是动则病肺胀满，膨膨而咳喘。""是主肺所生病者，咳，上气喘喝，烦心，胸满。"关于其致病之由，清·李用粹《证治汇补》云："肺居五脏之上，升降往来，太过不及，或六淫七情之所伤，或食饮碍气之为病，是由呼吸之气，不得宣畅而生喘。"此即《素问·至真要大论》"诸气膹郁，皆属于肺"之谓。综观此证之病候，皆因肺气虚弱，肃降失司所致，诚如清·何汝櫆《伤寒原旨》所云："喘家其肺气必虚。"

治法：补肺固卫，豁痰平喘。

处方：清肺经，揉运膻中，摩肺俞、膏肓俞，运内八卦，揉天突、丰隆、中脘。

病重者，尚可加用"列缺膻中平喘方"。

方解：清肺经，揉运膻中，运内八卦，有清宣肺气、利胸快膈、降气平喘之功，以解哮喘之候；摩肺俞、膏肓俞，揉天突、丰隆、中脘，可化痰结之证。

发热，加清天河水，退六腑，掐四横纹；畏寒，加推三关，揉外劳宫；久病体虚，肾不纳气者，加推三关，补脾经，补肾经，摩食窦。

"列缺膻中平喘方"，由揉摩列缺、膻中、肺俞、丰隆、中脘、尺泽组成，可益肺平喘，化痰止咳，为治肺虚失宣而致哮喘病之效方。

2. 脾虚气弱

临床症状：呼吸急促，喘鸣有声，咳而痰多，脘痞纳呆，面色欠华，大便不实，形体消瘦，倦怠乏力，舌淡苔少，脉缓而弱，指纹色淡红。

证候分析：元·朱震亨《丹溪心法》云："脾胃俱虚，体弱之人，皆能发喘。"清·魏之琇《续名医类案》云："脾虚而失生化之源则喘。"盖因脾虚不能生气，则化源不足，故面色欠华，形体消瘦，倦怠乏力。脾失健运，故见脘痞纳呆，大便不实。古人云："肺为贮痰之器，脾为生痰源。"运化失司，则聚湿成痰，痰浊上泛，故痰多而咳喘。

治法：健脾胃，司气化，化痰湿，止咳定喘。

处方：推脾经、四横纹、板门，摩中脘、食窦，揉脾俞、肺俞、丰隆，运内八卦，赤凤摇头，飞经走气。

方解：推脾经、四横纹、板门，揉脾俞，健脾益气，温阳化痰，以杜生痰之源；摩中脘、食窦，运内八卦，以除痞消胀，利肺气，而解"膹郁"；揉丰隆、肺俞，施赤凤摇头、飞经走气法，以除痰壅作喘之候。

3. 肾虚不纳

临床症状：呼吸急促，喘鸣有声，甚则张口抬肩，难以平卧，面色㿠白，形寒怯冷，下肢欠温，脚软无力，动则心悸气促，大便澄澈清冷，或夜间遗尿，舌淡苔白，脉细弱，指纹色淡。

证候分析：明·张介宾《景岳全书》云："盖实喘者有邪，邪气实也；虚喘者无邪，元气虚也。"清·叶天士《临证指南医案》云："喘证之因，在肺为实，在肾为虚。"《恽铁樵演讲录》云："肺肾同源，哮喘之证，多由肾不纳气，故宜温肾。"盖因肺主出气，肾主纳气，出纳失职，则肺气宣降无力，肾气不能摄纳，故见哮喘；肾为元气之根，肾阴亏乏，不能濡养筋骨，故腰膝酸软，下肢不温；肾阳不足，故见面色㿠白，形寒怯冷；肾阳不足，命门火衰，故心气亦不足，精血同源，肾阴不足，亦必心血不足，故见心悸气促；肾主二便，肾虚则大便澄澈清冷，膀胱失约则遗尿。

治法：补肾固本，纳气定喘，佐以化痰止咳。

处方：补肾经、肺经，揉肾俞、膏肓俞、肺俞、心俞、膻中、丰隆、小天心，摩脐、丹田，运内八卦，合阴阳，苍龙摇尾，飞经走气，赤凤摇头。

方解：补肾经，揉运肾俞、膏肓俞，摩脐、丹田，运内八卦，施苍龙摇尾，以益肾元而达纳气定喘、固二便之功；补肺经，揉肺俞，揉丰隆、膻中，行飞经走气、赤凤摇头之术，以除痰壅咳喘之候；揉运小天心，合阴阳，揉心俞，以宁心定志。

若见肺肾气虚之哮喘者，尚可施以"金水相滋平喘方"。方由摩太渊、鱼际、太溪、肺俞、肾俞、膏肓俞、足三里组成，以成补肺肾、化痰浊、止咳平喘之功。

第四节 呕 吐

呕吐是小儿常见的一种证候，可见于多种疾病中。其证治，《推拿广意》记云："热吐者，夏天小儿游戏日中，伏热在胃，或乳母感冒暑气，乘热乳儿，或过食辛热之物，多成热吐。其候面赤唇红，五心烦热，吐次少而出多，乳片消而色黄是也。"《幼幼集成》云："盖小儿呕吐，有寒有热，有伤食，然寒热呕吐，未有不因于伤食者，其病总属于胃。"故究其因，有乳食积滞、胃中积热、脾胃虚寒之别。

1. 乳食积滞

临床症状：吐出物多为酸臭乳块或不消化食物，不思饮食，口气臭秽，脘腹胀满，大便秘结，或泻下酸臭，舌苔多厚腻，脉滑实，指纹淡红。

证候分析：乳食不节，停滞中脘，胃失和降，浊气上逆，故见呕吐不消化食物；胃失腐熟，脾失运化，而致宿食停滞，故口气臭秽，呕吐酸臭乳食，或泻下粪便酸臭；食物积滞，故脘腹胀满；脾虚失运，故乳食内停，不思饮食，舌苔厚腻，脉滑细，指纹淡红。

治法：消食导滞，和中消食。

处方：补脾经，推四横纹，运内八卦，揉板门、中脘、天枢、足三里，摩胃俞、脾俞，分腹阴阳，赤凤摇头。

方解：揉中脘、板门、天枢，分腹阴阳，赤凤摇头，摩胃俞，以消食导滞；推四横纹，运内八卦，可理气调中，消胀除满；补脾经，摩脾俞，按揉足三里，可成健脾和胃之用。

尚可予以"膈俞伤食摩方"，方由膈俞、三焦俞、巨阙组成，功能健脾和胃，宽胸利膈，化食导滞，降逆止呕，而为治疗食积呕吐之良方。

2. 胃有积热

临床症状：食入即吐，呕吐酸臭，口渴喜饮，身热烦躁，唇干面赤，大便气秽或秘结，小便黄短，舌红苔黄，脉滑数，指纹赤紫。

证候分析：由于乳母喜嗜炙煿、辛辣之品，乳汁蕴热，儿食母乳，以致热积于胃，或较大儿童，过食辛热、油腻之品，热积胃中，故食入即吐；热伤胃津，故身热烦躁，口渴喜饮，唇干面赤，大便秘结，小便黄短；脉、舌、指纹亦为胃热之征象。

治法：清热和胃，理气导滞。

处方：清脾经、胃经、大肠，退六腑，运内八卦，横纹推向板门，推下天柱骨、下七节骨，分腹阴阳，赤凤摇头，揉总筋。

方解：清脾经、胃经，配下推天柱骨，赤凤摇头，揉总筋，可清中焦积热，和胃降逆以止呕；退六腑，重在清胃肠之积热；运内八卦，横纹推向板门，分腹阴阳，意在理气宽中，除胀消满；清大肠，推下七节骨，功于泄热通便，使腑气得以通降下行。诸穴合用，而无呕吐之虞。

3. 脾胃虚寒

临床症状：病起较缓，病程较长，食久方吐，或朝食暮吐，吐出物多为清稀痰水，或不消化之乳食，不酸不臭，时作时止，面色㿠白，精神疲倦，四肢欠温，或腹部绵绵作痛，大便溏薄，小便清长，舌淡苔白，脉沉细无力，指纹淡红。

证候分析：患儿多属禀赋不足，脾胃虚弱，脾阳不展，运化失职，以致乳食停滞，痰饮留聚，久则上逆而发呕吐，故食久方吐，或朝食暮吐，吐物为清稀痰水，或为不消化乳食，且不酸不臭，时作时止；腹痛绵绵，四肢不温，神色、便溺、脉舌、指纹诸候，均系脾阳式微，运化失司，不能敷布精津之候。

治法：健脾益气，和胃导滞，温中助运。

处方：补脾经、大肠，推三关，揉外营宫，摩腹、脐中、膏肓俞、脾俞，推上七节骨，揉龟骨、甘载、精宁，或施以"内庭胃寒摩方"。

方解：推三关、外劳宫，揉甘载、精宁，以温阳散寒；配补脾经，摩腹、脐中、膏肓俞、脾俞，揉足三里，以健脾渗湿，和胃消胀；补大肠，推上七节骨，揉运龟尾，以温中止泻。"内庭胃寒摩方"，由按摩内庭、中脘、气海、内关、公孙组成，乃治脾胃虚寒性呕吐、腹痛之良方。

若暑令中暑而致呕吐者，当除暑解热，降逆止呕，有"暑令呕吐摩方"，方由委中、百劳、中脘、曲池、十宣、足三里、合谷组成。若脾胃虚弱，胃失和降，而致呕吐者，当健脾和胃，降逆止呕，而有"内关食窦止呕方"，方由内关、食窦、中脘组成。若因脾胃虚弱，肝气犯胃，而致呕吐者，可予"通谷巨阙快膈方"，由按摩通谷、膈俞、脾俞、三焦俞、巨阙、石关组成，以健脾和胃，疏肝理气，除满消胀，降逆止呕而收效。

第五节　流　涎

流涎，又称流涎不收，或名小儿滞颐，是指口角流涎，难以控制的病候。明·薛铠《保婴撮要》云："小儿滞颐者，涎流出而渍于颐间也。脾主液为涎，由脾胃虚寒，不能收摄耳。"

临床症状：口角流涎，难以控制，纳食呆滞，四肢欠温，面色㿠白，精神疲倦，大便溏薄，舌淡苔薄白，脉细无力，指纹淡。

证候分析：《灵枢·九针论》云："脾主涎。"盖因患儿禀赋不足，脾阳式微，脾虚不能收摄，故口角流涎难收；脾运失司，胃纳欠佳，故纳食呆滞，大便溏薄；阳不布津，则见舌淡，苔薄白；脾主四肢，气血生化之源不足，故四肢欠温；《素问·经脉别论》云："脾气散精，上归于肺。"《素问·痿论》云："心主身之血脉。"《灵枢·五色》篇云："心合脉。"脾胃虚弱，生化之源不足，故水谷之精微不能"上归于肺"，心血不足，故脉细无力，指纹淡。

治法：健脾温中，益气固涎。

处方：补脾经，推三关，摩食窦、中脘、气海，揉脾俞、膏肓俞、甘载、涌泉，运外劳宫、五经，推板门。尚可予"魂门阳关控涎方"或"二关中脘控涎方。"

方解：补脾经，推三关，运外劳宫，揉脾俞、膏肓俞、甘载、涌泉，摩气海，运五经，可补命门，温脾阳，以健脾敛涎；摩食窦、中脘，推板门，益气血生化之源，和胃消食，以除余症。

"魂门阳关控涎方"，由摩魂门、膝阳关组成，可养肝阴，调枢机，守魂神，控涎津，适用于因肝阴不足，枢机不利，控涎失司之流涎证。"二关中脘控涎方"，由摩膈关、内关、中脘组成，可理气导滞，宽胸利膈，治疗流涎。

第六节　便　秘

便秘，又称便闭、大便难，是大便秘结不通，大便时间延长，或欲大便而艰涩不畅的一种病证。最早的文献记载，首见于《内经》，如《素问·至真要大论》云："少阴之复，燠热内作……膈肠不便"。《素问·举痛论》云："热气留于小肠，肠中痛，瘅热焦渴，则坚干不得出，故痛而闭通矣。"此均系热病后耗伤津液而致便秘。隋·巢元方《诸病源候论》云："大便难者，由五脏不调，阴阳偏有虚实，谓三焦不和，则冷热并结故也。"由此可知，便秘有冷、热、虚、实之分。

1. 实秘

临床症状：大便干结，小便短赤，面赤身热，口臭喜冷饮，胸胁痞满，纳食减少，苔黄燥，脉弦，指纹色紫。

证候分析：此证多因饮食不节，或过食辛热厚味，致胃肠积热，或情志不畅，五志化火，气滞不行，或邪热内燔，津液受灼，肠燥腑气不通，而见大便秘结，小便短赤，面赤身热，苔黄，脉弦，指纹色紫；腑气不通，气滞不行，故见胸胁痞满，纳食减少，口臭喜冷饮之候。实秘者多属热秘。

治法：理气导滞，清热通便。

处方：清大肠，退六腑，运内八卦，推虎口三关，揉按膊阳池，摩腹、中脘、胁肋、天枢，按揉足三里，下推七节骨。

尚可予以"照海支沟热秘方"。

方解：隋·巢元方《诸病源候论》云："下焦有热，则大便难。"明·龚信《古今医鉴》云："燥气在里，耗其津液，则大便秘结。"故清大肠，摩天枢，以荡涤下焦邪热积滞；摩腹、中脘，按揉足三里，推虎口三关，以健脾和胃，调补气血，消食行滞；运内八卦，推胁肋，以疏肝理气，除胀消满；下推七节骨，按揉膊阳池，退六腑，以清热通便。

"照海支沟热秘方"，由摩照海、支沟、足三里组成，以其清热通便、养阴润燥、消滞除满之功，而为阳明腑实证之治方。

2. 虚秘

临床症状：面色㿠白无华，体瘦乏力，神疲气怯，形寒肢冷，语音低微，大便努挣难下，舌淡苔薄，脉沉细，指纹色淡。

证候分析：先天不足，或久病体弱，脾肾阳虚，故形寒肢冷；气血亏虚，气虚则大肠传送无力，或血虚津少不能滋润大肠，而致大便干结难下；气血亏虚，故面色无华，神疲气怯，语音低微，形瘦乏力；脾失健运，故舌淡苔薄；心脉失充，故脉沉细，指纹色淡。

治法：益气养血，滋阴润燥。

处方：补脾土，推虎口三关，揉上马、膊阳池，摩腹、中脘、大肠俞、肾俞、脾俞、膏肓俞，捏脊，按揉足三里、太溪、关元。

方解：明·戴元礼《证治要诀》云："冷秘由于冷气横于胃肠，凝阴固结，津液不通，胃道秘塞，其人肠内气攻，喜热恶冷。"明·张介宾《景岳全书》云："凡下焦阳虚阳气不行，则不能传送而阴凝于下，此阳虚而阴结也。"故补脾土，推虎口三关，揉上马，按揉膊阳池，健脾温中，振奋脾阳，以解阴结冷秘之候；《素问·水热穴论》云："肾者胃之关。"隋·巢元方《诸病源候论》云："邪在肾，亦令大便难。"金·李杲《兰室秘藏》云："肾主大便，大便难者，取足少阴。"盖因肾为胃之关，司二便，肾气虚，关门不利，故摩肾俞，揉肾之原穴太溪、肾之募穴关元，以其温肾阳以解阴结，益肾气而通关开结；摩腹、中脘、膏肓俞、脾俞、大肠俞，捏脊，按揉足三里，以滋阴润燥，理肠通便。

验诸临床，尚有"章门二阙便秘摩方"，方由章门、巨阙、神阙、太白、支沟、照海、大都组成。"大横通便摩方"，方由大横、大肠俞、天枢、上巨虚、下巨虚组成。前者具补五脏、通六腑、润肠通便之功，后者具调和胃肠、益气健脾、润肠通结之效，均可用于大便秘结者。

第七节　腹　泻

小儿腹泻，是小儿临床常见的临床证候，是以大便次数增多，粪质稀薄或如水样为主症。宋·陈言《三因极一病证方论》云："方书所载泻利，与经中所谓洞泄、飧泄、溏泄、溢泄、濡泻、水谷注下等，其实一也。"对此，明·皇甫中《明医指掌》云："泄者，大便溏清；泻者，大便直下。略有轻重，总是脾虚。"故泄泻者，多因小儿脾胃虚弱，或感受外邪，或内伤乳食，致脾胃运化、肠腑传化功能失司而生泄泻。

对此，《推拿广意》记云："胃为水谷之海，其精英流布以养五脏，糟粕传送以归大肠，内生由乳食所致，外伤因风寒暑湿所感，饥饱失时，脾不能消，冷热相干，遂成泻利。若脾胃合气以消水谷，水谷既分，安有泻也。盖脾虚则泻，胃虚则吐，脾胃俱虚，吐泻并作，久泻不止，元气不固，必传慢惊，宜大补之。"因其病因病机的不同，现多以寒湿、湿热、伤食、脾虚致泻，肾虚致泻论治。

1. 寒湿泻

临床症状：大便清稀多沫，色淡不臭，肠鸣腹胀，形寒肢冷，面色淡白，口不渴，小便清长，苔白腻，脉濡，指纹色淡红。

证候分析：脾恶湿喜燥，若乳食生冷，或感受寒湿之邪，湿困脾阳，使运化失司，影响对水谷及乳汁的消化、吸收、传导而发泄泻，大便清稀，肠鸣腹胀；脾阳不振，机体失于温煦，故见形寒肢冷，面色淡白；脾肾阳虚，阳不布津，则口不渴，小便清长，此即《内经》"诸病水液，澄澈清冷，皆属于寒"之谓也；寒湿困脾，生化之源不足，则气血不足，故脉濡，指纹淡红。

治法：温中散寒，化湿止泻。

处方：补脾经，推三关，补大肠，摩脐、脾俞、胃俞、膏肓俞、揉外劳宫、足三里，揉龟尾，推上七节骨。

若脾肾阳虚者，可予"关门复溜止泻方"。

方解：元·罗天益《卫生宝鉴》云："夫脾为五脏之至阴，其性恶寒湿。今寒湿之气内客于脾，故不能补脾助胃气，腐熟水谷，致清浊不分，水入肠间，虚莫能制，故洞泄如水，随气而下，谓之濡泄。"故有推三关，揉外劳宫，以温阳散寒；补脾经，摩脐，按揉足三里，以健脾燥湿，健中化饮；摩脾俞、胃俞、膏肓俞，揉运天枢、中脘，以消胀除满，缓急止痛；补大肠，摩大肠俞，推上七节骨，揉龟尾，以温中止泻。

"关门复溜止泻方"，由关门、复溜组成，具温肾阳、健脾胃、促气化、固肠止泻之功，为治脾肾阳虚而致腹泻之良方。

2. 湿热泻

临床症状：腹部胀满，腹痛即泻，急迫暴注，便色黄褐热臭，食欲不振，或伴泛恶，肢体倦怠，身有微热，口渴，尿少色黄，苔黄腻，脉滑数，指纹色紫。

证候分析：多因感受暑湿之邪，蕴结于脾胃，下注大肠，传化失职，故见泻下稀薄或如水注，此即《内经》"诸湿肿满，皆属于脾"之谓也；湿性黏腻，热势急迫，湿热交蒸，壅遏肠胃气机，而见腹部胀满，泻下色黄而臭，或见少许黏液，腹部时痛，此即《内经》"诸胀腹大，皆属于热""诸暴下迫，皆属于热"之谓也；湿热在下，而见尿少色黄，此即《内经》"水液浑浊，皆属于热"之谓也；他如食欲不振，肢体倦怠，此乃湿热困脾之候；发热乃外感暑湿之邪所致；口渴，苔黄，脉滑数，指纹色紫，亦湿热蕴结之症。

治法：清热利湿，调中止泻。

处方：清脾经、胃经、大肠、小肠，退六腑，揉大肠俞、小肠俞、天枢、龟尾。

方解：清·杨西山《弄丸心法》云："泄泻总由脾胃受伤，传化失常，清浊不分也。五泻俱由于湿。"清脾经、胃经，退六腑，以清除蕴于脾胃湿热之邪；清小肠、大肠，揉天枢、小肠俞、大肠俞，俾泌清别浊有司；揉龟尾，以理肠止泻。

若夏秋之际，感受暑湿之邪，可予"天枢公孙止利方"（天枢、中脘、关元、足三里、合谷、公孙），可健脾胃，和肠腑，止泻痢。或予"《灵枢》太白霍乱方"（太白、足三里、冲阳），以其健脾胃、清热邪、化湿浊、止呕泻之功，而适用于急性肠炎、细菌性痢疾。

3. 伤食泻

临床症状：腹胀腹痛，泻前哭闹，泻后痛减，大便量多酸臭，纳呆，口臭，或呕吐酸馊，舌苔厚腻，脉滑，指纹色淡。

证候分析：由于喂养不良，饥饱无度，或改变食物性质，或恣食油腻、生冷，或饮食不洁之物，导致脾胃损伤，不能腐熟水谷，而致腹泻，纳呆，或呕吐诸候。而其脉滑，舌苔腻，指纹淡红，亦脾之运化、胃之腐熟功能失司之候。

治法：消食导滞，和中助运。

处方：补脾经，清大肠，揉板门，运内八卦，揉中脘、天枢、龟尾、摩腹、食窦。

方解：伤食泻，又称食积泻。清·孙德润《医学汇海》对其临床见症有"食积泻者，泄则腹痛，泄后痛减，所下之粪，臭秽难闻，噫气作酸，脉弦滑"之记。究其因，明·秦景明《症因脉治》有"食积泄泻之因，饮食自倍，膏粱纵口……不能消化，则成食积泄泻之症"之论。其治，当健脾和胃，消食导滞。故有补脾经，揉中脘、食窦、板门，运内八卦，摩腹之施；清大肠，揉天枢，摩大肠俞，以疏调肠腑积滞；揉龟尾，以理肠止泻。

4. 脾虚泻

临床症状：久泻不愈，经常反复发作，身弱怯冷，手足不温，四肢倦怠，面色苍白，食欲不振，便稀夹有奶块及食物残渣，或每于食后即泻，舌淡苔薄，脉濡，指纹色淡。

证候分析：小儿脏腑娇嫩，脾常不足，且小儿生机旺盛，脾胃负担过重，一旦遇到外在因素的影响，必导致脾胃功能受损，则水谷不得运化，则水反为湿，谷反为滞，于是水湿滞留，下注肠道而为腹泻。水谷不能得以运化，以致后天气血生化之源不足，阳不布津，故见舌淡，苔薄；气血不足，则脉濡，指纹色淡。

治法：健脾益气，温阳止泻。

处方：补脾经，补大肠，推三关，摩腹、脐、食窦、膏肓俞，揉脾俞，推上七节骨，捏脊。

尚可予以"火旺土健九穴摩方"。

方解：明·秦景明《症因脉治》云："脾虚泻之证，身弱怯冷，面色萎黄，四肢倦怠，不思饮食，时时泻薄，此脾虚泻也。"健脾益气，温阳健中，乃治脾虚泻之大法也。故予以补脾经，推三关，捏脊，以成健脾温阳之功；摩脐、食窦，揉脾俞、膏肓俞，以成益气健中之用；补大肠，摩腹，推上七节骨，乃温阳止泻之施。

"火旺土健九穴摩方"（三焦俞、脾俞、肾俞、章门、天枢、食窦、命门、关元、足三里），以其温补脾肾、调和六腑、固肠止泻之功，而为慢性泄泻之治方。

5. 肾虚泻

临床症状：腹泻日久不愈，大便水样，次数频多，面色㿠白无华，四肢不温，身弱怯冷，纳食呆滞，舌淡苔白，脉弱无力，指纹淡红。

证候分析：肾为胃关，开窍于二阴。腹泻日久，脾阳式弱，损及肾阳，命门火衰，导致关门不利，而致肾虚泻。脾胃虚弱，运化腐熟水谷之功失司，故纳食呆滞；脾肾阳虚，生气不足，故见面色无华，四肢不温，身弱怯冷，舌淡苔白，脉弱无力，指纹淡红。

治法：培补命门，固肠止泻，佐以健脾和胃。

处方：补肾经、脾经、大肠，揉外劳宫，推三关，运内八卦，摩脐、关元、食窦、肾俞、脾俞、大肠俞、膏肓俞，揉百会、龟尾，推上七节骨。

尚可予以"《经纶》肾泄方"。

方解：明·张介宾《景岳全书》云："盖肾为胃关，开窍于二阴，所以二便之开闭，皆肾脏之所主。"清·张志聪《黄帝内经素问集注》云："肾者，胃之关也。关门不利，则聚水而为腹胀飧泄矣。"培补命门，温阳健中，乃治肾虚泻之大法，故有补肾经，揉外劳宫，推三关，摩脐、关元、肾俞、膏肓俞，捏脊之治；明·朱橚《普济方》云："凡治泻之法，先理其中焦，分利水谷，然后断下，医之大法也。"故有补脾经，运内八卦，摩脾俞、食窦之用；益气举陷，固肠止泻，有摩大肠俞，揉百会、龟尾，推上七节骨之施。

"《经纶》肾泄方"（命门、天枢、气海、关元），以其温补下焦、益元荣肾、健脾和胃、举陷固肠之功，而为肾泄之治方。

第八节　腹　痛

腹痛是小儿常见的临床证候。明·秦景明《症因脉治》云："痛在胃之下，脐之四旁，毛际之上，名曰腹痛。"由此可知，是以胃脘以下、脐旁及耻骨以上部位发生疼痛者，均统称为腹痛。其病因小儿与成人相似，多由腹部中寒、热伤、乳食积滞及虫积所致。对此，《幼幼集成》有"夫腹痛之证，因邪正交攻，与脏气相击，而作也。有冷，有热，有虫积，有食积，辨证无讹，而施治必效。"其证治，《推拿广意》记云："盖小儿腹痛，有寒，有热，有食积、癥瘕、偏坠、寒疝及蛔虫动痛，诸痛不同，其名亦异，故不可一概而论。"今多以寒痛、热痛、伤食痛、虫痛、虚寒论治。

1. 寒痛

临床症状：腹部疼痛，阵阵发作，遇冷更剧，得热较舒，或因受凉或饮食生冷后发生，面色青白，或兼大便清稀，舌淡苔白滑，指纹色淡红。

证候分析：《素问·举痛论》云："寒气客于肠胃之间，膜原之下，血不能散，小络急引，故痛。"由此可见，腹痛多因护理不当，或气候急剧变化，小儿腹部被风寒冷气侵袭，寒性收引，性凝不散，搏结肠间，以致气机阻滞，不通则痛；《素问·举痛论》又云："寒气客于皮肤，阴气盛，阳气虚，故为振寒寒栗。"于是有遇冷更剧，得热则舒，面色青白，指纹淡之候；寒凝胃肠，水谷不化，水走肠间而大便清稀；湿浊上逆，而舌苔白滑。

治法：温中散寒，理气止痛。

处方：补脾经、大肠、小肠，揉外劳宫，运外八卦，推虎口三关，摩腹、膏肓俞、脾俞，掐揉一窝风，拿肚角。

或予"胃腑募俞合方"。

方解：《诸病源候论》云："腹痛者，由脏腑虚，寒冷之气客于肠胃膜原之间，结聚不散，正气与邪气交争，相击为痛。"故"脏腑虚"，有补脾经、大肠、小肠，摩膏肓俞、脾俞，扶正之施；寒气客于肠胃膜原，有推虎口三关，揉外劳宫，助阳散寒祛邪之用；摩腹，揉一窝风，运外八卦，拿肚角，乃理气导滞、缓急止痛之治。

"胃腑募俞合方"，是由胃之募穴中脘、合穴足三里、背俞穴胃俞组成，以健脾和胃、温中散寒、消胀除满之功，而为脾胃虚弱、寒性腹痛之治方。

2. 热痛

临床症状：腹痛，时作时止，身热腹热，烦躁不安，口舌渴，大便或干结或泻利，舌红，苔黄腻，脉数，指纹紫。

证候分析：上述诸症，皆积热所致。《素问·举痛论》云："热气留于小肠，肠中痛，瘅热焦渴，则坚不得出，故痛而闭不通矣。"此乃热病之热结肠胃之腑实证也。《症因脉治》云："热积腹痛之证，身热腹热，烦躁不寐，时作时止，痛则汗出，或痛而作声，或痛而一泛即欲下痢。"此乃热病之阳明热利证也。《病因脉治》又云："热积腹痛之因，或因膏粱酒热，日积于中，或心肝火动，煎熬于内，或多食过饱，停积发热，凡此皆热积腹痛之症也。"此乃内生热邪而致腹痛也。小儿则多由乳食积滞，或心肝火动，或其母过食膏粱酒食，其乳汁亦热，积热于腹中而发病。

治法：清热通腑，调和胃肠。

处方：推虎口三关，退六腑，分阴阳，施黄蜂入洞，推四横纹，清胃经，摩胃俞、大肠俞，拿肚角。

方解：大凡感受暑热之邪，热结肠胃，或内伤乳食，酿成湿热，均可导致传导失司，腑气不通，气机壅滞而发腹痛，故有推虎口三关，退六腑，分阴阳，臂黄蜂入洞，推四横纹，侧推大肠诸法，以清热通腑，而解热邪；而清胃经，摩胃俞、大肠俞，拿肚角，乃成调和胃肠、理气导滞之治。

3. 伤食痛

临床症状：腹部胀满疼痛，拒按，厌食，嗳腐吞酸，恶心呕吐，矢气频作，腹泻或便秘，舌苔厚腻，脉滑。

证候分析：伤食痛，又称为食积腹痛。关于其病因病机，《素问·痹论》云："饮食自倍，肠胃乃伤。"明·秦景明《症因脉治》云："食积腹痛之证，胸腹胀满，痛不欲食，嗳气作酸，痛而欲利，利后稍减，或一条杠起，手按则痛，此食积腹痛之证也。"秦氏复云："食积腹痛之因，饮食不节，或饥饱伤损，或饱时强食，或气食相凝，或临卧多食，皆成腹痛之症也。"由此可见，乳食不节，或恣食生冷食物，停滞中焦，气机受阻而致腹痛。

治法：调和胃肠，消食导滞，和中止痛。

处方：补脾经，清大肠，揉板门，运内八卦，揉中脘、天枢，分腹阴阳，拿肚角，揉足三里，摩脾俞、胃俞、大肠俞。

尚可予以"商曲理气调冲方"。

方解:《临证指南医案》邵新甫按云:"审其痛势之高下,辨其色脉之衰旺,细究其因,确从何起。大都在脏者,以肝、脾、肾为主,在腑者,以肠胃为先。"而伤食痛者,乃食物停滞中焦,气机受损所致。故法当调和胃肠,消食导滞,有揉中脘、天枢,清大肠,运内八卦之施;补脾经,揉板门,分腹阴阳,摩脾俞,乃健脾和中之治。清·刘仕廉《医学集成》云:"通则不痛,痛则不通,二语是治腹痛要着。"故拿肚角,揉足三里、胃俞、大肠俞,乃理气通腑、缓急止痛之用。

"商曲理气调冲方",由摩商曲、中脘、天枢、内关、足三里组成,以其益元调冲,理气导滞,缓急止痛之功而愈病,尤适用于小儿乳食积滞之腹痛。

4. 虫痛

临床症状:腹痛突然发作,以脐周为甚,时发时止,有时可在腹部摸到蠕动之块状物,时隐时现,有便虫病史,小儿清瘦,纳呆,或嗜食异物。若蛔虫窜行胆道则痛如钻顶,时发时止,伴有呕吐。

证候分析:由于感染蛔虫,扰动肠中,或窜行胆道,或虫多而扭结成团,阻碍气机,而致腹痛。

治法:温中行气,安蛔止痛。

处方:揉一窝风、外劳宫、足三里,推虎口三关,摩腹,揉脐。

方解:摩腹,揉脐、足三里,以健脾和胃,行气止痛;揉一窝风、外劳宫,推虎口三关,以温中安蛔。若是虫窜行胆道,可按揉胆俞、膈俞、脾俞、胃俞、大肠俞,以调达枢机,缓急止痛。

5. 虚寒腹痛

临床症状:腹部隐隐作痛,时作时止,喜温喜按,得温则舒，面色萎黄，精神倦怠，形体清瘦，四肢清冷，食欲不振，食后作胀，易发腹泻，舌淡苔薄，脉沉细，指纹色淡。

证候分析：中焦虚寒，脾阳不振，气血虚弱，脏腑失于温养，脉络凝滞，而致腹痛，且其痛时作时止，喜温喜按，得温则舒；脾胃虚弱，运化失司，胃纳受阻，故食欲不振，食后作胀，舌淡苔薄，或完谷不化，易发腹泻；气血生化之源不足，不能濡养肌肤、血脉，故面色萎黄，精神倦怠，形体消瘦，四肢清冷，脉沉细，指纹色淡。

治法：温补脾肾，和络止痛。

处方：补脾经、肾经，推三关，揉外劳宫、中脘、脐、气冲、丹田，按摩关元俞、膏肓俞、足三里。

尚可辅以"梁丘三里腹痛方"。

方解：清·郑寿全《医法圆通》云："脐上属脾胃，脐下属肝肾。痛在脐上，着重脾胃；痛在脐下，着重肝肾。"清·李用粹《证治汇补》云："上虚痛者，脾胃伤也，非调补中州不可；下虚痛者，肝肾败也，非温补命门不可。临证之顷，最宜审谛。"故其治，补脾经、肾经，推三关，揉外劳宫、足三里，有温补脾肾、益气止痛之施；盖因养肝肾，就是调冲任，故揉中脘、丹田、气冲、摩脐、关元俞、膏肓俞，乃和络止痛之用。

"梁丘三里腹痛方"，是由按摩梁丘、足三里、中脘、公孙、内关组成，以其健脾和胃、温中散寒、缓急止痛之功而愈病。

第九节　脱　肛

脱肛，又名州出。《诸病源候论》云："脱肛者，肛门脱出也。"故脱肛是指肛门直肠脱垂的一种病证。清·刘仕廉《医学集成》云："脱肛者，肛门翻出也。有脾虚，有肾虚，有血虚，有血热，有湿热，有因痔痛，有因强挣，有因痢后，有因产后，种种不同。"就儿科而言，其治多从气虚、实热二证论治。

1. 气虚脱肛

临床症状：肛门直肠脱出不收，肿痛不甚，面色无华，形体消瘦，精神萎靡，舌淡苔薄，指纹色淡。

证候分析：此证多因小儿先天不足，或病后体弱，或因泻利日久，耗伤正气，气虚陷于下，升摄无权而发。

治法：补中益气，升提固托。

处方：补脾经，补肺经，补大肠，推虎口三关，按揉百会，右运外劳宫，揉龟尾，推上七节骨，捏脊，揉运委中。

尚可予以"百强大肠俞方"或"《千金》脱肛方"。

方解：小儿先天不足，或病后体弱，或因泻利日久，耗伤正气，气虚下陷，升摄无权，导致脱肛。故健脾益气，举陷固脱，有补脾经，推虎口三关，按揉百会，捏脊之施；元·朱震亨《丹溪心法》云："肺与大肠相表里……肺脏虚寒，则肛门脱出。"故补肺经，补大肠，乃补肺益气敛肛之用；右转揉运外劳宫，性温，有温阳之功，故为治气虚脱肛之法；而揉龟尾，推上七节骨，有益气举陷敛肛之效；《灵枢·经别》篇云："足太阳之正……别入肛。"意谓足太阳经脉之支别入于委中，其别络之脉入于肛，故委中可激发太阳经之脉气，有升阳举陷提肛之功，故有揉运委中之治。

若肾气虚，命门火衰，阳虚气陷脱肛，可补肾经，摩命门、肾俞、脾俞、肺俞、大肠俞、膏肓俞，乃火旺土健之法。

"百强大肠俞方"，由按摩百会、长强、大肠俞组成；"《千金》脱肛方"，由摩横骨、长强组成。二方均具益元荣督，补气健中，举陷束肛之功。

2. 实热脱肛

临床症状：肛门直肠脱出，红肿刺痛瘙痒，兼有口干苔黄，大便干结，小便短赤，指纹色紫。

证候分析：多因大肠积热，或因肺与大肠相表里，肺热传腑，则大肠燥结，迫肛门外脱。

治法：清热润燥通便。

处方：清脾经，清大肠，清小肠，退六腑，按揉膊阳池，揉天枢，揉龟尾。

方解：清大肠，揉天枢，退六腑，以清肠腑积热；清脾经，清小肠，以清利湿热；按揉膊阳池，以清肠热；揉龟尾，以理肠提肛。

第十节　厌　食

厌食，又称不思食，是指小儿较长时期见食不贪，食欲不振，甚则拒食的一种常见病。多因乳食喂养不当，脾胃不和，受纳运化失司而致。多从脾运失健、胃阴不足、脾胃气虚论治。

1. 脾运失健

临床症状：不思饮食，或食而无味，或拒进饮食，面色少华，形体偏瘦，苔白或薄腻，脉尚正常，指纹淡红。

证候分析：《灵枢·五阅五使》篇云："口唇者，脾之官也。"《素问·阴阳应象大论》云："脾主口。"《素问·灵兰秘典论》云："脾胃者，仓廪之官，五味出焉。"由此可见，脾气通于口，且脾为"后天之本"，脾不和，则口不能知五味，故有不思饮食之候。小儿正处于生长发育旺盛时期，全赖脾之健运，敷布精微，以生气血，以营养全身。若长期饮食不多、厌食、拒食，则生化之源不足，不荣于面，则面色少华，形体偏瘦；脾失健运，湿浊上泛，故见舌苔白或薄腻、指纹淡红之候。

治法：健脾助运，佐以消食和中。

处方：补脾经，推虎口三关，揉外劳宫，摩腹、食窦，揉脐、脾俞，运内八卦。

尚可予"意舍食窦摩方"。

方解：《诸病源候论》云："脾者脏也，胃者腑也，脾胃二气相为表里。胃为水谷之海，主受盛饮食者也。脾气磨而消之，则能食。"故补脾经，摩脾俞，推虎口三关，揉外劳宫，以补脾健中；摩腹、食窦，揉脐，运内八卦，以消食和中。

"意舍食窦摩方"，由按摩意舍、食窦、脾俞、胃俞、梁丘组成，乃为脾胃虚弱厌食之治方。

2. 胃阴不足

临床症状：口干多饮而不喜饮食，皮肤干燥，缺乏润泽，大便多干结，舌苔多见光剥，或舌红少津质红，脉细，指纹色紫。

证候分析：《素问·刺法论》云："胃为仓廪之官，五味出焉。"《灵枢·本输》篇云："胃者，五谷之府。"盖因胃为阳腑，体阳而用阴，主受纳腐熟水谷。故胃阴不足，则水谷少入，津液无由化生，阴伤则液乏，故舌红少津；而皮肤干燥，缺乏润泽，口干多饮，大便干结，指纹色紫，亦乃胃阴不足之征。

治法：养胃育阴，生津润燥。

处方：清胃经、大肠，掐四横纹，运内八卦自坤经兑至乾，推膊阳池，摩脾胃、胃俞、膏肓俞。

方解：清·林佩琴《类证治裁》云："治胃阴虚不饥不纳，用清补。"故有清胃经、大肠，掐四横纹，推膊阳池之治，以清肠之热而存胃肠之阴；运内八卦自坤经兑至乾，乃土生金，金生水，而成金水相滋之功，以达清热养阴之治；摩脾俞、肾俞、胃俞、膏肓俞，乃养胃生津之法，具清而不滋、补而不碍脾运之效。

3. 脾胃气虚

临床症状：厌食，拒食，若稍进饮食，则大便中即夹有不消化乳食残渣，或大便不成形，神气疲倦，面色萎黄，自汗出，舌淡苔薄，脉弱，指纹色淡。

证候分析：《诸病源候论》云："胃为水谷之海，主受盛饮食者也。脾气磨而消之，则能食。今脾胃二气俱虚弱，故不能饮也。"意谓脾胃气虚，则腐熟、运化水谷之功欠佳，故满而不能食，而有厌食及大便不实之候；脾胃为气血生化之源，脾胃气虚，化源不足，气血亏虚，故见神气疲倦，面色萎黄，脉弱，指纹淡之症；脾阳不振，阳不布津，故舌淡苔薄；气虚卫阳不固，故自汗出。

治法：健脾益气，和胃消食。

处方：补脾经、胃经，推虎口三关，揉板门、中脘、天枢，推四横纹，运内八卦，分腹阴阳，按揉脾俞、胃俞、膏肓俞、足三里。

尚可予"承满食馨方"或"梁门中脘增食方"。

方解：明·孙一奎《赤水玄珠》云："不能食者，由脾胃馁弱，或病后而脾胃之气未复，或痰客中焦，故不能食，非心下痞满而恶食也。治当补益而开豁之。"健脾益气，有补脾经，按揉脾俞，揉板门、中脘、天枢，运内八卦之治。《临证指南医案》云："有胃气则生，无胃气则死，此百病之大纲也。"《幼幼新书》云："儿羸瘦不生肌肤，皆脾胃不和，不能饮食，故气血衰弱，不荣肌肤。"故而有面色萎黄，指纹色淡之候。和胃消食，化生气血，有推虎口三关，推四横纹，分腹阴阳，补胃经，摩胃俞、膏肓俞，按揉足三里之施。

"承满食馨方"，由承满、中脘、天枢、上巨虚组成，"梁门中脘增食方"，由梁门、中脘组成，均为和胃通腑之治方。

第十一节 疳 积

疳积是疳证和积滞的总称。积滞是小儿内伤乳食，停聚不化，气滞不行所形成的疾患，以不思乳食、食而不化、腹部胀满、大便不调为特征。其病因，《诸病源候论》记云："小儿食，不可过饱，饱则伤脾，脾伤不能磨消于食。"其证治，《推拿广意》记云："儿所患积症，皆因乳哺不节，过餐生冷、坚硬之物，脾胃不能克化，积滞中脘，外为风寒所袭，或因夜卧失盖，致头痛面黄，身热，眼胞微肿，肚腹膨胀，足冷肚热，喜睡神昏，饮食不思，或呕，或哕，口噫酸气，大便酸臭，此为陈积所伤，先宜发表，后宜攻积。"疳证是由于喂养不当，使脾胃受损，气液耗伤而致身体羸瘦、面黄发枯等症。究其因，《诸病源候论》云："由于哺食过度，而脾胃尚弱，不能磨消故也。哺食不消，则水谷之精减损，无以荣其气血，致肌肉消瘠。其病腹大颈小，黄瘦是也。"《推拿广意》记云："大抵疳之为病，皆因过餐饮食，于脾家一脏有积不治，传之余脏而成五疳之疾。若脾家病去，则余脏皆安。苟失其治，日久必有传变，而成无辜之疾，多致不救，可不慎哉！"由此可见，积滞与疳证有轻重程度的不同，故古人有"无积不成疳"之论。如元·曾世荣《活幼口议》有云："积是疳之母，所以有积不治乃成疳候。又有治积不下，其积存而脏虚，成疳尤重。"因此本讲统以疳积论治，其证治以积滞伤脾、气血两亏述之。

1. 积滞伤脾

临床症状：形体消瘦，体重不增，腹部胀满，纳食不馨，精神不振，夜寐不安，大便不调，常有恶臭，舌苔厚腻。

证候分析：《素问·灵兰秘典论》云："脾胃者，仓廪之官，五味出焉。"此即脾主运化，胃主受纳，行受纳腐熟、运化输布水谷精微之谓也。若因乳食不节，或过食肥甘，伤及脾胃，脾胃受纳运化之功失司，升降功能失序，乃成积滞，积滞日久失治，脾胃更伤，转化为疳。

治法：调理脾胃，消积导滞。

处方：补脾经，推虎口三关，揉板门、中脘、天枢、食窦，推四横纹，运内八卦，分腹阴阳，摩脾俞、胃俞、膏肓俞，按揉梁丘。

尚可予"贯根通结腹街方"。

方解：《活幼口议》云："治疳之法，量候轻重，理其脏腑，和其中脘，顺其三焦，使胃气温而能食，脾元壮以消化，则脏腑自然调贴。"故推虎口三关，揉板门、中脘、天枢，摩胃俞，按揉梁丘，分腹阴阳，消食化积，以疏调胃肠积滞；推四横纹，运内八卦，增其消积导滞之效。揉食窦，补脾经，摩脾俞、膏肓俞，按揉梁丘，以健脾开胃，消食健中。

"贯根通结腹街方"由"腹街摩方"（足太阴经之根穴隐白、结穴中脘）与脾俞、胃俞、天枢、足三里组成，以其健脾和胃、消痞导积之功而愈病，适用于乳食积滞损伤脾胃而致疳积者。

2. 气血两亏

临床症状：面色萎黄或㿠白，毛发枯黄稀疏，或头毛作穗，骨瘦如柴，精神萎靡或烦躁，睡卧不宁，啼声低弱，四肢不温，发育障碍，腹部凹陷，大便溏泄，舌淡苔薄，指纹色淡。

证候分析：《灵枢·营卫生会》篇云："中焦亦并胃中，出上焦之后，此所受气者，泌糟粕，蒸津液，上注于肺，乃化为血，以奉生身，莫贵于此。"此亦《灵枢·决气》篇"中焦受气取汁，变化而赤，是谓血"之谓也。该篇又云："上焦开发，宣五谷味，熏肤，充身，泽毛，若雾露之溉，是谓气。"若"中焦受气取汁""上焦开发，宣五谷味"之功失司，气血生化不足，气血亏虚，不能濡养肌肤，故有面色、毛发、形体异常之症。《素问·八正神明论》云："血气者，人之神。"《灵枢·天年》篇云："黄帝曰：何者为神？岐伯曰：血气已和，荣卫已通，五脏已成，神气舍心，魂魄毕具，乃成为人。"若化源不足，气血亏虚，"神气舍心"之功失司，故有"精神萎靡""烦躁""睡卧不宁"之候；而"大便溏泄""舌淡苔薄"之症，皆因脾之运化、胃之受纳腐熟、肠之泌清别浊功能失司所致。

治法：温中健脾，补益气血。

处方：推脾经，推虎口三关，揉外劳宫，运内八卦，揉四横纹、中脘、食窦，按揉足三里，捏脊，摩脾俞、膏肓俞、胃俞。

尚可予"《大全》膈俞化痞方"。

方解：明·万全《幼科发挥》云："痞证，此小儿科之极病也，虽有五脏之不同，其实皆脾胃之病也。"故有推脾经，推虎口三关，揉中脘，捏脊，摩食窦，健中益脾，补益气血，增进饮食之施；有运内八卦，揉外劳宫，温中助阳，调理气血之用；揉足三里，摩脾俞、胃俞、膏肓俞，以成调和气血、消导积滞之功；掐揉四横纹，可通达脏腑，调中气，和气血，消胀满。诸穴合用，为治痞证必施之法。

"《大全》膈俞消痞方"，方由摩膈俞、内关、肝俞、大敦、照海组成，以其理气导滞、活血化瘀、通痞散结之功，而用于痞积之候。

第十二节　肠套叠

肠套叠，是一段肠管套入与其连续的相邻近的肠管腔内，造成肠腔梗阻的一种疾病，为婴幼儿常见的疾病。中医称为"关格""肠结"。最早的文献记载，首见于《内经》，如《灵枢·四时气》云："饮食不下，膈塞不通，邪在胃脘。在上脘则刺抑而下之，在下脘则散而去之。"胃脘，是上、中、下脘的总称，泛指脘腹部。

临床症状：阵发性腹痛，在脐周或右下腹部突然剧烈作痛，婴儿表现为突发大哭，面色苍白，出汗，下肢蜷缩，呕吐，腹胀，且在右腹部或升横结肠处有肿块，大便不通。

证候分析：《灵枢·本输》篇云："大肠者，传导之腑。""小肠者，受盛之腑。"《素问·灵兰秘典论》云："大肠者，传导之官，变化出焉。""小肠者，受盛之官，化物出焉。"由此可见，肠为"传导""化物"之腑，以通降下行为顺，滞塞上逆为病。《灵枢·卫气》篇云："六腑者，所以受水谷而行化物者也。"若肠腑行化物之功失司，必然导致通降功能异常，使肠道气机痞结，滞塞上逆，而发本病。

治法：疏达气机，调理肠道，通滞启闭。

处方：推虎口三关，摩腹，揉脐、中脘，分腹阴阳，按揉足三里、脾俞、气冲、天枢。

方解：分腹阴阳，摩腹，揉脐，乃疏达气机之施；推虎口三关，揉运中脘、足三里，乃调理肠胃之治。《灵枢·卫气》篇云："气在腹者，止于背腧与冲脉于脐左右之动脉者。"故取脾俞、气冲、天枢，乃通滞启闭，畅达腹气之法。

若肠套叠，腹胀重，腹痛轻，可予以"滑肉理气通腑方"（按摩滑肉门、中脘、足三里），重在健脾胃，消胀除满，理气止痛；对腹胀腹痛之重症者，可予"天枢肠痹方"（按摩天枢、气海、关元、大肠俞、上髎），以其通达肠腑、理气导滞、缓急止痛之功而愈病。

第十三节　遗　尿

清·陈复正《幼幼集成》云："小便自出而不禁者，谓之遗尿；睡中自出者，谓之尿床。"今统称遗尿，或称遗溺。《素问·宣明五气》篇云："五气所病……膀胱不利为癃，不约为遗溺。"故而3岁以下的儿童，由于在生理上脏腑未坚，经脉未盛，气血未足，脑髓未充，智力未健，对排尿的自控能力极差，故而尿床不属病态。由于病因病机的不同，对其证治，以下元虚寒、脾肺气虚、肝经湿热分述之。

1. 下焦虚寒

临床症状：睡中遗尿，多则一夜数次，醒后方觉，神疲乏力，面色苍白，肢凉怕冷，下肢无力，腰腿酸软，智力较差，小便清长，舌质淡，脉弱，指纹淡红。

证候分析：《素问·逆调论》云："肾者水脏，主津液。"《素问·灵兰秘典论》云："膀胱者，州都之官，津液藏焉，气化则能出矣。"《灵枢·本输》篇云："三焦者，中渎之腑也，水道出焉，属膀胱，是孤之府也。"意谓肾为先天之本，主水，藏真阴真阳，下通于阴，职司二便，与膀胱相表里，膀胱为津液之腑，小便乃津液之余，小便的排泄与贮存，全赖肾阳之温补气化。且肾中元阳，又为三焦气化之源，故三焦的气化，亦赖肾阳之充盛。由此可知，小便的正常排泄，有赖于肾阳的温化、膀胱和三焦的气化。若小儿肾气不足，下元虚冷，不能温化，则三焦气化失司，膀胱闭藏失职，不能约束水道，而产生遗尿。肾气虚，真阳不足，命门火衰，故神疲乏力，面色苍白，肢凉怕冷。腰为肾之外府，肾主骨生髓，肾虚故腰膝酸软。肾虚髓海失荣，故智力较差。下元虚寒，故小便清长。舌淡，脉弱，指纹淡红，亦虚寒之象。

治法：温补肾阳，固涩小便。

处方：补肾经，推虎口三关，揉外劳宫，按揉百会、丹田，摩肾俞、三焦俞、膀胱俞、膏肓俞，按揉太溪、三阴交。

方解：《诸病源候论》云："小便不禁者，肾气虚，下焦受冷也。肾主水，其气下通于阴，肾虚下焦冷，不能温制其水液，故小便不禁也。"故有揉丹田，补肾经，摩肾俞，以温补肾气，壮命门之火，以固涩下元。《诸病源候论》又云："遗尿者，此膀胱虚冷，不能约于水故也。"故有按揉百会，推虎口三关，右转揉外劳宫，以温阳升提中气；摩三焦俞、膏肓俞、膀胱俞，揉太溪、三阴交，乃助气化、通调水道之施，膀胱闭藏守职，而无遗尿之候。

丹田一穴，就其部位而言，《甲乙经》谓居石门部，《普济本事方》谓居气海处。故三阴交伍气海或伍石门，名"三阴气海固泉方"，以其健脾益气、培元荣肾、温补气化之功，俾膀胱气化守职，而无遗尿之疾。

2. 脾肺气虚

临床症状：睡后遗尿，少气懒言，神疲乏力，面色苍黄，食欲不振，大便溏薄，自汗出，苔薄嫩，脉少力，指纹色淡。

证候分析：《景岳全书》云："肾连肺，若肺气无权，则肾水总不能摄。"《素问·经脉别论》云："脾气散精，上归于肺。"若"脾气散精"失司，因脾肺气虚，上虚不能制下，故遗尿，此即清·沈金鳌《杂病源流犀烛》"肺虚则不能为气化之主，故溺不禁也"之谓。肺主气，肺气不足则少气懒言，神疲乏力。脾肺气虚，输化无权，气血不足，故面色苍黄。脾虚不健，运化失职，故食欲不振，大便溏薄。气虚不固，故自汗出。脉、舌、指纹之候，亦气虚之象。

治法：培元益气，固涩小便。

处方：补肾经、脾经、肺经、胃经，推三关，揉外劳、山根，摩肾俞、肺俞、脾俞、胃俞，按揉百会，摩太渊、太溪、太白。

尚可予"《资生》箕门遗尿方"。

方解：肺为水之上源，故《景岳全书》云："治水者，必须治气；治肾者，必须治肺。"故有推肺经，摩肺俞，揉山根之施。明·方隅《医林绳墨》云："小便不禁，当固肾以益气，然后补中可也。"故有补肾经，摩肾俞，以固肾之用；补脾经、胃经，摩脾俞、胃俞，乃补中之治。推三关，揉外劳宫、百会，以温阳升提。原穴是脏腑原气输布灌注之部，且三焦是原气之别使，导源肾间动气，而输布于全身，可调和内外，宣导上下，主宰人身脏腑气化，《灵枢·九针十二原》有"五脏有疾，当取之十二原"之论，故有按摩肾经原穴太溪、脾经原穴太白、肺经原穴太渊之施。

"《资生》箕门遗溺方"由摩箕门、通里、大敦、膀胱俞、太冲、委中、神门组成，乃《针灸资生经》为脾肺肾虚，气化失司，膀胱失束致遗尿而设方。今对诸穴施以按摩术，为治小儿遗尿之效方。

3. 肝经湿热

临床症状：遗出之尿，尿量不多，但尿味腥臊，尿色较黄，平时性情急躁，或夜间梦语龄齿，唇红，苔黄，脉数，指纹色紫。

证候分析：《灵枢·经脉》篇云："是肝所生病者……遗溺、闭癃。"盖因肝主疏泄，有调达气机、通利三焦、疏通水道之功，故肝经蕴热，蕴伏下焦，热迫膀胱，睡中遗尿，故谓"是肝所生病者"。湿热蕴结膀胱，热灼津液，故尿臊色黄，尿量较少。湿热内蕴，郁结化火，肝火偏亢，故性情急躁。肝火内扰心神，故梦语龀齿。脉、舌、指纹之候，皆湿热内蕴所致。

治法：清肝泄热，益气固津。

处方：清肝经、心经、三焦、膀胱，揉小天心、四横纹，退六腑，按揉命门。

方解：《素问·灵兰秘典论》云："膀胱者，州都之官，津液藏焉，气化则能出矣。"又云："三焦者，决渎之官，水道出焉。"《灵枢·经脉》篇云："是主肝所生病者……遗溺"。又云："督脉为病……遗溺"。由此可知，膀胱、三焦的气化功能失司，肝经、督脉经的气机不畅，均可导致排尿功能失约而成遗尿之候。故清·林佩琴《类证治裁》云："小便不禁，虽膀胱见症，实肝与督脉三焦主病也。"意谓小便失禁的直接原因，除膀胱气化失司所致之外，尚与肝经、督脉、三焦经有关。故肝经蕴热，热迫下焦而发遗尿者，有清肝经以泻肝经实热；实则泻其子，木生火，故辅以清心火，佐以揉小天心、四横纹，退六腑，以清郁热；清三焦，清膀胱，以清下焦湿热；摩三焦俞、膀胱俞、肾俞，俾气化有司，而固小便。《周氏经络大全》云："督之为脉……一经有五条……正支单行脊中……又一支自长强由前而单行于任脉之经……又二支与膀胱同起，由头上而双行于背，居膀胱经二行之内……又一支由长强至脊，贯肾。"由此可知，督脉与肾、膀胱二经关系甚密，故《内经》有"督脉为病……遗溺"之记。命门乃督脉经之穴，位居两肾中间，肾藏精，为生命之根，先天之本，故命门乃五脏六腑之本，十二经络之根，水火之宅，呼吸之原，三焦所系，具培补肾元之功。故为治肾气不足，关门不利致遗尿之要穴，揉运之，尚可清肝胆浮游之火，乃引火归原之谓。

若心失任物，可致关门不利。其治，《甲乙经》有"遗溺，关门及神门、委中主之"之验，今名"《甲乙》关门遗溺方"。若五脏亏虚，气化失司，而发遗尿者，有"州都三俞固泉方"，方由摩肾俞、膀胱俞、三焦俞、中极、三阴交组成。

第十四节 惊 风

惊风，是小儿时期常见的一种抽搐伴神昏为特征的证候，又称"惊厥"，俗名"抽风"。《内经》称为"惊瘛"。如《素问·至真要大论》云："少阳之复，大热将至……惊瘛咳衄。"宋代《太平圣惠方》将惊风分为急惊风和慢惊风两大类。其后，《小儿药证直诀》进一步明确了惊风的病因证治。而《小儿推拿广意》对其病证有"夫小儿有热，热盛生惊，惊盛发搐，又盛则牙关紧急而八候生焉。八候者，搐、搦、掣、颤、反、引、窜、视是也。搐者两手伸缩，搦者十指开合，掣者势如相扑，颤者头偏不正，反者身仰后向，引者臂若开弓，窜者目直似怒，视者露睛不活，是谓八候也。其四症，即惊、风、痰、热是也"的记载，并有"惊风二十四症"之详细论治。并谓："惊风二十四症，惟以急慢二症为先，急惊属阳，皆由心经受热积惊，肝经生风发搐，风火交争，血乱气并，痰涎壅盛，百脉凝滞，关窍不通，内则不能升降，外则无所发泄，以致啮齿咬乳，颊赤唇红，鼻额有汗，气促痰喘，忽而闷绝，目直上视，牙关紧急，口噤不开，手足搐掣，此热甚而然。慢惊属阴，皆由大病之余，吐泻之后，目慢神昏，手足偏动，口角流涎，身体微温，眼目上视，两手握拳而搐，如口鼻气冷，囟门下陷，此虚极也。脉沉无力，睡则扬睛，此真阳衰耗，而阴邪独盛，此虚寒之极也。急惊属实热，宜于清凉；慢惊属虚寒，宜于温补。对证施治，斯为的当。"故后世医家多以急惊风、慢惊风两类论治。

1. 急惊风

临床症状：高热，体温往往在 39℃ 以上，面红唇赤，气急鼻扇，烦躁不安，啼无涕泪，继而出现神志昏迷，两目上视，牙关紧闭，脊背强直，四肢抽搐、颤动等候。因食物积滞而引起者，可兼见脘腹胀满、便秘、苔厚腻之症；若因痰湿内阻者，可兼有喉中痰声辘辘、咳吐不利、呼吸急促、苔白腻等症。

证候分析：对其病因病机，明·万全《幼科发挥》"急惊风有三因"篇云："有外因而发热者；有内因者，如伤饮食发热者；有不内外因者，如有惊恐或客忤中恶得之。"盖因小儿肌肤薄弱，腠理不密，极易感受外邪，侵入肌表，从表入里，郁而化热化火，火盛生痰，热极生风，故先有外感表证，继而引动肝风，或逆传心包，而见发热、头痛、项强、神昏、抽风诸症。有因饮食不节，或误食不洁之物，郁结胃肠，痰热内伏，壅塞不消，气机不利，郁而化火，痰火湿浊，蒙蔽心包，引动肝风，故见呕吐、腹胀、腹痛、便闭、惊厥等症。有因暴受惊恐，或不慎跌仆而致者，惊则伤神，恐则伤志，故有神志不宁、惊惕不安等症。继而痰涎上壅，蒙蔽清窍，引动肝风而发惊搐。

治法：外感惊风者，主以疏风清热，息风镇惊。痰食惊风者，主以消食导滞，涤痰镇惊。惊恐痉厥者，主以镇惊安神。

处方：开窍醒神：掐人中，拿合谷，掐五指节、端正、老龙、十宣、威宁，拿肩井、仆参。

止惊定搐：揉小天心、总筋，拿合谷、曲池、肩井、百虫、承山、委中。尚可予"涌泉急惊方"或"《经纶》百会急惊方"。

息风揉筋：清肝经，拿风池、肩井，推天柱骨，捏脊，按揉阳陵泉，拿承山。

导痰化痰：清肺经，推揉膻中，揉天突、中脘、丰隆，按摩肺俞，猿猴摘果法，按弦搓摩法。

消食导积：补脾经，清大肠，揉板门、中脘、天枢，摩腹、脾俞、胃俞、丰隆。

清热泻火：清肝经、心经、肺经，清天河水，退六腑，捏脊，掐揉二扇门。

方解：惊风有搐、搦、掣、颤、反、引、窜、视之八候，简而论之，可归类于惊、风、痰、热四证。然其脏腑因由，各不相蔽，故清·夏禹铸《幼科铁镜》记云："惊生于心，痰生于脾，风生于肝，热出于肺，此一定之理也。热极生风，风盛生痰，痰盛生惊，此贼邪逆克必至之势。"关于其治疗，夏氏尚有"疗惊必先豁痰，豁痰必先祛风，祛风必先解热"之论。故急惊风有清热、息风、化痰、镇惊四法。其治，清热宣肺有清天河水，退六腑，清肺经、心经，捏脊，掐揉二扇门；平肝息风有清肝经，拿风池、肩井，推天柱骨，捏脊，按阳陵泉，拿承山；化痰导滞，有清肺经，摩肺俞，推揉膻中，揉天突、中脘、丰隆，按弦搓摩、猿猴摘果法，补脾经，清大肠，揉板门、中脘、天枢、脾俞、胃俞；镇惊定搐，有清心经、肝经，揉小天心、总筋，拿曲池、肩井、阳陵泉、承山、天柱骨，捏脊；而开窍醒神有掐人中，拿合谷，掐五指节、端正、老龙、十宣、百虫、承山、委中。

"涌泉急惊方"，由摩涌泉、申脉、照海、人中、大椎、合谷、太冲、阳陵泉，掐十宣组成，可养肝肾，濡筋脉，开窍醒神，解痉息风。而"《经纶》百会急惊方"，由摩百会、水沟、合谷、大敦、行间、囟会、上星、率谷、尺泽、间使、太冲、印堂组成，可其养肝肾，荣脑髓，调枢机，开窍醒神，止痉息风。

2. 慢惊风

临床症状：多呈面色苍白，嗜睡无神，两手握拳，抽搐无力，时作时止，有的在沉睡中突发痉挛，四肢厥冷。

证候分析：慢惊多见于大病或久病之后，或急惊治疗未愈，正气暗伤，邪气留恋，以致虚风内动，筋脉拘急而成；亦有因幼儿体弱，或脾肾素虚，病后形成慢惊者。

证分三端：其一，土虚木亢证。大凡久泻伤阳，脾阳伤，而症见形神疲惫，面色萎黄。阳衰寒湿内生，而症见不欲饮水，大便稀薄，色带青绿，时有腹鸣，四肢不温。土弱则木乘，故见神志不清，时作抽搐。舌苔白，舌质淡，脉沉弱，指纹色淡，此乃脾阳虚弱之象。其二，脾肾阳虚证。脾主运化，又须肾阳温煦，才能发挥其健运功能，而肾阳又赖脾阳运化的水谷精微，以补充和化生。若肾阳衰微，元气虚弱，火不生土，寒气上泛，故见面色㿠白或灰滞、舌苔薄白、不渴之候。脾主四肢，脾失健运，故见口鼻气冷，四肢厥逆，沉睡昏迷。脉象沉细，亦属脾肾阳衰之候。其三，阴虚风动证。多由急惊或他病经久不愈而成。热久伤阴，肝肾不足，阴虚生内热，故见虚烦低热，形疲神衰，面色时潮红。阴虚阳亢，水不涵木，筋脉失养，故见肢体拘挛，时时抽搐。手足心热，舌红绛少津，脉细数，指纹色紫，此皆阴液干涸之候。

治法：土虚木亢证，治宜温运脾阳，扶土抑木；脾肾阳衰证，治宜温补脾肾，回阳救逆；阴虚风动证，治宜育阴潜阳，滋水涵木。

处方：补脾经，清肝经，补肾经，推虎口三关，按揉百会，拿曲池，揉中脘，摩腹，揉按足三里，捏脊，拿委中。

尚可予"涌泉慢惊风方"或"瘛脉惊风方"或"《采艾》神庭惊风方"。

方解：明·王肯堂《证治准绳》云："治搐先于截风，治风先于利惊，治惊先于豁痰，治痰先于解热，其若四证俱有，又当兼施并理。"故方中补脾经，补肾经，推虎口三关，揉中脘，摩腹，揉按足三里，捏脊，重在健脾和胃，培补元气。此即《丹溪手镜》"脾虚主慢惊，用补"之谓。清肝经，按揉百会，拿曲池、委中，要在平肝息风，止搐定搦。此即《幼科释迷》所云："脾虚则生风者，非风自脾生，以脾虚则肝木必强，乃风生于肝也。"土虚木亢者，加摩食窦、天枢，运内八卦，揉板门、章门，以增温运脾阳、扶土抑木之功。脾肾阳虚者，加摩肾俞、脾俞、膏肓俞，摩脐、丹田，揉甘载，以增温补脾肾，回阳救逆效。阴虚风动者，加揉肾顶、小天心、三阴交，掐五指节、大敦，摩肝俞，行二龙戏珠法，以增育阴潜阳、滋水涵木之治。

"涌泉惊风方"，由摩涌泉、中脘、京门、食窦、天枢、足三里组成，可益肾元，健脾胃，调枢机，荣脑髓，息风定惊；"瘈脉惊风方"，由摩瘈脉、中渚、大椎、合谷、阳陵泉、支沟、太冲组成，可调达枢机，清利头目，息风定搐；"《采艾》神庭惊风方"，由摩神庭、上脘、膏肓、气海、合谷、尺泽、绝骨、太冲、阳陵、风门组成，可调气血，益脑髓，调枢机，息风定搐。

第十五节 夜 啼

夜啼是指小儿经常在夜间啼哭不眠，甚则通宵达旦。白天如常，入夜则啼哭。本病多见于半岁以内的婴幼儿。对其证治，《小儿推拿广意》记云："凡夜啼有四，有惊热，有心热，有寒疝，有误触神祇，而成夜啼。惊热者，为衣衾太厚，过于温暖，邪热攻心，心与小肠为表里，夜啼而遗溺者是也。心热者，见灯愈啼是也。寒疝者，遇寒即啼是也。误触神祇者，面色紫黑，气郁如怒，若有恐惧，睡中惊跳是也。"今多以脾寒、心热、惊骇、食积四证论治。

1. 脾虚脏寒

临床症状：睡喜伏卧，腹痛，曲腰而啼，四肢欠温，食少便溏，面色青白，唇舌淡白，舌苔薄白，脉沉细，指纹青红。

证候分析：《诸病源候论》云："小儿夜啼者，脏冷故也。"明·薛铠《保婴撮要》云："夜属阴，阴胜则脾脏之寒愈盛，脾为至阴，喜温而恶寒，寒则腹中作痛，故曲腰而啼。"盖因婴儿素禀虚弱，脾常不足，至夜阴盛，脾为阴中之至阴，若护理有失，寒邪内侵，脾寒乃生。且夜又属阴，阴胜脾寒之证愈盛，寒邪凝滞，气机不畅，故见腹痛曲腰而啼。余候及脉、舌、指纹，亦脾虚脏寒之象。

治法：温中健脾，益心宁神。

处方：补脾经，推虎口三关，摩腹，揉运脾俞、膏肓俞、神堂、意舍，揉中脘、食窦。

方解：《素问·至真要大论》云："谨察阴阳所在而调之，以平为期。"此乃辨证论治之大法。而"各安其气，必清必静，则病气衰去，归其所宗，此治之大体也。"故对脾虚脏寒之证，当"寒者热之"，"衰者补之"。故有推虎口三关，以温通周身阳气以祛脾脏之寒气，乃"寒者热之"之施；有补脾经，摩腹、脾俞、膏肓俞，揉中脘、食窦，以补脾健中，乃"衰者补之"之治也。摩神堂、意舍，乃益心宁神之用。

2. 心经积热

临床症状：睡喜仰卧，见灯光则啼哭愈甚，烦躁不安，小便短赤，或大便秘结，面赤唇红，舌尖红，舌苔白，脉弦，指纹青紫。

证候分析：《推拿广意》云："心热者，见灯愈啼是也。"《幼科发挥》云："心属火恶热，心热则烦，多夜啼。"盖因乳母平日恣食辛辣肥甘，或焦燥炙煿之食物，火伏热郁，胎儿在母腹中感受已偏，或婴儿食炙热上炎之母乳，致郁火邪热入心，心主火，热伏于内，扰动神明，故烦躁恶热，见灯而啼。而小便短赤，大便秘结，面赤唇红，脉、舌、指纹之象，亦皆心经积热之候。

治法：清心导赤，宁心安神。

处方：清心经、小肠、天河水，揉小天心、总筋、内劳宫。

方解：本证因心有积热，热扰神明所致，即热郁甚者之候。《素问·生气通天论》云："郁之甚者，治之奈何？岐伯曰：木郁达之，火郁发之，土郁夺之，金郁泄之，水郁折之，然调其气，过者折之，以其畏也，所谓泻之。"郁火邪热入心而致夜啼者，当宗"火郁发之"之治，故有清心经、清天河水，泻心经之郁火；清小肠，以导赤而清心经之积热；而揉小天心、总筋、内劳宫、神门，以增其清泻心经郁热、宁心安神之效。

3. 惊骇恐惧

临床症状：睡中时作惊惕，唇与面色乍青乍白，紧偎母怀，指纹色青，脉、舌无异常变化。

证候分析：《灵枢·本神》篇云："肝藏血，血舍魂，肝气虚则恐，实则怒。"《素问·调经论》云："血有余则怒，不足则恐。"由此可知，肝气虚，肝血不足，必导致小儿魂不守舍，神气不足，心气怯弱，如有目触异物，耳闻异声，则心神不宁，神志不安，常在梦中哭而作惊，而在夜间惊啼不寐。

治法：养血益肝，镇惊安神。

处方：推攒竹，清肝经，揉小天心、五指节，摩肝俞、膏肓俞、魂门、神堂。

方解：对疾病之治法，《素问·至真要大论》强调"谨察阴阳所在而调之，以平为期"，即该篇所表述的"适事为故"，故有"惊者平之"之法。对于惊骇恐惧而夜啼者，有推攒竹、清肝经、揉小天心、揉五指节，镇惊除烦之施；肝气虚，肝血不足，血虚魂不守舍，有摩肝俞、膏肓俞、魂门、神堂之治，借膀胱经激发脉气，输布津液，则肝气充，肝血足，魂守舍，心神宁，而无惊恐夜啼之候。

4. 乳食积滞

临床症状：夜间阵发啼哭，脘腹胀满，呕吐乳块，大便酸臭，舌苔厚，指纹色紫。

证候分析：清·石寿棠《医原》记云："古语云：欲得小儿安，常带三分饥和寒。此惜儿秘诀。盖饥非饿也，饮食清淡有节耳！寒非冻也，不宜厚絮重绵毫成热病耳！"大凡婴儿乳食不节，内伤脾胃，致"胃不和则卧不安"，入夜而啼。脾运失司，胃纳受损，必致脘腹胀满，呕吐乳块，大便酸臭之候，而舌苔厚，指纹色紫之象，亦脾虚湿困之征。

治法：健脾和胃，消食导滞。

处方：清补脾经（先清后补），清胃、大肠，推虎口三关，摩腹，摩脐，揉中脘、天枢、食窦、章门、膏肓俞、脾俞、胃俞，推下七节骨。

方解：清补脾经，揉食窦，以健脾利湿；推虎口三关，清大肠，推下七节骨，清利肠腑，以泻热；摩腹，摩脐，揉中脘、天枢、膏肓俞、脾俞、胃俞，以健脾和胃，消食导滞。元·朱震亨《金匮钩玄》云："小儿食积，痰热伤乳为病，大概肝与脾病多。"盖因脾主运化，肝主疏泄，若肝之疏泄不及，必致肝郁脾虚，二脏之功能失司，胃之受纳腐熟水谷之功能亦受损，而造成婴儿伤食、伤乳，久则聚湿成痰，郁久生内热。章门乃肝经之腧穴，具养肝益血、疏肝理气之功；且为脾之募穴，具健脾益气之效；又为八会穴之脏会，有补养五脏之用。故揉运章门，以其疏肝健脾、补养五脏之功，一可治小儿乳食积滞，而解"胃不和则卧不安"之夜啼，又可防痰湿、痰热之生成，则无痫证、惊风之发。

尚有因邪客于五脏六腑，营卫之气运行失序，致"目不瞑"，夜不安，而发夜啼者，可用"《灵枢》邪客不寐方"，方由摩太溪、关元、冲阳、陷谷、中脘组成，可调补气血，行卫通跷，润养目窍，宁心安神。还有因心神不交，神不守舍而夜啼者，可用"神门太溪交泰方"，方由按摩神门、太溪组成。

第十六节　瘈　疭

瘈，抽掣也，筋脉挛缩之谓；疭，纵缓也，筋脉纵伸之谓。瘈疭，名出《黄帝内经》，且有较详尽的记述。《素问·气交变大论》云："岁土太过，雨湿流行……善瘈。"《素问·六元正纪大论》云："少阳所至为暴注，瞤瘈。"《素问·玉机真藏论》云："肾传之心病，筋脉相引而急，病名曰瘈。"《素问·大气论》云："心脉满大，痫瘈筋挛；肝脉小急，痫瘈筋挛。"《素问·至真要大论》云："少阳司天，客胜则……瘈疭。"《素问·六元正纪大论》云："火郁之发……民病……呕逆瘈疭骨痛。"《灵枢·邪气脏腑病形》云："心脉急甚者，为瘈疭。"许慎《说文解字》注云："瘈，小儿瘈疭病也。"为热极生风，肝风内动之候。

综上所述，其证候与现代医学之小儿舞蹈病、小儿记忆力缺陷、多动症相似。

其病因病机，多由外感时邪、内蕴痰热、大惊猝恐、血不荣筋所致。

1. 感受时邪

临床症状：头痛，项强，烦躁，神昏惊厥，瘈疭，抽搐，舌苔黄，脉浮数，指纹色紫。

证候分析：清·吴鞠通《解儿难·儿科总论》云："脏腑薄，藩篱疏，易于传变。肌肤嫩，神气怯，易于感触。"小儿形体未充，卫气不固，寒暖不能自调，易感时邪罹患。且小儿纯阳之体，肝常有余，六淫之邪，从阳化热，引动肝风，易现头痛项强、瘛疭、抽搐等症，或热甚炼津成痰，蒙蔽清窍，产生神昏惊厥等症。而其舌、脉、指纹，亦六淫之邪从阳化热所致。

治法：疏风清热，息风定搐。

处方：清天河水，多退六腑，少推三关，清肺经、肝经，拿合谷、风池，掐老龙、威灵，揉中渚、支沟、阳陵泉，拿承山、昆仑、委中，推脊。

方解：清解热邪，有清天河水，推三关，退六腑，清肺经、肝经，推脊之施；疏风定搐，有拿风池、合谷，掐老龙、威灵之用；揉支沟、中渚、阳陵泉，拿承山、委中、昆仑，乃调达枢机、解痉定挛之治。

2. 内蕴痰热

临床症状：手足伸缩抽动不已，恶心，伴腹胀脘痞，便闭或便溏，或惊厥，或高热，舌苔黄腻，脉滑数，指纹色紫。

证候分析：《素问·至真要大论》云："诸热瞀瘛，皆属于火。"《类经》注云："瞀，昏闷也；瘛，抽掣也。邪热伤神则瞀，元阳伤血则瘛，故皆属于火。"小儿脏腑娇嫩，脾常不足，运化无力，乳食不知自节，易于食积肠胃，阻滞气机，化火生痰，热极痰盛，引动肝风，而见诸症。

治法：清热化痰，息风定搐。

处方：清天河水，多退六腑，少推三关，清肺经、肝经，推脾经，掐四指纹，拿风池、曲池，揉膻中、章门、筋缩、中脘、天枢、脾俞、丰隆，按揉阳陵泉、三阴交。

方解：清热泻火，有清天河水、推三关、退六腑、清肺经之施；化痰散结，有推脾经，揉膻中、中脘、天枢、脾俞、丰隆之用；养血柔筋，有揉章门、阳陵泉、三阴交之治；解痉定搐，有掐四横纹，拿曲池、风池，揉中渚、筋缩，清肝经之伍。

3. 大惊猝恐

临床症状：肢体搐搦，或手舞足蹈，或挤眉弄眼，睡中时作惊惕，唇与面色乍青乍白，指纹色紫。

证候分析：《素问·举痛论》云："惊则心无所依，神无所归，虑无所定，故气乱矣。"小儿脏腑娇嫩，神气怯弱，暴受惊恐，可致惊厥、瘛疭、抽搐诸症。夫惊伤心，惊则气乱，恐伤肾，恐则气下，惊则神无所倚，神志不宁，肝风内动，筋脉挛急，可致惊惕、面色乍青乍白诸症。

治法：镇惊定搐，平肝息风。

处方：清肝经，揉小天心，掐五指节，揉内劳宫、总筋、中渚、章门、支沟、阳陵泉、筋缩，摩肝俞、膏肓俞、魂门、神堂。

方解：《素问·至真要大论》有"适事为故""惊者平之"之治则，故有清肝经，揉小天心，掐五指节，揉运内劳宫、中渚，以镇惊息风。《素问·至真要大论》又云："诸风掉眩，皆属于肝。"肝阴不足，肝风内动，筋脉挛急，而发肢体搐搦、瘛疭，故有摩肝俞、膏肓俞、魂门、神堂、章门，以养血舍魂；揉支沟、阳陵泉、总筋、筋缩，以舒筋制搐定挛。

4. 血不荣筋

临床症状：肢体时作搐搦，惊惕，面色萎黄，头毛作穗，精神萎靡，烦躁不宁，四肢不温，倦怠疲惫，舌质淡红，指纹色淡红。

证候分析：此证多因禀赋不充，气血亏虚，筋脉失养；或长久吐利，或攻伐太过，损伤脾胃，戕伐中阳，致化源日绌；或热邪羁留，气阴亏耗；或过汗伤津，筋脉失濡，虚风内动。

治法：养血柔筋，息风定搐。

处方：补脾经，推肝经，推虎口三关，揉外劳宫、食窦、中脘、足三里、章门，运内八卦，捏脊，摩脾俞、胃俞、肝俞、心俞、肾俞、膏肓俞、魂门、神堂。

方解：《素问·灵兰秘典论》云："脾胃者，仓廪之官，五味出焉。"故脾胃乃后天之本，气血生化之源，而有补脾经，推虎口三关，揉外劳宫、食窦、中脘，摩脾俞、胃俞、足三里，运内八卦之施。《素问·六节藏象论》云："肝者，罢极之本，魂之居也，其华在爪，其充在筋，以生血气。"《灵枢·本神》云："肝藏血，血舍魂。"故肝血不足，必失魂落魄，而发惊惕；血不养筋，筋脉挛急，而发瘈疭、搐搦之候。故有推肝经，摩心俞、膏肓俞、魂门、神堂，此安魂魄、守心神之用；摩肝俞、章门、肾俞、三阴交，捏脊，乃养血荣筋之治。

综上所述，瘈疭一疾，分而治之，证有四端，合而论之，其病因病机不离乎热、痰、风、惊四候。四候既是致病的原因，又是病理机制，更是临床见症。

1. 热证

神昏谵语，发热目赤，唇颊殷红，口中气热，渴喜冷饮，便秘溺赤，脉数，舌红或绛，黄苔，指纹青紫。其治当重在清热。可用"列缺中渚定搐方"，方由摩列缺、中渚、照海、申脉组成。又有"灵道行间定搐方"，方由摩灵道、人中、委中、行间、后溪、大椎、三阴交组成。

2. 痰证

气促痰壅，或满口痰涎，喉间辘辘有声，脉滑，舌苔厚腻。其治当重在豁痰。可用"瘈脉行间定搐方"，方由摩瘈脉、中脘、中渚、气海、足三里、行间组成。

3. 风证

手足掣动，抽搐，身体颤动，挤眉弄眼。其治当重在息风。可用"身柱瘛疭方"，方由摩身柱、中渚、支沟、阳陵泉、风门组成。又有"《千金》身柱定瘛方"，方由摩身柱、络却、听会组成。

4. 惊证

神识不清，或惊恐不安。其治当重在镇惊。可用"尾翳支沟定瘛方"，方由摩屋翳、支沟、中渚组成。

鉴于瘛疭病痰、热、风、惊四候可同时或侧重出现，治疗时既要全面照顾，又要突出重点，区分主次缓急；辨证求因，务必详辨四大证象之不同；判明表里，区分寒热，辨别虚实，把握时机，庶几见病之源，以希中鹄。小儿为稚阴稚阳之体，病理变化易虚易实，故宜攻不伤正，补不恋邪。正虚似邪，攻之必败，假热虚热，清泄必亡，扶正以祛邪，祛邪以扶正，方为万全之策。邪退正虚，不忘扶正固本，养血安神，健脾养血，标本兼顾，庶免复发。

第十七节　解　颅

解颅，名出《诸病源候论》，又名"囟解""囟开不合""头缝不合"。历代医籍论述颇详。隋·巢元方《诸病源候论》云："解颅者，其状小儿年大，囟应合不合，头颅开解是也。"宋·钱乙《小儿药证直诀》云："年大而囟不合，肾气不盛也。长必少笑，更有目白睛多，㿠白色瘦者，多愁少喜也。"明·龚廷贤《寿世保元》亦云："论小儿解颅者，生下囟门不合也，长必多愁少笑，目白睛多，面色㿠白，肢体消瘦，皆肾虚也。""小儿颅囟开解，头缝不合，此乃肾气不盛。肾主骨

髓，脑为髓海，肾气不盛，所以脑髓不足，故不能合。"《幼
幼集成》云："解颅者，即头缝开解而囟不合也。是由气血不
足，先天肾气大亏，肾主骨髓，肾亏则脑髓不足，故囟为之开
解。""其候多愁少喜，目白睛多，面㿠色白。"

解颅，现代医学称为脑积水，因先后天颅内疾患引起脑脊
液循环途径受阻和吸收障碍，脑积液分泌过多，并在颅内异常
积聚。

先天性脑积水，婴儿产后数周至数月始头颅渐大，其速度
较常儿快两三倍，少数婴儿出生头颅即大，头颅与身体发育比
例失调。头颅圆形，额部前突，前囟扩大隆起，张力较高，颅
缝分离，颅骨变薄。额颞部头皮静脉怒张，眼球下旋，巩膜上
部露出，叩击头部有破壶音。因头颅巨大，患儿无力抬头。严
重者伴有大脑功能障碍，表现为癫痫，视神经萎缩，视力及嗅
觉障碍，眼球震颤斜视，肢体瘫痪，智能障碍等。继发于温热
病者则难瘥，且预后较差。

1. 胎禀不足，肾气亏损

临床症状：正常小儿颅缝大都在出生后半年开始骨化，前
囟在一周岁至一周岁半时闭合，后囟在两个月至四个月闭合。
囟门逾期不合，常为解颅先兆之症状。解颅颅缝开解，前囟宽
大，或囟门稍隆起，头皮光急，头额前突，青脉暴露，面色㿠
白，神情呆钝，甚者头颅日渐胖大白亮，若星似斗，故俗称
"大头病""大头星"。可见形羸颈细，天柱骨倾，眼睑下垂，
白睛显露，目无神采，智力不全，脉弱，指纹色青淡。

证候分析：人始生，先成精，精成而后脑髓生。氤氲交
感，父精母血不充，致小儿胎禀不足，肾气亏损。《素问·五
脏生成论》云："诸髓者，皆属于脑。"夫肾受五脏之精而藏
之，主骨生髓，脑为髓海，故肾气亏损，不能上充于脑，骨髓
之成长，充盈受阻，脑髓不能实敛，而病解颅。

治法：补肾培元，益气养血。

处方：补肾经，运五经，补脾经，揉小天心、二人上马、摩脐、关元，运内八卦，推虎口三关，揉膻中、中脘，揉运肾俞、肝俞、脾俞、肺俞、心俞、胃俞、膏肓俞、魄户、魂门、命门、涌泉、阳陵泉、绝骨、大杼。

方解：肾为先天之本，主骨生髓而通于脑，脑为元神之府，故有补肾经，揉运肾俞、膏肓俞、涌泉之施；脐为元神出入之阙庭，关元为任脉与足三阴交会之穴，摩脐、关元二穴，共成补肾培元、益髓荣脑之功；脾胃为后天之本，气血生化之源，故补脾经，揉脾俞、胃俞、中脘，运内八卦，以益气血生化之源；《灵枢·本神》篇云："肺藏气，气舍魄。""脾藏营，营舍意。""心藏脉，脉舍神。""肝藏血，血舍魂。""肾藏精，精舍志。"《灵枢·经水》篇又有"五脏者，合神气魂魄而藏之"之论，运五经，揉运五脏之俞、魄户、魂门，则有益智增神之效；而揉二人上马、小天心，推虎口三关，揉运命门及气会膻中，以成温阳通脉之功；而揉运筋会阳陵泉、骨会大杼、髓会绝骨，以成强筋健骨、益髓荣脑之效。

2. 温病灼阴，肾虚髓热

临床症状：患儿颅缝开裂，前囟宽大，青筋暴露，头额前突，白睛显露，目无神采，形瘦颈细，口唇淡红，指纹青淡。

证候分析：多为继发于温病者，而有肾虚髓热表现。热灼营阴，虚风内动，循行不利，脉络受阻，故青筋显露。而水湿停滞，脑髓不能实敛，遂病解颅。伴见瘛疭，惊厥，腰背强直，脉象弦细，指纹淡紫。

治法：补肾培元，滋阴清营。

处方：同胎禀不足，肾气亏损证治法。加清天河水，打马过天河，多退六腑，少推三关，加揉肾顶、清肾水。

方解：先天性脑积水之取穴，功于补肾益元，益气养血。

此证型为温病灼阴者，而加穴功于滋阴清营。

第十八节　脑　瘫

小儿脑瘫是指出生前到出生后一个月内，各种原因所致的非进行性脑损伤，主要表现为中枢性运动障碍及姿势异常。以其伴有智力低下、癫痫及视力、听力、语言、行为异常为临床特点，而与中医"五迟""五软""五硬""痴呆""痿证"相似。历代医家在该病的治疗中积累了丰富的临床经验。鉴于导致脑瘫病因病机不同，故其临床治疗亦因之而异，其临床治疗分四端。

1. 胎禀不足，肾元亏虚

临床症状：五迟：立迟，行迟，发迟，齿迟，语迟；五软：头项软，口软，手软，脚软，肌肉软；面色多苍白，舌质淡，脉细，指纹色淡。

证候分析：肾为先天之本，主骨生髓而通于脑。脑为元神之府，心主血脉而藏神。肾元亏虚，元神失养，则心神不足。肾藏精，肝藏血，肝肾同源，肝肾不足，则筋骨失养，于是五迟、五软及痿证生成。

治法：益元荣脑，调补任督。

处方：补肾经，补脾经，运五经，推虎口三关，摩脐、中脘、关元、膻中，揉运五脏之俞、膏肓俞、胃俞、魂门、大杼，揉命门、阳陵泉、绝骨，"百脉朝会摩方"，"荣督九穴摩方"，"治痿九穴摩方"。

方解：《灵枢·经脉》篇云："人始生，先成精，精成而脑髓生。"《灵枢·本神》篇云："肾藏精，精舍志。"《素问·五脏生成》篇云："诸髓者，皆属于脑。"《素问·阴阳应象大论》云："肾生骨髓。"《素问·解精微论》云："肾主身之骨髓。"由此可见，肾乃先天之本，而脑髓、骨髓的形成，皆源肾精之充盛。《灵枢·海论》云："髓海有余，则轻劲多力，自过其度；髓海不足，则脑转耳鸣，胫酸眩冒，目无所见，懈怠安卧。"故胎禀不足，肾元亏虚者，当主以益元荣脑，充骨填髓。益元即益肾，培补肾阴肾阳，故有补肾经，揉运肾俞，摩脐，"百脉朝会摩方"之施。《难经》云："督脉者，起于下极之俞，并于脊里，上至风府，入属于脑。"又云："督之为病，脊强而厥。"故有揉运大杼，揉命门、阳陵泉、绝骨，"荣督九穴摩方"之施，为治"硬瘫"即痉挛型、强直型脑瘫必用之方。任脉行腹正中线，其脉多次与手足三阴及阴维脉交会，能总任一身之阴经，有"阴脉之海"之称。任，有担任、任受之意，又与"妊"通，其脉起于胞中，有益阴填精之功，故摩膻中、神阙、关元，可益元固本，调补冲任，养肝肾，益精血，则脑髓得补，乃健脑益智之施。辅以推虎口三关，运五经，补脾经，摩五脏之俞穴、膏肓俞、胃俞、魂门，摩中脘，可培补后天之本，以益气血生化之源。佐以"治痿九穴摩方"，乃"软瘫"即手足徐动型、震颤型、肌张力低下型、共济失调型脑瘫必施之方。

2. 肝肾不足，阴虚风动

临床症状：手足徐动，舞蹈样动作，头不停地摆动，全身震颤，舌质红，苔少，脉细数。

证候分析：肝肾不足，下元亏虚，虚阳上浮，肝风内动，故手足徐动，呈舞蹈样动作，伴全身震颤。由于肾阴不足，水火失济，心阴不足，故见舌红，脉细数。

治法：益肾荣肝，滋阴息风。

处方：补肾经，补脾经，推虎口三关，按揉百会，拿曲池、风池，揉中脘，摩腹、关元、巨阙、章门、期门，捏脊，揉运三阴交，摩肾俞、肝俞、脾俞、心俞，"治痿九穴摩方"，

"益元荣督九穴摩方"。

方解：此类脑瘫，多属手足徐动型和震颤型者。手足徐动型脑瘫主要病变在大脑深部基底核及锥体外系，以不随意运动为主要临床特征。患儿表现为面、舌、唇及躯干肢体舞蹈或徐动样动作，伴有运动障碍和肌张力增高。本证属中医"瘈疭"范畴，因先天胎禀不足，或因感染、缺氧、缺血、外伤等因素造成。肝体阴而用阳，先天不足，肝肾亏虚，精血亏虚，不能荣髓养筋而发瘈疭，故法当益肝肾，养筋骨，养心脾，故取补肾经，补脾经，捏脊，摩三阴交、关元、肾俞、京门、肝俞、期门、心俞、巨阙、脾俞、章门。"治痿者独取阳明"，故可推虎口三关，揉中脘、摩腹，取"治痿九穴"。督脉多次与手足三阳经及阳维脉交会，能总督一身之阳经，为阳脉之海，可调节阳经气血，故可取"荣督九穴"；辅以按揉百会，拿曲池、风池、足临泣伍外关、列缺伍照海。鉴于"天星十一穴"均在四肢部，故亦可用之。

震颤型脑瘫，主要病变在锥体系及小脑，表现为静止性震颤，粗大而有节律，有意识动作时可暂时被抑制。中医治疗，可参阅手足徐动型脑瘫治法。

3. 脾肾虚弱，营卫失调

临床症状：肌肉松软无力，不能站立，扶立时身体下坠，手软下垂，不能抬举，口唇松软，不会咀嚼，少气懒言，面色无华，饮食少，脉细，舌苔白。

证候分析：四肢痿废不用之病，中医称之为痿躄。对此清·张隐庵有"痿者，四肢无力痿弱，举动不能，若委弃不用之状。夫五脏各有所合，痹从外而合病于内，外所因也；痿从内而合病于外，内所因也。"《素问·痿论》云："治痿者独取阳明。"阳明是五脏六腑营养的源泉，能濡养宗筋，宗筋主管约束骨节，使关节活动灵活。冲脉为十二经气血汇聚之处，输送气血以渗透灌溉肌肉，与足阳明会合于宗筋，阴经阳经都会于宗筋，再会合于足阳明经的气街穴，故阳明经为诸经的统领，而诸经又均连属于带脉，系络于督脉，所以阳明经气血不足，则宗筋失养而弛缓，带脉不能收引诸经而发痿躄。而口唇松软，不会咀嚼，少气懒言，面色无华，纳呆，脉细，舌苔白诸症，亦脾胃生化之源不足之候。

治法：益元健脾，调和营卫。

处方：补肾经，补脾经，推虎口三关，摩肾俞、脾俞、胃俞、膏肓俞，揉关元、气海、食窦。摩脐、中脘、天枢，"四神聪摩方"，"荣督九穴摩方"，"治痿九穴摩方"，"腕踝十二原穴方"，拿公孙、内关、列缺、照海。

方解：此类脑瘫多属肌张力低下型和共济失调型。肌张力低下型脑瘫，主要表现为肌张力明显降低，不能站立行走，头颈抬起困难，运动障碍明显，关节活动幅度过大，而腱反射活跃，可出现病理反射，常伴有失语和智力低下。盖因先天胎禀不足，元气虚惫，髓海空虚，督脉失约，而致阳气虚衰，肢体痿废不用，故保扶阳气为本。张景岳尝云："善补阳者，必于阴中求阳，则阳得阴助而生化无穷。"宗宋·窦材扶阳气之法，取关元、气海、命关（食窦穴）、中脘四穴，按摩后加灸法。因督脉为"阳脉之海"，脾胃为气血生化之源，故取"荣督九穴摩方"、"治痿九穴摩方"、公孙伍内关、列缺伍照海及"腕踝十二原摩方"。脾肾虚弱，取补肾经，摩肾俞，揉关元，摩脐，乃益肾补先天之本之用；推虎口三关，补脾经，摩脾俞、胃俞、中脘、天枢、膏肓俞，乃健脾和胃补后天气血生化之源之施。

共济失调型脑瘫，由小脑发育不良所致，以平衡功能障碍为主，主要表现为肌张力低下、共济运动障碍、意向性震颤、构音障碍及运动发育迟缓。其治疗可根据脑瘫肢体、言语障碍等症辨证施治。

4. 筋脉失养，风痰阻络

临床症状：肢瘫，抽风，肌肉阵发性强直，僵硬，颈项强直，伴纳呆腹胀，舌质淡苔腻，脉沉弦或滑。

证候分析：肝肾不足，营卫失和，血衰不能濡养筋脉，故见肢体抽搐、强直、脉弦诸症；脾虚聚湿成痰，痰浊中阻，而见纳呆、腹胀、舌淡、苔腻、脉滑等症。

治法：疏肝健脾，开窍通络。

处方：补肾经，运五经，推虎口三关，运内八卦，揉总筋、关元、摩脐、中脘、天枢、食窦，揉运脾俞、胃俞、膏肓俞、阳陵泉、丰隆，"治痿九穴方"，"荣督九穴方"，"腕踝十二原方"。

方解：此类脑瘫多属强直型脑瘫者。强直性脑瘫为椎体外系损伤，也称强刚型、固缩型脑瘫。临床多与痉挛型混合存在。其最大特点是被动运动有抵抗。《素问·至真要大论》云："诸风掉眩，皆属于肝。"养肝肾为其大法之一，因精血同源，故取补肾经，运五经，揉关元，摩脐、肾俞、肝俞、督俞、厥阴俞。因气血不足，筋脉失养，而肢体强直，故补后天之本，促气血生化之源亦为大法之一，故取补脾经，推虎口三关，运内八卦，摩中脘、天枢、食窦，揉运脾俞、胃俞、膏肓俞。健脾渗湿，豁痰开窍，有揉丰隆之施；舒筋解痉，有揉运阳陵泉、总筋、"治痿九穴"之治。"督之为病，脊强而厥。"故调督荣冲，通三焦，取"荣督九穴摩方"及"腕踝十二原穴方"。重症可根据障碍部位，辨证取穴。

根据中医脏腑经络学说，在整体观念及辨证论治理论指导下，运用体穴组成摩方，在脑瘫的临床治疗中，发挥了重要作用。

第十九节　小儿肌性斜颈

小儿肌性斜颈是指一侧胸锁乳突肌挛缩造成的肌性斜颈，以头向患侧斜、前倾、颜面旋向健侧为特点的小儿疾病。

临床症状：在出生后，颈部一侧发现有梭形肿物（有的经半年后，肿物可自行消退），可见患侧的胸锁乳突肌逐渐挛缩紧张，突出如条索状，患儿头部向患侧倾斜，而颜面部旋向健侧。

证候分析：肌性斜颈的病理，主要是患侧胸锁乳突肌发生纤维性挛缩，可见纤维细胞增生和肌纤维变性，治疗不及时，最终全部为结缔组织所代替。现代医学认为与损伤有关，多因分娩时一侧胸锁乳突肌受产道或产钳挤压受伤出血，血肿机化形成挛缩；或因分娩时胎儿头位不正，阻碍胸锁乳突肌血液供给，引起该肌缺血性改变所致；或因胎儿在子宫内头部向一侧偏斜所致。

治法：舒筋活血，软坚散结。

处方：对患侧胸锁乳突肌施用推、拿、按、摩、揉、运诸法。医者一手扶住患侧肩部，另一手扶住患儿头顶，使患儿头部逐渐向健侧倾斜，逐渐拉长患侧胸锁乳突肌，反复进行数次。

拿健侧合谷、列缺、风池、曲池、肩井，行泻法；患侧加行按摩揉运术，及推虎口三关，揉运大椎、至阳、筋缩诸穴。

尚可施以"外关手里维阳摩方""肩髃膏肓濡筋方"。

方解：推、拿、按、摩、揉、运患侧胸锁乳突肌，可舒筋活血通络，改善局部血液供给，缓解肌肉痉挛，促进肿物消散；伸展牵拉胸锁乳突肌，可改善和恢复颈部活动功能。

阳明经为多气多血之经，合谷乃手阳明经之原穴，有调气血、通经络之功；曲池为手阳明经之合穴，又为该经之本穴，本者，犹木之根干，经脉气血由此而出，故曲池具激发阳明经脉气运行之功；列缺为手太阴肺经之络穴，又为八脉交会穴之一，通于任脉，具宣发手太阴经气，通达手阳明经气之功，俾气血直达头项部，为四要穴之一，故《四总穴歌》有"头项寻列缺"之赞；肩井为手足少阳经、阳维之交会穴，具调达枢机、维系诸阳脉之功，故《通玄指要赋》有"肩井除两胛难任"之验。上述诸穴，健侧施术行泻法，患侧施术行补法，乃宗《素问·至真要大论》"坚者软之，脆者坚之，衰者补之，强者泻之"之大法。虎口三关乃手阳明经所过之处，具调补气血、舒筋通络之功，故取之；大椎乃督脉经之腧穴，又为手足三阳经交会穴，故称"诸阳之会"，为疏经通络之要穴；督脉为"阳脉之海"，至阳为督脉之阳气自下而上汇聚之处，且与膈俞相平，故具益元荣督、宣达胸阳、治痿通痹、宣闭止痛、解痉制挛之功；筋缩亦督脉经之腧穴，为肝胆之气应于背部之处，具强筋健骨、舒筋通络、柔肝利胆之功。故对诸穴施术，则胸锁乳突肌痉挛得解，而斜颈可除。

"外关手里维阳方"，由摩外关、手三里、肩髃、曲池、合谷组成，以调气血、和营卫、濡筋通络为治；"肩髃膏肓濡筋方"，由摩肩髃、颈臂、曲池、合谷、肾俞、膏肓俞组成，以养肝肾、调气血、濡筋脉为用。

颈臂，奇穴名，位于锁骨内 1/3 与外 2/3 交界处直上 1 寸。主治手臂麻木、上肢瘫痪之候。

第二十节 痫 证

痫证，又称"癫痫"，首见于《内经》，以"痫"名之。如《素问·大奇论》云："心脉满大，痫瘛筋挛。肝脉小急，痫瘈筋挛。"该病是小儿常见的一种发作性神志异常的疾病。临床以突然仆倒，昏不知人，口吐涎沫，两目直视，四肢抽搐，或作猪羊叫，发过即苏，醒后一如常人为特征。俗名"羊痫风"。此病多由先天因素，或脑部外伤，或饮食不节，或患其他疾病，造成脏腑功能失调，痰浊阻滞，气机逆乱，风阳内动所致。病变脏腑有心、肝、脾、肾四脏之分，病机有惊、风、痰、瘀四候之别。

其证治，《小儿推拿广意》记云："古人议痫最多，大抵胎内受惊，及闻大声惊而得。盖小儿神气尚弱，惊则神不守舍，舍空则痰涎归之而昏乱，眩晕，颠倒，口眼相引，目直上视，手足搐搦，背脊强直，或发时作牛马猪羊鸡犬之声，便致僵仆，口吐涎沫，不省人事。凡得此症，多属风痰郁结，上迷心包，宜多投疏风化痰、顺气镇惊之剂，更须临证参详，乃无失也。"

1. 惊痫

临床症状：发作时吐舌惊叫急啼，面色时红时白，惊惕不安，如人将捕之状，脉象弦滑，乍大乍小，苔色薄白，指纹色青。

证候分析：《灵枢·口问》篇云："心者，五脏六腑之主也。"《灵枢·大惑论》篇云："心者，神之舍也。"故心者精神之舍，智意之源，常欲安静，则精神内守。若神气怯弱，突然遭受意外的惊恐，必致精神伤动，神气愦乱，因而出现惊叫急啼，面色时红时白，惊惕不安，如人将捕之之状，此乃神不守舍，恍惚多惊之象。《灵枢·五阅五使》篇云："舌者，心之官也。"舌为心之苗，心经积热则吐舌。脉象弦滑，乍大乍小，为神气愦乱之征。指纹色青亦惊痫之特征。《婴童百问·惊痫》云："惊痫者，震骇恐怖，打坠积惊，其初惊叫大啼，恍惚失魄是也。"

治法：镇惊安神，止痫定搐。

处方：补肾经，补心经，推肝经，揉总筋、曲泽、后溪、照海、申脉、章门、关元，摩脐，揉运按摩肾俞、肝俞、心俞、膈俞、魄户、魂门、神堂、命门，"四聪穴摩方"，"荣督九穴摩方"。

方解：《诸病源候论》云："惊痫者，起于惊怖大啼，精神伤动，气脉不定，因惊而发作成痫也。"故镇惊安神为其治要。《灵枢·经脉》篇云："人始生，先成精，精成而脑髓生。"《灵枢·本神》篇云："肾藏精，精舍志。"《素问·六节藏象论》篇云："肾者，主蛰，封藏之本，精之处也，其华在发，其充在骨。"故补肾经，摩脐，揉运关元、命门、肾俞，乃益肾填精之治。《素问·调经论》篇云："心藏神。"《灵枢·大惑论》篇云："心者，心之舍也。"《素问·八正神明论》篇云："血气者，人之神。"《灵枢·天年》篇云："何者为神？岐伯曰：血气已和，荣卫已通，五脏已成，神气舍心，魂魄毕具，乃成为人。"故补心经，揉膈俞，摩神堂，乃补益心血，宁神守舍之施。于是精神充盛，心肾交泰，以解"精神伤动"之弊。《灵枢·本神》篇云："肝藏血，血舍魂，肝气虚则恐。"又云："恐惧者，神荡惮而不收。"《素问·举痛论》篇云："惊则心无所倚，神无所归，虑无所定，故气乱矣。"故推肝经，摩肝俞，揉魂门、章门，疏肝气，养肝血，以成安魂宁神之用；掐揉总筋、后溪、申脉、照海，拿揉曲泽，乃镇惊定搐之伍。于是血足肝柔，魂魄守舍，而无惊痫之症。而"四神聪摩方"，"荣督九穴摩方"，可益髓荣脑，止痫定搐，开窍醒神。

2. 风痫

临床症状：发作时神志昏迷，眼睛发青，两目上视或斜视，面色红赤，手指明显抽搐，屈伸如数物状，颈项强直，脉象弦，舌苔白腻，指纹色淡。

证候分析：《素问·至真要大论》篇云："诸风掉眩，皆属于肝。"《灵枢·本神》篇云："肝藏血，血舍魂。"肝风内动，心神被蒙，魂不守舍，故见于神志昏迷，不省人事。肝阳炽盛，故面色红赤，眼睛发青。《素问·五脏生成》篇云："肝之合筋也，其荣爪也。"肝阳炽盛，耗液伤津，筋脉失养，或风邪走窜筋脉，故手指搐搦，如数物状，颈项强直，两目窜视。脉象弦，舌苔白腻，指纹色淡，均为风痰上壅之象。

治法：息风定痫，养血柔筋。

处方：推肝经，补肾水，运五经，掐五指节、总筋，揉后溪、精宁、一窝风、列缺、大椎、风池、风门、鸠尾、百会、涌泉、太冲、阳陵泉、丰隆。

方解：《素问·至真要大论》篇云："诸暴强直，皆属于风。"又云："诸风掉眩，皆属于肝。"此乃"内生五邪"之风邪也。《诸病源候论》云："风痫者，由乳养失理，血气不和，风邪所中；或衣厚汗出，风因而入。"此乃外入之风邪也。故疏外风，有按揉风池、风门、列缺、大椎、一窝风之施；推肝经，补肾水，揉运涌泉、太冲，以养血柔肝，滋阴息风；揉鸠尾、后溪、百会，以通督脉息风醒脑；运五经，揉精宁、丰隆，以制风痰上壅；掐五指节，揉总筋、阳陵泉，以柔筋缓节而息痫。

3. 痰痫

临床症状：发作时痰涎壅盛，喉间痰鸣，口角流涎，瞪目直视，神志模糊，犹如痴呆，失神，面色黄而不华，手足抽搐不甚明显，舌苔白腻，脉象滑，指纹色淡。

证候分析：《素问·灵兰秘典论》篇云："脾主为胃行其津液者也。"即脾主运化，若运化之功失司，则聚湿成痰，而见痰涎壅塞喉鸣，口流涎沫，故谓脾为生痰之源。《素问·五阅五使》篇云："目者，肝之官也。"《灵枢·五色》篇云："肝合筋。"肝气被郁，故瞪目直视。手足抽搐，乃血不濡筋之象。气郁痰结，阻蔽心窍，故神识模糊，犹如痴呆。痫证时发，正气多虚，故面色黄而不华。舌苔白腻，脉弦滑，指纹色淡，乃痰湿内蕴之候。

治法：涤痰开窍，止痫定搐。

处方：补脾经，推板门，运内八卦，揉运食窦、中脘、天枢、脾俞、膏肓俞、胃俞、丰隆。

方解：《景岳全书》云："凡气有所逆，痰有所滞，皆能壅闭经络，格塞心窍，故发则眩晕僵仆，口眼相引，目睛上视，手足搐搦，腰脊强直，食顷乃苏，此其倏病倏已者，正由气之倏逆倏顺也。"故揉总筋、精宁、丰隆，运五经，以豁痰开窍，启闭开结；"脾为生痰之源"，盖因脾虚失运，不能温化水饮，而聚湿生痰，故补脾经，推板门，运内八卦，揉运食窦、中脘、天枢、膏肓俞、脾俞、胃俞，而成健脾益气、温阳化饮之施，以杜生痰之源。痫证均有惊厥之候，故必佐以定搐、开窍之治。

4. 瘀血痫

临床症状：本证见于有外伤及产伤史的患儿，发作时头晕眩仆，神昏窍闭，四肢抽搐，大便坚如羊屎，形体消瘦，肌肤枯燥色紫，面色泛青，舌红少津，可见瘀斑，脉象细涩，指纹色淡。

证候分析：人之一身，均赖气血周流，气行则血行，血瘀气亦滞，气滞则津液失调，则聚湿成痰。外伤产伤，则络脉受损，停瘀脑内，于是痰瘀互结于脑，于是一时血滞脑窍，痰蔽心窍，而突然眩仆，神昏窍闭。血瘀则气结，肝脉不舒，则四肢抽搐。气结则痰壅，可见口角流涎。痫证时发，耗伤正气，则形体消瘦。血瘀不行，肠失润泽，故大便干结，所下坚如羊屎。肌肤枯燥色紫，为瘀血内停，肌肤失于润泽之象。舌紫有斑，脉细涩滞，指纹色淡，面色泛青，亦为瘀阻血行不畅之征象。

治法：活血化瘀，通窍定痫。

处方：推心经，推肝经，补脾经，补肺经，揉间使、血海、三阴交、天枢、中脘，摩脾俞、胃俞、膏肓俞、心俞。

方解：《普济方》云："大概血滞心窍，邪气在心，积惊成痫。"意谓因外伤或产伤，络脉受损，停瘀脑内，而致"血滞心窍"，"积惊成痫"。关于其治，又有"通行心经，调平心血，顺气豁痰，又其要也"之论。此即《素问·至真要大论》"结者散之""惊者平之""适事为故"之治。《灵枢·师传》篇云："五脏六腑，心为之主。"《素问·痿论》云："心主身之血脉。"故"血滞心窍"，有推心经，揉心俞、间使、血海，活血通脉之施。《素问·厥论》云："脾主为胃行其津液者也。"此即脾胃为后天之本之谓，故补脾经，揉脾俞、胃俞、膏肓俞、三阴交、天枢、中脘，以助气血生化之源，又有养血通脉之用，尚可杜生痰之源。《素问·经脉别论》篇云："脾气散精，上归于肺。"补脾经，辅以补肺经，揉肺俞、膻中，乃益气通脉之法，又为气行血亦行之治。而其气结痰壅，可施豁痰开窍之法；神昏眩仆，可佐荣脑益髓、养血息风之治。

体穴摩方尚有"《甲乙》缺偏定痫方"，由摩列缺、偏历组成，以清热化痰、息风定搐为法；有"《灵枢》痫证摩方"，由摩长强、曲泉组成，以益肾荣督、养血濡肝、解痉定搐为治；有"《大全》后溪痫证方"，由摩后溪、内关、神门、心俞、鬼眼组成，以调气机、益心脉、醒心神为用；有"《针经》后溪人中愈痫方"，由摩后溪、人中、百会组成，成荣督通脉、开窍醒神之施；有"照海丰隆定痫方"，由照海、丰隆、鸠尾、神门、间使、筋缩组成，为养肝肾、通心脉、定搐愈痫之良方。

第二十一节　汗　证

汗证是指不正常出汗的病证。睡中汗出，醒时汗止者，称"盗汗"；不分寤寐，无故汗出者称"自汗"。盗汗多属阴虚，自汗多属阳（气）虚。《景岳全书》云："自汗、盗汗亦有阴阳之证，不得谓自汗必属阳虚，盗汗必属阴虚也。"小儿禀赋不足，腠理不密，极易汗出，此即因虚而致汗出，故小儿汗证多从"虚汗"论治。

1. 表虚不固

临床症状：以自汗为主，或伴盗汗。小儿汗出以头部、肩背明显，动则益甚，神倦乏力，面色少华，肢端欠温，平时易感冒。舌质较淡，或舌边齿印，苔薄，脉象较弱，指纹色淡。

证候分析：小儿脏腑娇嫩，元气未充，腠理不固，所以极易汗出，多见于平时体质虚弱的小儿。阳主卫外而主固，卫阳不足，表卫不固，津液不藏，故自汗出。表虚卫弱，动则气耗，津液随气泄，故汗出更甚。头为诸阳之会，肩背属阳，故汗出以头额、肩背明显。阳气不足，津液亏损，故神倦乏力，面色少华，肢端欠温。卫表不固，腠理不密，时邪易袭，故易感冒。舌质淡或有齿印，脉象较弱，指纹色淡，均为阳气虚弱的表现。

治法：益气固表，敛汗护津。

处方：补肾经、肺经、脾经、胃经，清心经，揉肾顶，推虎口三关，摩肾俞、肺俞、脾俞、胃俞、魄户、魂门、神阙，揉命门、关元、中脘、涌泉、太溪，运内八卦。

尚可予"《经纶》膏肓自汗方"。

方解：《灵枢·决气》篇云："腠理发泄，汗出溱溱，是谓津。""津脱者,腠理开,汗大泄。"故益气固表,实腠理,乃此证治之大法也,故推虎口三关,揉命门,温阳补气,可疗气血虚弱、命门火衰之证。玄府者,即魄门、汗孔也。补肺经,摩肺俞、魄户、魂门,以其益气布津,温分肉,实腠理,固玄府之功,而敛汗固津。《素问·评热病论》篇云:"汗者精气也。"《素问·逆调论》篇云:"肾者水藏,主津液。"《素问·六节藏象论》篇云:"肾者,主封藏之本,精之处也。"故补肾经,揉肾顶,摩肾俞,摩脐、关元,揉涌泉、太溪,以益肾精,固津液,司封藏。《素问·厥论》篇云:"脾主为胃行其津液者也。"《素问·痿论》篇云:"脾主身之肌肉。"即脾胃为后天之本,营卫气血生化之源,故补脾经、胃经,揉中脘,摩脾俞、胃俞、神阙,运内八卦,健脾和胃,补益气血,以成和营卫、实腠理、敛汗固摄之功。明·李中梓《医宗必读》云:"汗者,心之液也,而肾主五液,故汗证未有不由心肾虚而得者。"故清心经,补肾经,此交泰心肾、水火既济之伍,使玄府固津之功正常,而无汗出之弊。

"《经纶》膏肓自汗方",由摩膏肓俞、大椎、复溜组成,以益肾元、固腠理为法而愈病。

2. 营卫不和

临床症状:以自汗为主。小儿汗出遍身,微寒怕风,不发热,或伴有低热,精神疲倦,胃纳不振,舌质淡红,苔薄白,脉缓,指纹淡红。

证候分析:《小儿卫生总微论方》云:"小儿有遍身喜汗出者,此荣卫虚也。荣卫相随,通行经络,营周于身,环流不息。荣阴卫阳,荣虚则汗液泄越,卫虚则不能固密,故喜汗出遍身也。"病后正气未复,营卫失和,卫气不能外固,营阴不能内守,津液无以固敛,故汗出遍身,微寒怕风,或伴低热,汗出过多。肺脾受损,故精神疲倦,胃纳不振。舌淡红,苔薄白，脉缓，指纹淡红，均为营卫失和之象。

治法：调和营卫，固津敛汗。

处方：补肺经、肾经、胃经、脾经，推虎口三关，揉百会、关元、命门，摩食窦、中脘、天枢、脾俞、胃俞、膏肓俞。

尚有"谚语复溜自汗方"可用。

方解：《景岳全书》云："自汗者属阳虚，腠理不固，卫气之所司也。人以卫气固其表，卫气不固，则表虚自汗，而津液为之发泄也。"故调和营卫，益气固表，乃调治自汗之大法也。于是有补肺经、脾经、肾经，推虎口三关，揉命门之施。督脉乃"阳脉之海"，百会乃"诸阳之会"；任脉乃"阴脉之海"，关元乃任脉与足三阴经交会穴，且"冲脉起于关元"，有益元固本、调补冲任之功。故百会、关元二穴相伍，则有调督任、补气血、荣阴卫阳之功，而成敛汗固津之效。《素问·玉机真藏论》篇云："五脏者皆禀气于胃，胃者五脏之本也，脏气者，不能自至于手太阴，必因于胃气，乃至于手太阴也。"意谓经脉中营卫气血，必由胃中水谷之精微不断地输送，方可正常运行，故补脾经、胃经，摩中脘、天枢、食窦、脾俞、胃俞、膏肓俞，以资气血生化之源，而营卫气血得以实腠理，固玄府。

"谚语复溜自汗方"，由摩谚语、复溜、膏肓俞组成，为助卫阳、实腠理、敛汗固津之治方。

3. 气阴两虚

临床症状：以盗汗为主，也常伴自汗。小儿身体消瘦，汗出较多，神萎不振，心烦少寐，寐后汗多，或伴低热，口干，手足心灼热，哭声无力，形体虚弱，口唇淡红，舌质淡，苔少或见剥苔，脉细弱或细数，指纹色略紫。

证候分析：本证亦多见急病、久病、重病之后，病后失调，或素体气阴两虚，而身体消瘦。气虚不能敛阴，阴虚易生内热，迫津外泄，故汗出较多。《灵枢·九针论》篇云："心主汗。"《素问·痿论》篇云："心主身之血脉。"盖因汗为心液，汗出则心血暗耗，血虚则心神不宁，故神萎不振，心烦少寐，寐后汗多，或伴低热。气阴亏损，故形体虚弱，哭声无力。口唇淡红，舌质淡，脉细弱，均为气血不足之象。苔少或见剥苔，脉细数，指纹色略紫，均为阴亏之征。

治法：益气养阴，敛汗固津。

处方：补肾经、清心经、补肺经、揉肾顶、摩肾俞、心俞、肺俞、神堂，按揉太溪、涌泉、复溜、太渊、神门、百会、关元，推虎口三关。

尚有"《经纶》肺俞盗汗方"可用。

方解：《灵枢·九针论》篇云："心主汗。"《素问·五脏生成》篇云："诸血者，皆属于心。"该篇又云："心之合脉也，其荣色也。"《素问·评热病论》篇云："汗者精气也。"敛汗固津，当益肾荣脉，故补肾经，推三关，揉肾顶、太溪、涌泉，以补肾精，益肾气，俾肾之封藏职守；复溜乃肾经之经穴，有补肾益元、气化生津之功，《针灸聚英》谓复溜治"盗汗，汗注不止"之疾。清心经，补肺经，摩肾俞、肺俞、心俞、神堂，以益心气而敛汗，补肺气实腠理以固玄府。《张氏医通》云："盖平人脉虚弱微细，是卫气不能鼓，其脉起于外，所以不能约束津液。当卫气行阴，目瞑之时，血气无以固其表，腠理开则汗，醒则行阳气复散于表，则汗止矣。"故取肺之原穴太渊、心之原穴神门、督脉经之百会、任脉经之关元，以其益气血、调冲任、益肾元之功，而达荣阴卫阳之效，成敛汗固津之治。

清·王燕昌《王氏医存》云："五脏皆有汗，不独心也。汗皆为虚，心虚则头汗，肝虚则脊汗，肾虚则囊汗，肺虚则胸汗，脾虚则手足汗。人弱而专一处之汗，久则不愈，即此经虚也。"《顾松园医镜》云："有汗要使无汗，扶正为先。"《灵枢·九针十二原》篇云："五脏有疾，当取之十二原。"故补五脏之虚，可取其原穴；俞穴是脏腑之气输注于背部的腧穴，为阴病行阳的重要位置；募穴是脏腑之气汇聚于腹部的位置，是阳病行阴的重要部位。故五脏有病又可取其俞、募之穴。如头汗出，可按摩心经之原穴神门、俞穴心俞、募穴巨阙；脊汗出可按摩肝经之原穴太冲、俞穴肝俞、募穴期门；囊汗出可按摩肾经之原穴太溪、俞穴肾俞、募穴京门；胸汗出可按摩肺经原穴太渊、俞穴肺俞、募穴中府；手足汗出可按摩脾经之原穴太白、俞穴脾俞、募穴章门。

"《经纶》肺俞盗汗方"，由摩肺俞、复溜、谵语组成，乃一治盗汗之小方，然其方简力宏，以其滋肺肾、泌阴津、实腠理、固津止汗之功而愈病。

第二十二节　风　疹

风疹，因其形以"痧"，故又称"风痧"。因其有别于真痧（麻疹），故又名"野痧"。外感风热时邪，由口鼻而入，郁于肺卫，蕴于肌腠，与气血相搏，发于皮肤而致本病。若邪郁肺卫，有疏风清热之治；若风热之邪，伤及营分，则有清热解毒之治。

1. 邪郁肺卫

临床症状：发热，恶风，喷嚏，流涕，伴有轻微咳嗽，精神倦怠，胃纳欠佳，疹色淡红，先起于头面、躯干，随即遍及四肢，分布均匀，稀疏细小，有瘙痒感，舌苔薄白，舌质偏红，指纹色紫。

证候分析：外感风热之邪，郁于肺卫，故见发热恶风、喷嚏流涕、咳嗽等症状。皮疹色淡红，疹点稀疏，此风热之邪随疹外透的表现。皮肤瘙痒，为风盛之候。舌苔薄黄，质偏红，指纹色紫，为风热之象。

治法：疏风清热，透疹止痒。

处方：推攒竹，推坎宫，揉太阳，运耳后高骨，推虎口三关，清肺经，揉肺俞、风门，揉运太渊，"《资生》风疹摩方"。

方解：外感风热，推攒竹、坎宫，揉太阳，揉运耳后高骨，推虎口三关，以清头目而解表邪；清肺经，揉肺俞、风门，以清解肺卫之郁热。《素问·刺法论》篇云："肺者相傅之官，治节出焉，可刺手太阴之原。"意谓刺肺经原穴太渊，可促进肺的宣发功能。《灵枢·九针十二原》篇云："五脏有疾，当取之十二原。"太渊，为手太阴肺经之原穴，五输穴之输穴，又为该经之本穴。《素问·经脉别论》篇云："脉气流经，经气归肺，肺朝百脉，输精于皮毛。"今按摩揉运太渊，以激发肺经之脉气，"输精于皮毛"，俾风热之邪通过皮毛而出。合谷乃手阳明经之原穴，有化气通脉、调气和血之功；曲池为手阳明经之合穴，有疏风邪、调气血、透疹止痒之功。《素问·痹论》篇云："卫者，水谷之悍气也，其气慓疾滑利，不能入于脉也，故循皮肤之中，分肉之间，熏于肓膜，散于胸腹。"《灵枢·本藏》篇云："卫气者，所以温分肉，充皮肤，肥腠理，司关合也。"阳明经为多气多血之经。《针灸资生经》有"合谷、曲池，疗大小人遍身风疹"之记。盖因合谷、曲池二穴相伍，合谷升而能散，曲池走而不守，可行卫气，鼓舞血行，以成祛散风热之功，而达透疹止痒之效。今名"《资生》风疹摩方"。

2. 邪热炽盛

临床症状：高热面赤，口渴引饮，心烦不宁，疹色鲜红或紫暗，疹点较密，小便黄少，舌质红，苔黄糙，指纹赤紫。

证候分析：邪热炽盛，故见高热，口渴，小便黄少。风热之邪涉及营分，血热较盛，见心烦不宁，疹色鲜红，疹点较密，舌质红，苔黄糙，指纹赤紫等候。

治法：清热解毒，透疹止痒。

处方：清天河水，揉小天心、一窝风，掐揉二扇门，清肺经、胃经，揉肺俞，推脊，"池海风疹摩方"。

方解：热邪炽盛，故有清天河水，推脊，清胃经，揉小天心，清热解毒，透达表邪；揉一窝风，掐揉二扇门，发汗解表，透邪外出；清肺经，揉肺俞，宣肺清热，透疹达邪。《灵枢·邪客》篇云："营气者，泌其津液，注之于脉，化以为血，以荣四末，内注五脏六腑。"《灵枢·营卫生会》篇云："中焦亦并胃中，出上焦之后，此所受气者，泌糟粕，蒸津液，化其精微，上注于肺脉，乃化而为血，以奉生身，莫贵于此，故独得于经隧，命曰营气。"曲池乃手阳明经之合穴，又为手阳明之本穴，具激发手阳明经血气之功；血海为足太阴脾经脉气所发，专走血分，具行血活血、清营凉血、祛风止痒之功。"治风先治血，血行风自灭。"故二穴按摩之，以奏清邪热、凉营血之功，而达血行风灭之效，今名"池海风疹摩方"。

第二十三节　痄　腮

痄腮是由外感风温邪毒，壅结于少阳经脉，郁而不散，结于腮部的急性传染病。以发热、耳下腮部漫肿为临床特点。《局方发挥》名"时行腮肿"，《疮疡经验全书》称"痄腮"，《医学入门》谓"搭腮肿"，《证治准绳》名"腮颌发"。

因感受邪毒轻重及深浅部位的差异，而有温毒在表与热毒内蕴的不同。

1. 温毒在表

临床症状：轻微发热恶寒，一侧或两侧耳下腮部漫肿疼痛，咀嚼不便，或有咽红，舌苔薄或淡黄，质红，脉浮数，指纹色紫。

证候分析：感受温热之毒，病邪郁结在表，正邪交争，故发热，恶寒，咽红，苔薄白或淡黄，脉浮数，指纹色紫。腮为少阳经循行之处，故邪热蕴结于少阳，而见腮肿疼痛，咀嚼困难。

治法：疏风清热，散结消肿。

处方：推三关，退六腑，清天河水，揉小天心、一窝风、中渚、肩井，分阴阳，清肺经，运内八卦，清板门，揉列缺、合谷、足三里。

方解：清天河水，退六腑，揉小天心、一窝风、中渚、肩井，以清热凉血。列缺为手太阴之络穴，又为八脉交会穴之一，通于任脉，具宣发肺气、畅达大肠腑气之功。掐揉列缺，以清肺经之热邪；揉肩井、中渚，以解少阳温热邪毒；清肺经，分阴阳，运八卦，清板门，可宽胸利膈，化痰开结；推三关，揉足三里、合谷，通瘀散结，俾肿痛可除。

2. 热毒蕴结

临床症状：壮热烦躁，头痛，口渴饮水，食欲不振，或伴呕吐，腮部漫肿，坚硬拒按，咀嚼困难，咽红肿痛，舌红苔黄，脉数，指纹紫暗。

证候分析：热邪入里，热毒亢盛，故见壮热烦躁，舌红苔黄，脉数，指纹紫暗；热毒郁结少阳，致腮部肿痛，咀嚼困难；热毒内蕴阳明，故头痛，食欲不振，呕吐；热灼津伤，故口渴引饮。

治法：清热解毒，软坚散结。

处方：清天河水，多退六腑，少推三关，揉一窝风、小天心、二人上马，分阴阳，清肺经、肝经、三焦，揉列缺、合谷、足三里、昆仑、太溪，施"按弦搓摩法""猿猴摘果法"。

方解：清天河水，多退六腑，少推三关，揉一窝风、小天心、二人上马，分阴阳，清肺经，揉列缺、合谷、足三里、昆仑，施"猿猴摘果法"，同于"温毒在表"之治。清肝经、三焦，以泻肝胆之热，而消腮肿。因其热邪入里，毒邪亢盛，故有复式手法之用。按弦搓摩法，可宣发心肺之气，以增宽胸利膈，化痰开结之功，又有健脾燥湿、通三焦气化之用，而无痰滞之弊。猿猴摘果法，为揉运阳池、三关、阴池、六腑的复式手法，为清退热邪之大法，故热毒亢盛之壮热可解，腮肿可除。昆仑乃足太阳经之穴，具敷布太阳经气、疏经通络之功；又以其具导膀胱之津气敷布于上，而"治十二邪"，乃《内经》"病在上，取之下"之大法。太溪为足少阴肾经之原穴、输穴，具滋阴益肾之效。故昆仑、太溪二穴乃表里脏腑对穴之伍，可通达阳气，敷布精津，以成益气养血通脉之功，而消肿散结。

尚有"《盘石》痄腮方"之用，由掐少商，揉合谷、委中、天突、足三里组成，以其清热解毒、化瘀通结法为治；"少商清瘟败毒方"，由掐少商，揉曲池、照海组成，以清利湿热、泻火解毒、消肿散结法而愈病。

第二十四节　乳　蛾

乳蛾，喉科病名，是以喉核红肿疼痛为主要特征的常见病。因其形似乳头，或如蚕蛾，故名。宋《太平惠民局方》有"单蛾""双蛾"之分；《疮疡经验全书》又有"蛾子""喉蛾""乳蛾"之名。发病急骤者名急乳蛾，相当于现代医学之急性扁桃体炎。若蛾如乳头，不甚疼痛，感寒易发，病难速愈者，属石蛾、慢乳蛾，相当于现代医学之慢性扁桃体炎。其病机，多由肺胃热壅、火毒熏结于咽喉而发；或气滞痰凝，或老痰肝火聚结，或肝肾阴亏，虚火上炎熏灼咽喉而致。

1. 肺胃热壅

临床症状：咽部一侧或双侧喉核肿大疼痛，核表或有黄白色脓点，吞咽则痛剧，汤水难咽，伴心烦胸满，口臭便秘，舌苔黄，脉数，指纹色紫。

证候分析：《包氏喉证家宝》云："喉乃太阴呼吸之门，主气而属天，咽乃阳明水谷之通路属地。"故"咽喉，气之呼吸，食之出入，乃人身之门户也。其证虽繁，多归于火。"故唐宗海云："清风降火，去痰抑气，为治喉症必遵之法。"外邪壅盛，传入肺胃，搏结于喉核，而致咽峡红肿，火毒灼腐肌膜，则见喉肿大，腐物成脓。火为阳邪，火毒蒸腾，故见脉数，指纹色紫。肺胃热壅，故舌苔黄。

治法：疏风清热，消肿解毒。

处方：掐少商、商阳，清肺经、胃经、天河水，退六腑，推板门，分阴阳，揉小天心、风门、风池，揉运按摩合谷、足三里。

方解：少商乃手太阴肺脉所出，为井。《灵枢·顺气一日分为四时》篇云："病在脏者取之井。"故摩少商，有通肺气、敷津液、通窍络、利咽喉之功；商阳为手阳明经之井穴，有泄热消肿之功。掐二穴，名"二商摩井方"。商阳属阳性刚，少商属阴性柔，二经井穴相须为用，乃刚柔相济、阴阳互涵配伍法，可通行气血，清泄肺胃脏腑之郁热，而达利咽消肿之效，故有掐少商、商阳之用。清肺经，揉小天心，清天河水，揉风门、风池，以散肺经之风热；清胃经，退六腑，分阴阳，清板门，以解胃腑之郁热；合谷为手阳明大肠经之原穴，有化气通脉、调气活血、扶正达邪、清热利咽之功；足三里乃足阳明胃经之合穴，有健脾和胃、调气血、通经络之效。故揉摩二穴，共成清腑热、利咽喉、化痰结之效。诸法诸穴之施，疏风清热，消肿解毒，而消乳蛾。

2. 痰凝热结

临床症状：咽部喉核红肿，不甚疼痛，触之较硬，感邪易发，病难速愈，指纹淡红或略暗。

证候分析：多因急喉蛾未彻底治愈，气滞痰凝喉部，而成慢乳蛾，复感外邪，而致热郁咽部，故见喉核肿大，咽部红肿疼痛，吞咽困难；因气滞痰凝，故喉核触之较硬；因火毒未盛，故脉、舌、指纹尚属正常。

治法：清解郁热，涤痰散结。

处方：清肺经、胃经，揉小天心，清天河水，退六腑，分阴阳，推脾经、板门，揉运合谷、足三里、丰隆。

方解：清肺经，揉小天心，清天河水，以清肺经之热邪；推脾经，清胃经，推板门，退六腑，分阴阳，以解胃腑之郁热；揉运合谷、足三里，共成清腑热、调气血、利咽喉、化痰结之功。脾主运化，若运化失职，则易聚湿生痰，故有"脾为生痰之源"之说。丰隆乃足阳明脉气往返之要道，为足阳明胃经之络穴，故丰隆有健脾和胃、豁痰化浊之功，辅以丰隆，以增其化痰散结之功。

3. 阴虚火旺

临床症状：咽部充血，喉核红肿疼痛，面色潮红，口唇樱赤，或伴潮热盗汗，舌红无苔，脉细数，指纹色略紫。

证候分析：此证多因急喉蛾期，火热炽盛，耗伤肺胃之阴津，遂成阴虚火旺之候，而见本证之病候。

治法：滋阴降火，软坚散结。

处方：推肾经、肺经、胃经，分阴阳，多退六腑，少推三关，摩肾俞、肺俞、膏肓俞，揉小天心、二人上马、二扇门、板门、足三里、合谷、鱼际、太溪、液门。

方解：推肾经、肺经、胃经，摩肾俞、肺俞、膏肓俞，此乃金水相滋之伍，以成滋阴降火之功；多退六腑，少推三关，揉小天心，分阴阳，揉二人上马、二扇门、板门、合谷、足三里，以清肺胃之郁热，而解咽喉肿痛。太溪乃足少阴肾经之输穴、原穴，具滋肾阴、降虚火之功；鱼际乃肺经荥穴，有通三焦、司气化、敷津液之功。《灵枢·五乱》篇云："气在于肺者，取之手太阴荥、足少阴输。"故取肺经荥穴鱼际，肾经输穴太溪，以其通达三焦、敷布津液之功，而成生津益阴之效。液门乃手少阳三焦经脉之荥穴，有通三焦、司气化、敷津液之功。故《百症赋》有"喉痛兮，液门鱼际去疗"之验，今名"《百症》利咽摩方"。

尚有效验良方，如"《盘石》乳蛾方"，由掐少商，揉合谷、委中、行间组成，可清热宣肺，滋阴降火，清咽消肿。

第二十五节　鼻　渊

鼻渊，是以鼻流腥臭浊涕、鼻塞、嗅觉丧失为主症的疾病。最早的医学文献，首见于《内经》。《素问·气厥论》篇云："胆移热入脑，则辛頞鼻渊，鼻渊者，浊涕下不止也。"又称"脑漏"，如《杂病源流犀烛》云："有鼻渊者，即脑漏也。有风寒凝入脑户，与太阳湿热交蒸而成，或风热之邪乘之，风热郁而不散而成。"有急、慢性之分。现代医学之急、慢性副鼻窦炎与之相似。

1. 肺热壅盛

临床症状：鼻流稠黄浊涕，嗅觉不敏，鼻内黏膜红肿，恶寒发热，头痛鼻塞，心中懊恼，大便干，舌红苔黄，脉浮数，指纹色紫。

证候分析：清·吴仪洛《成方切用》云："鼻流浊涕不止，名鼻渊，乃风热灼脑，而液外渗也。"由此可知，鼻渊多因感受风热，或始感风寒，继而肺热壅盛，循经上聚鼻之窦窍，与气血搏结，蒸灼窦窍，甚者化腐为脓而见诸症。

治法：宣肺通窍，泻火解毒。

处方：清肺经，清天河水，推攒竹，推坎宫，揉太阳，运耳后高骨，多退六腑，少推三关，掐揉二扇门，拿风池，推脊，揉迎香、通天。

方解：清肺经、天河水，以宣肺清热；推攒竹、坎宫，揉太阳，运耳后高骨，多退六腑，少推三关，以清解表邪，通达营卫；掐揉二扇门，拿风池，推脊，以散风热之邪。迎香乃手足阳明之会，具疏通阳明经气、清泄肺热之功，揉之能宣肺气而通鼻窍；通天，为足太阳脉气所发之处，太阳经气自此通达于人之高位颠顶，故具通达阳气、敷布津液之功，揉之以成清肺热、通鼻窍之效。

2. 痰火积热

临床症状：鼻流脓浊涕，气臭，眉额胀痛，嗅觉减退，思绪分散，记忆衰退，舌苔略黄，脉滑微数，指纹色青。

证候分析：鼻渊日久，热郁于脑，清浊相混，痰火郁积窦窍，而见诸症。

处方：清肺经，清天河水，揉列缺、合谷、丰隆、上星、通天。

方解：《素问·至真要大论》篇云："少阴之复，懊热内作，甚则入肺，咳而鼻渊。"《医学入门》云："鼻塞久则气壅不转，热郁于脑，清浊相混，为渊。"故清肺经，清天河水，宣肺清热，以解痰火积热之证。列缺乃肺经络穴，有宣肺气、祛风邪之功；合谷，手阳明之原穴，有化气通脉、调气和血之功，且手阳明与手太阴相互为表里，其脉又上行夹鼻孔会于迎香，故列缺伍合谷、迎香，能通营卫，和气血，而宣通鼻窍，以愈鼻渊。丰隆乃足阳明脉之络穴，别走太阴，具沟通脾胃两经之功；列缺为手太阴之络穴，别走阳明，具沟通肺与大肠两经之效。故揉运二穴，可益气养血，宣肺通窍，豁痰化浊，为痰火蕴结窦窍之要伍。上星乃督脉经气上达于前发际之处，如星之居上，故名上星，有开窍醒神之功；通天乃足太阳脉气通达于人之高颠之处，有通阳开窍之效。《神灸经纶》将上星、通天、合谷视为治鼻渊、鼻痔之灸穴，今揉运按摩诸穴，亦为治疗鼻渊之良法。

尚有"禾髎通天鼻渊方"，由禾髎、通天、列缺组成，可通达阳气，清解郁热，宣肺通窍；"《大成》迎香鼻渊方"，由迎香、上星、风门、照海组成，可疏散风寒，宣通鼻窍；"通天宣肺利窍方"，由通天、列缺、合谷、迎香组成，可调达气机，宣肺通窍；"临泣通天鼻渊方"，由头临泣、足临泣、通天组成，可清胆热，通鼻窍。

第二十六节　鹅口疮

鹅口疮，儿科病名，或称"鹅口""雪口"。《诸病源候论》云："小儿初生口里白屑起，乃至舌上生疮，如鹅口里，世谓之鹅口，此由在胎时受谷气盛，心脾热气，熏发于口故也。"《外科正宗》云："鹅口疮，皆心脾二经，胎热上攻，致满口皆生白斑雪片，甚则咽间叠叠肿起，致难乳哺，多生啼叫。"本病可因先天胎热内蕴，或口腔不洁，感受秽毒之邪而致。盖因脾主口唇，舌为心之苗，邪毒蕴积心脾，上熏口舌而发病。亦有因婴儿先天禀赋不足，或因后天乳食调护失宜，或久病、久泻之后，肾阴亏损，以致阴虚阳亢，水不制火，虚火上浮，白屑积于口舌，而发为本病。

1. 心脾积热

临床症状：口腔舌面满布白屑，面赤唇红，烦躁不宁，叫扰啼哭，口干或渴，大便干结，小便短黄，舌质红，脉滑，指纹色紫。

证候分析：婴儿胎热内盛，或感受秽毒之邪，或久病余热未清，蕴积心脾，热毒循经上行，熏灼口舌，故出现白屑堆聚，状如鹅口。火热炎上，故面赤唇红，舌质红，脉滑，指纹色紫。心火内炽，故烦躁多啼。火盛伤津，故口干或渴，大便干结。心热移于小肠，故小便短黄。

治法：清泻心脾积热。

处方：清心经，推脾经，推板门，揉小横纹、肾纹，补肾水，泻小肠，分阴阳，退六腑，清天河水，水里捞明月，凤凰单展翅。

方解：《外科正宗》谓"鹅口疮皆心脾二经胎热上攻"所致，故有清心经，揉小天心、小横纹、肾纹，水里捞明月，凤凰单展翅，以散熏灼于口舌之心火热毒；清天河水，退六腑，分阴阳，以清腑热。《医门补要》谓其病乃"脾胃郁热上蒸"而成，故有推脾经、板门，以清中焦湿热蕴结之邪。补肾水，泻小肠，滋阴润燥，有导赤之功，俾热邪从小便而解。

2. 虚火上浮

临床症状：口舌白屑稀散，周围红晕不著，或口舌糜烂，形体怯弱，面白颧红，神气困乏，口干不渴，或大便溏，舌嫩红，脉细，指纹色紫。

证候分析：先天禀赋不足，后天调护失宜，或久病、久泻，以致肾气亏损，水不制火，虚火上浮，故面白颧红，口干不渴，或口舌糜烂，白屑稀散，红晕不著。真元不足，虚火无根，故神疲困乏，或大便稀溏，舌嫩红，脉细，指纹色紫。

治法：滋阴潜阳，引火归原。

处方：掐揉二扇门、二人上马，补肾经、脾经，摩肾俞、脾俞，揉小横纹、四横纹、肾纹、肾顶、膀胱经，运内八卦，揉运然谷、太溪。

方解：掐揉二扇门、二人上马以滋阴补肾、健脾益气之功，而退脏腑之热。补肾经，摩肾俞，有温补肾元之功；补脾经，摩脾俞，乃益气渗湿之法，共成培补先后天之效，尚可解形体怯弱、神气困乏、大便稀溏之候。《推解广意》云："小横纹，掐之退热除烦，治口唇破烂。"故揉小横纹、四横纹，推脊，共成清退虚热之功。肾纹上为小指掌面之肾水部，指尖为肾顶，其下第三节为膀胱经部，故肾纹主水液，司气化，可泻三焦火邪，使从小便而解。故揉肾纹为鹅口疮、口疮必用之法，尚可从肾顶顺序经肾水、肾纹、膀胱经揉运之，乃滋肾阴、清虚火之伍，以成"壮水之主以制阳光"之效。运内八卦自坤经兑、乾至坎，乃土生金、金生水之施，有金水相滋之功，为清热养阴之法。然谷为足少阴肾经之荥穴，具补肾荣冲、通调三焦气化之功；太溪乃足少阴肾经之原穴、输穴，可导肾间之动气输布于全身，而具滋肾阴、退虚热之功。揉运二穴，又以益阴血、接阳气之功，而成养血通脉之效，俾口舌糜乱之症得解。

附：口疮

口疮是婴儿时期常见的口腔疾患，以口颊、舌边、上腭、齿龈等处发生溃疡为特征。如发于口唇两侧者，称为燕口疮；满口糜烂，色红作痛者，称为口糜。其发病原因和治疗方法，与鹅口疮基本相同。若心火上炎者，见舌上糜烂或溃疡，色红疼痛，饮食困难，心烦不安，口干欲饮，小便短赤，舌红尖赤，苔薄黄，脉细数，可予清心火，揉肾纹、小天心，掐揉二扇门、二人上马，推四横纹、掌小横纹，推脊诸法。

第二十七节　重舌

重舌，口腔病名，又名子舌、重舌风、莲花舌。首见于《内经》。《灵枢·终始》篇云："重舌，刺舌柱以铍针也。"多因心脾积热，复感风邪，邪气相搏，循经上结于舌而成，对此，《诸病源候论》之论述甚详："小儿重舌者，心脾热故也。心候于舌而主于血，脾之络脉又出于舌下，心火脾土，二脏母子也，有热则血气俱盛，其状附舌下，近舌根，生形如舌而短，故谓之重舌。"

心脾积热

临床症状：舌下近根处，重生一物，形如小舌，状如莲花，或红或紫，身发潮热，头痛项强，饮食难下，言语不清，口流清涎，日久溃腐，指纹色紫。

证候分析：多因胎毒蕴结脏腑，生后发于心脾，或保育不周，脏腑功能失调，邪热内生，或因心脾为外邪所乘，邪热循经上蒸于舌，热结血瘀，痰湿停聚，汇阻于舌下而成重舌。

治法：清热泻火。

处方：清心火，推脾土，补肾水，揉小天心、四横纹、小横纹，推板门，清天河水，退六腑，分阴阳，泻小肠，凤凰单展翅，按揉合谷、足三里。

方解：清心火，揉小天心、小横纹、四横纹，凤凰单展翅，可散心火，兼以清营凉血；清天河水，退六腑，分阴阳，可清腑热；推脾经、板门，可清中焦脾胃之湿热；补肾水，泻小肠，滋阴泻火，有导赤之功，俾热邪从小便而解；按揉合谷、足三里，可调气血，以活血通脉。

附：木舌

木舌多由胎毒蕴结于脏腑，生后发于心脾；或保育不周，脏腑阴阳失调，邪热内生；或外感风热所熏，热邪循经上蒸于舌，则舌肿而木强。症见舌体肿胀，渐渐增大，舌质较硬，转动不灵，以致影响乳食，甚则肿满塞口，口腔开合困难，啼声謇涩，语言不清，呼吸不畅，或伴发热，面赤唇红，口舌生疮，流涎，烦躁，大便干，小便黄，舌红苔黄，脉数，指纹色紫。《幼幼集成》云："木舌者，心脾积热之气上冲，故令舌肿，渐渐长大，塞满口中。"故证属心脾积热，治宜清热泻火。因其病机与重舌相似，故治疗可参阅重舌之证治。

附：弄舌

弄舌，又名吐舌、舒舌。多由心脾积热而致，症见时时舒舌于口外，旋伸旋缩，左右吐弄，舌红胀满，口舌生疮，渴而喜冷饮。其病机与重舌相似，治疗可参阅重舌之证治。

第二十八节　近　视

近视，是常见眼病，近看清楚，远视模糊，古称"能近怯远"症。

1. 肝肾亏虚

临床症状：视近物正常，视远物则模糊不清。

证候分析：清·李学川《针灸逢源》云："夫目者，五脏六腑之精华，百骸九窍之至宝，洞视万物，朗视四方，皎洁如珠，包含天地，内连肝胆，外应睛瞳。窍并开于肝门，瞳乃属于肾。"故先天所致之近视，多因五脏六腑之精华不足，不能荣目窍，尤其肾虚不能荣瞳，故有远视模糊之候。清·李用粹《证治汇补》云："能近视不能远视者，属肾虚，阳气有余，阴气不足也。"故清·张秉成《成方便读》云："治目者，皆以益阴滋水为事。"

治法：滋补肝肾，益气明目。

处方：补肾水、脾土，摩肾俞、肝俞、脾俞、膏肓俞，揉睛明、攒竹、承泣、承光、合谷、足三里、涌泉。

方解：《素问·六节藏象论》篇云："肾者，主蛰，封藏之本，精之处也。"故补肾经，摩肾俞，揉涌泉，培补益元，以荣瞳仁；《灵枢·五阅五使》篇云："目者，肝之官。"《素问·调经论》篇云："肝藏血。"故摩肝俞，则"肝得血而能视"。综上之治，养肝肾乃治目疾之大法，故清·顾锡《银海指南》云："大抵目疾以肝肾为本，舍本而从标，皆非正法。"金·李杲《兰宝秘藏》云："夫五脏六腑之精气皆禀受于脾，上贯于目。脾者诸阴之首，目者，血脉之宗也。故脾虚则五脏之精气皆失其所司，不能归明于目矣。"故补脾经，摩肾俞、膏肓俞，揉合谷、足三里，补脾气，益阳明，以助气血生化源，益精血，使上注于目，则目能视也。睛明，为五脏六腑精华所集之处，又为手足太阳、足阳明、阴跷、阳跷五脉之会，又为足太阳经之结穴、标穴，以通络明目之功，而为治现代医学之近视、弱视、视网膜炎、视神经萎缩之要穴；攒竹亦足太阳经之腧穴，《甲乙经》名曰"始光""明光""夜光"，《针灸聚英》谓攒竹"主眊眊，视物不明"。故攒竹为通络明目之要穴。阳明经为多气多血之经，任脉为阴脉之海，跷有轻健矫捷之意，故攒竹有濡养眼目之功。《甲乙经》谓承泣为"阳跷、任脉、足阳明之会"，故承泣为"目不明"之治穴；承光接太阳经脉气，有敷布津液、通窍明目之功。

尚有补益气血、清肝明目之"《席弘》合谷光明方"，由合谷、光明组成；有滋补肝肾、养血明目之"太溪太冲明目方"，由太溪、太冲组成，亦可用之。

2. 心阳衰少

临床症状：视远物视力模糊，间有视力进步。

证候分析：《素问·灵兰秘典论》篇云："心者，君主之官也，神明出焉。"《灵枢·本神》篇云："所以任物者谓之心。"《灵枢·邪客》篇云："心者，五脏六腑之大主也，精神之所舍也，其脏坚固，邪弗能容也。容之则心伤，心伤则神去。"故有因小儿病后目力未复，或视用不当而致心血耗伤，心气不足，神华发越于近而成近视。其治当养肝肾，益精血，补心脾，通胆腑。

治法：益心脾，养肝肾，荣睛明目。

处方：补肾经、脾经，推虎口三关，摩心俞、脾俞、肝俞、胆俞、膏肓俞、肾俞、三焦俞，揉运光明、目窗、承光。

方解：明·赵献可《医贯》云："目形类丸，瞳神居中而前，如日月之丽东南而晦西北也。有神膏、神水、神光、真气、真血、真精，此滋目之源液也。神膏者，目内包含膏液，此膏由胆中渗润精汁，积而成者，能涵养瞳神，衰则有损。神水者，由三焦而发源，先天真一之气所化，目上润泽之水是也。水衰有火胜燥暴之患，水竭则有目轮大小之疾，耗涩则有昏眇之危。""神光者，原于命门，通于胆，发于心火之用事也，火衰则有昏瞑之患。""真血者，即肝中升运，滋目注络之血也。此血非比肌肉间易行之血，即天一所主之水，故谓之真也。真气者，即目之经络中往来生用之气，乃先天真一发生之元阳。真精者，乃先天之气所化精汁，起于肾，施于胆，而后及瞳神也。凡此数者，一有损，目则病也。"是故五脏之精不能上注于目，则"三神""三真"不充，则瞳神不明。诚如《医宗金鉴》所云："天有日月，犹人之有二目，天之日月，乃天之阴阳之精为之也。人之二目，亦人之五脏六腑之精上注于目而为也。"故有补肾经、脾经，推虎口三关，按摩心俞、肝俞、脾俞、肾俞、胆俞、膏肓俞、三焦俞之用。神膏源自"胆中渗润精汁"；神光"原于命门，通于胆"；真精者，"起于肾，通于胆"。故有调达枢机，通利三焦，和解少阳之治。此即《素问·六节藏象论》"凡十一藏，皆取决于胆"之谓也。故有光明之用。盖因光明乃足少阳胆经之络穴，而与足厥阴肝经相表里，故具和解少阳、清肝明目之功，而为治目疾之要穴。《甲乙经》云："目窗，一名至荣……足少阳、阳维之会。"主治"远视䀮䀮"之候，有调达少阳枢机之功，俾"神膏""神光""真精"得充，则瞳睛得视。承光承接太阳经脉气，敷布津液上达目窍，俾精充而目明。

第七讲 小儿推拿散论

第一节 "推五经"诸家言及我见

余在中医小儿推拿的临床及带教中，均以《小儿推拿广意》之法为准绳。在 1987 年，余创办"山东扁鹊国医学校"（后经山东省教育厅批复为"山东烟台中医药专修学院"）之初，余主讲由上海中医学院、北京中医学院、山东中医学院共同编写的高等医药院校教材之《推拿学》，但以"按语"形式传授《小儿推拿广意》之内容。在临床实施"推五经"手法时，偶有细心的学生会问："老师操作的补泻手法，一些地方怎么与'五版教材'讲的不同？"

1. 推五经之流派类别

余考证十三家小儿推拿"分推五经法"，张汉臣《小儿推拿学概要》、曲敬喜《婴幼儿保健推拿图解》，属"补者，向指根里推也""泄者，从指根往外推也"一派，即清代熊应雄《小儿推拿广意》、骆如龙《幼科推拿秘书》及张振鋆《厘正按摩要术》三家之"古籍法"的学术流派；孙奎三等《儿科推拿疗法简编》、卞春强《中国现代推拿》、王道全《小儿推拿图解》及烟台地区《推拿按摩疗法讲义》诸书，同于山东中医学院主编的《通俗推拿手册》，以"从患儿小指尖推到掌根为清肾水，由掌根推到小指尖为补肾水"，而其他四经补泻法则相异，亦为"山东法"的学术流派；上海中医学院及其附属推拿学校编写的《农村卫生员推拿读本》《农村常见病推拿疗法》二书，以"旋推为补，直推为清"，属"上海法"的上海学术流派。而五版教材《推拿学》，因由上海中医学院、北京中医学院、山东中医学院共同主编，所以该书有"上海版法"之"旋推为补""直推为清"的内容，又杂以有别于"古籍法"及"山东法"的"向指根方向直推为清"的内容，从而形成了"教材法"的学术流派。综观古今之学术流派，余认同"古籍法"的学术流派。《小儿推拿广意》之学，余验诸临床，多收卓效，故习用之。1969 年栖霞县人民医院在栖霞亭口开办中医推拿学习班时，余以该书为内容编写教材亲自讲授。1973 年余调至莱阳中心医院，1975 年莱阳中心医院在即墨县开门办学，由余讲授中医学，而小儿推拿部分内容，就是用的 1969 年的讲稿。

2. 推五经与运五经解

小儿推拿之推五经，有广意、狭义之分。上述之"分推五经法"，乃广意之法，余称之为"推五经"；狭义之推五经法，余采用《幼科推拿秘书》之命名，称为"运五经"。

今录清代三医籍之运五经之论于后。

《厘正按摩要术》："五经者，即五指尖，心、肝、脾、肺、肾也。二三节为六腑。医用左手四指托儿手背，大指捏儿掌心，右手食指曲儿指尖下，逐指推运，往上直推。往右运为补，往左运为泻。先须直推，次看儿寒热虚实。心、肝、肺指，或泻或补，大指脾胃益多补，如热甚可略泻。肾经或补或泻，或往指根推之。"

《幼科推拿秘书》："五经者，五指头之经络也。心经在中指，肝经在食指，脾经在大拇指，肺经在无名指，肾经在小指。运者，以我食指运小儿五指头肉上。此法能治大小便结，开咽喉胸膈中闷塞，以及肚响腹胀，气吼泄泻诸证。盖五脏之气，运动即能开利。"

《小儿推拿广意》："五经者，五指尖也，心、肝、脾、肺、肾也，如二三节即为六腑。医用左手四指即托儿手背，大指捏儿掌心。右手食指曲儿指尖下，大指盖儿指尖，逐指推运。往上直为推，往左顺运为补，往右逆运为泻。先须往上直推，过次看儿之寒热虚实。心、肝、肺指或泻或补，大指脾胃只宜多补，如热甚可略泻。如肾经或补或泻或宜清，如清肾水在指节上往下直推是也。"

"分推五经法"已有详尽的论述，作为单一之"推五经法"之法，余认同《幼科推拿秘书》之理，即该书所云："盖五脏之气，运动即能开利。"

"运五经"之手法，《小儿推拿广意》介绍甚详，即"逐指推运，往上直推，往左顺运为补，往右逆运为泻。"

3. 造成手法差异的原因

推拿疗法，是一古老的医治疾病的外治疗法，该疗法盛行于战国时期，为扁鹊医学流派的主要医疗手段。余在"读《史记》论扁鹊"一文中，兼论了扁鹊医学在中国医学史中的地位，即扁鹊得长桑君之禁方书，加之几十年的医疗实践经验，并开始在理论上的探索，而有了《扁鹊内经》《扁鹊外经》传世。在扁鹊医学流派的基础上，先秦医家及两汉贤达又有以黄帝、白氏命名的内外经传世。从《史记·扁鹊仓公列传》中可知，扁鹊的治疗技术，有汤液、醪醴、镵石、跻引、案扤、毒熨等法。秦汉时期，有承传扁鹊之学的《黄帝岐伯按摩十卷》（已佚），说明秦汉以前推拿疗法已被广泛应用。汉代以后由于药物学的发展，中医非药物疗法逐渐淡化，在缺医少药的地区，只有民间医生尚习用之，对推拿疗法的理论研究者甚少。新中国成立后，由于国家中医政策的落实，推拿疗法方受到重视。随着中医院及中医学院的组建，有了推拿科、推拿教研室及推拿学教材的出现，有了一批以推拿专业为主的教师和医师队伍。就早期的师资队伍而论，大都是在基层中医诊所的全科医生，而具有一定推拿医术的医生，鲜有像明代龚廷贤那样既具深厚的国学、中医学知识，又熟谙小儿推拿术的大家。就其编写的教材及推拿读物而论，亦形成"书中走""书中行"的现象，多以清代熊应雄之《小儿推拿广意》、骆如龙之《幼科推拿秘书》、龚廷贤之《小儿推拿活婴秘书》及张振鋆重编之《厘正按摩要术》等小儿推拿专著为蓝本。有因师承之误，或编者汉语表达水平低下，将广意"推五经"与狭义"运五经"混淆，从而造成了推五经法泾渭相异的状况。他如《小儿推拿广意》之"推五经图"附文之末，有"如清肾水，在指节上往下直退是也"的记载，容易形成向里指根部之误。此段文字有几处要点：一是在"指节向下"，当为小指末节之部位，即小指末节之螺纹；二是"退"字当参考"退六腑"的方向，即由小指指根向指端；三是其图不同于阴掌之图，而是手掌下垂，指尖为下。

由于这种教材的差异，必然造成学生的疑惑和推拿医师的困惑。更重要的是人为地造成了对中医理论的偏见。国家有必要组织人员，从理论和实践中加以"厘正"，有一部新的《厘正推拿要术》问世。

4. 推五经补泻法解

宋·窦材《扁鹊心书·当明经络》云："学医不知经络，开口动手便错。盖经络不明，无以识病证之根源，究阴阳之传变。……昔人望而知病者，不过熟其经络故也。"此论约言经络的作用，体现在临床应用之中。对此，早在《黄帝内经》中，已有详尽的论述。《灵枢·经脉》篇云："经脉者，所以决死生，处百病，调虚实，不可不通。"此论言简意赅地说明了经络在人体生理、病理和防治疾病方面的重要作用。

人体之五脏六腑、五官九窍、四肢百节、皮肉筋骨等器官组织，尽管有不同的生理功能，但通过经络系统构成了一个有机的整体。对此《灵枢·海论》篇有"夫十二经脉者，内属脏腑，外络肢节"的记载；《灵枢·本藏》篇对经络的功能，有"行血气而营阴阳，濡筋骨，利关节"的论述；《灵枢·脉度》篇有"气之不得无行也，如水之流，如日月之行不休，故阴脉荣其脏，阳脉荣其腑，如环之无端，莫知其纪，终而复始，其流溢之气，内凝五脏，外濡腠理"的论述。清·程文囿《医述》云："人身有经，有络，有孙络，气血由脾胃而渗入孙络，由孙络而入各经大络，而入十二经，譬之沟涧之水流入溪，溪之水流入江河也。"由此可知，血气在十四经循环过程中，由各经而溢入于所属的络脉系统，流注不已，从而发挥营养作用。但是，络脉流注与经脉循环不同，具有如下的特点：

其一，双向流动。是指络脉中的气血既能离经脉方向流动而布散于脏腑组织，同时又向经脉方向流动而注入经脉。《素问·四时刺逆从论》云："经满气溢，入孙络受血，皮肤充实。"《灵枢·脉度》篇云："故阴脉荣其脏，阳脉荣其腑……其流溢之气，内溉脏腑，外濡腠理。"即经脉中的血气流溢于络脉，并布散脏腑组织之间。同时，布散于脏腑组织的血气，又能渗入孙脉，注于经脉。故《灵枢·痈疽》篇云："中焦出气如露，上注溪谷，而渗孙脉……血和则孙脉先满溢，乃注于络脉，皆盈，乃注于经脉。"

其二，满溢贯注。是指在络脉流注的正常状态下，络中的血气只有达到满溢的程度才能正常双方流动，贯注不已，以维持其生理功能。如上所述孙脉满溢"乃注于络脉"，络脉"皆盈""乃注于经脉"。诚如清·高士宗在《素问直解》中所云：

"人身经脉行，气机环转，上下内外，无有已时。"在人身的经络系统中，尽管络脉众多，纷繁复杂，然而它在全身的分布却并不是杂乱无章的，而是以经脉为纪，井然有序，具有一定的分布规律。

清代喻嘉言发展了络脉理论，细化了络脉系统，其在《医门法律·络脉论》中有"十二经生十二络，十二络生一百八十系络，系络分支为一百八十缠络，缠络分支联系三万四千孙络，孙络之间有缠绊"的论述。此论当源自《内经》阴阳之论。如《素问·阴阳离合论》篇云："阴阳者，数之可十，推之可百，数之可千，推之可万，万之大不可胜数，然其要一也。"而"其要一也"，即《素问·五运行大论》篇所云："天地阴阳者，不以数推，以象之谓也。"由此可见，经络系统的广泛性。在经络系统中，经脉是主体，络脉则是其必不可少的网络系统。络脉分布广泛，无处不到，弥补了经脉纵向分布的不足，故《灵枢·经脉》篇有"诸络脉皆不能经大节之间，必行绝道而出……其会皆见于外"的论述。在络脉系统中，十二经脉之别络均起于四肢，并走向其相表里的经脉；任脉之别散于腹，督脉之别散于头，并别走足太阳经；脾之大络散布于前后胁肋，胃之大络出于左乳下。孙络的分布更为广泛，它自络别出后，愈分愈多，弥散全身各部，正如张介宾所说："凡人遍体细脉，即皆肤腠之孙络也。"

《灵枢·脉度》篇云："经脉为里，支而横者为络，络之别者为孙。"对此，明·王绍隆《医灯续焰》有"隧道，即经脉也。言其在血中，精秘隐随，自成一道。经隧犹军营之分队伍，井然不乱者也"的论述；清·姜礼在《风痨臌膈四大证治》中有"人之一身，经络贯穿为之脉。脉者，血之隧道也"的记载。此皆约言经络系统分布的有序性。即经络沿经分布，络与经其气相通，络自经别出后，多沿本经分布，或内达脏腑组织，或外布于皮肤肌腠。首先，在大络中，如手太阴之别，"并太阴之经，直入掌中"；手少阴之别，"循经入于心中，系舌本，属目系"；手心主之别，"循经以上，系于心包络"等。其次，孙络亦多是以经脉为纪内外布散的。《素问·气穴论》云："孙络三百六十五穴会。"张介宾注云："孙络之云穴会，以络与穴为会也。穴深在内，络浅在外，内外为会，故云穴会。"从而阐明了经络系统的整体性。

《素问·调经论》篇云："风雨之伤人也，先客于皮肤，传入孙络，络脉满则输于大经脉。"讲的是外邪伤人，先侵入皮肤，再传入孙络，孙络满再传入络脉，络脉满而输入大经脉。而《素问·缪刺论》篇亦有类似的记载："夫邪之客于形也，必先舍于皮毛，留而不去，入舍于孙脉，留而不去，入舍于络脉，留而不去，入舍于经脉，内连五脏，散于肠胃，阴阳俱感，五脏乃伤。"由此可见，疾病的传变顺序是皮→络→经→腑→脏。此即经络系统的表里相关性。故《素问·皮部论》篇云："皮者，脉之部也。邪客于皮则腠理开，开则邪入客于经脉，络脉满则注入经脉，经脉满则舍于腑脏也。"由此可见，脏腑经络的病变均可反映到皮部，这就是通过外部诊察和施治，则可诊断和治疗内部疾病的机理。临床上的针灸、推拿、皮肤针、刺络、敷贴等外治疗法，都可结合皮部理论应用。

十二经之经穴分布于肘膝以下，有井、荥、输、经、合五类，称为五输穴。古人将经脉之气的流注运行过程，喻为自然界水流由小到大、由浅入深、注入海洋的过程，用以说明经气所过部位的深浅，而有不同的作用。《灵枢·九针十二原》篇云："所出为井，所溜为荥，所注为输，所行为经，所入为合。"经气所出，如水之源头，故称"井"；经气流过，如刚出之泉水微流，故称"荥"；经气所灌注之处，如水流由浅入深，故称"输"；经气所过部位，像水在通畅的河道中流过，故称"经"；经气最后汇聚，如百川汇合入海，故称"合"。《灵枢·顺气一日分为四时》篇云："病在脏者，取之井；病变于色者，取之荥；病时间时甚者，取之输；病变于音者，取之经；经满而血者，病在胃及以饮食不节得病者，取之合。"五输穴之"井"，多在指（趾）端，"病在脏者，取之井"，此即"推五经"或称"推五脏"之由也。明·杨继洲《针灸大成》云："经脉十二，络脉十五，外布一身，为血气之道路也。有源内根于肾，乃生命之本也，根在内而布散于外，犹树木之有根本，若伤其根本则枝叶亦病矣。苟邪气自外侵入，伤其枝叶，则亦累其根本也。"形象地说明了经络系统的整体性。故通过经络系统的皮部、孙络、浮络施行一定的手法，可达到祛邪扶正的目的。如外邪侵入袭肺致感冒、发热、咳嗽，法当"清肺经"，由无名指末节螺纹面推向指端，引邪从井而出；若肺气虚而致气喘、自汗、脱肛之疾，法当由指尖向里平推以"补肺经"或称补肺金，以贯通络脉，促进营卫气化功能。若下焦湿热，致小便赤涩，可在小指末节螺纹面，由里向指尖方向直推，通过"清肾经"以泻下焦之湿热；若肾虚久泻、多尿、自汗、喘息之病，则由指尖向里推，名曰"补肾经"或称补肾水，以贯通络脉，促进营卫气化之功而愈病。

综上所述，此即余教习"古籍法"之由。"推五经"即五指末节螺纹面，推向指尖为泻，反向为补。"运五经"即"逐指推运，先须向上直推，然后或泻或补"。

第二节　推五经部位解读

在余习医之初，遇到一个难题，即小儿推拿"推五经"的部位，根据经脉体表循行的部位，很难用经络学说解释其五脏定位的合理性。亦未见医学文献谈及此题。其后在中国数术学与《内经》的比较研究中，运用数术学中"太极论的道论""三五论的数论"及"形神论的象论"的基本原理，得以破译。

"观变穷太易，探元化群生。"此唐·李白《古风》之句。表达了太极的变易产生了一切。太极包括宇宙间无穷无尽大大小小的一切事物，它是最原始、最基质、最初态的变化规律。古代哲学称其为最原始的混沌之气，认为太极的运动分化出阴阳，由阴阳而产生三五论的数论，继而产生形神论的象论，说明了太极是宇宙事物之源。《易·系辞上》云："易有太极，是生两仪，两仪生四象，四象生八卦。"孔颖达疏云："太极谓天地未分之前，元气混而为一，即太初，太一也。""易者，象也。"《正义》有"夫易者，变化之总称"的注释。《列子·天瑞》云："有太易，有太初，有太素。太易者，未见气也；太初者，气之始也；太始者，形之始也；太素者，质之始也。"

太极是封闭的，但又是开放的，太极打开后，就变成螺旋，成为三生万物原理，五行亦寓于其中。五行学说是古人在生活实践中，通过对自然界的长期观察和体验而概括出来的，即应用人们熟悉的日常生活中的五种物质木、火、土、金、水为代表。此即太极中之太素，"质之始也"。并以五行间相互资生、相互制约的关系来阐明事物的复杂变化，遂形成五行学说，于是有了五行配四时、方位、八卦，及五脏配五行的内容。

《周易·说卦》云："帝出乎震，齐乎巽，相见乎离，致役乎坤，说言乎兑，战乎乾，劳乎坎，成言乎艮。""万物出震。震，东方也。""离也者，明也。万物皆相见，南方之卦也。""坤也者，地也。万物皆致养焉，故曰致役乎坤。""兑，正秋也。万物之所说也，故曰说言乎兑。""坎者，水也，正北方之卦也，劳卦也。万物之所归也，故曰劳乎坎。"此乃后天八卦之卦位。若伸掌将八卦图置入其中，则对应中指位乃离卦，相对于掌根位乃坎卦，近虎口部乃震卦位，近掌横纹处为兑卦位。于是八卦配属方位、四时、二十四节气，则成为震东方木、卯时、春分，离南方火、午时、夏至，兑西方金、酉时、秋分，坎北方水、子时、冬至，而中央为四季土，这是开放的、展开的太极模式。若作握拳式，由开放到封闭的太极模式，拇指端居中脾土位，则中指顶仍居离卦心火位，食指顶居震卦肝木位，无名指顶居兑卦肺金位，小指顶居坎卦肾水位，于是形成了五指端配五行、五脏及推五经的作用机理。

第三节　小儿指纹三关应用的意义探源

小儿指纹是指虎口至食指内侧的桡侧浅静脉，可分为风、气、命三关。食指的第一节部位为风关，即掌指关节横纹向远端至第二节横纹之间；第二节为气关，即第二节横纹至第三节横纹之间；第三节为命关，即第三节横纹至末端。"指纹三关"在儿科诊断学和临床治疗学中有着重要的意义。望少儿食指"三关"的络脉，称"望指纹"，在其部分上施以推拿术，谓"推虎口三关。"

脉诊，古有遍诊法、三部诊法和寸口诊法，后世多以寸口诊法为主，并从脉的位、数、形、势区别，以查知身体内部的病变。然而古代医家对两三岁内的小儿，用察指纹来代替脉诊。盖因小儿时期机体各器官的形态发育和生理功能都是不成熟和不完善的，五脏六腑的形和气都相对不足，尤其肺、脾、肾三脏更为突出，历代医家把这种现象称脏腑娇嫩，形气未充。诚如《灵枢·逆顺肥瘦》篇所云："婴儿者，其肉脆、血少、气弱。"正是因小儿"血少""气弱",故五脏六腑的虚实很难从脉象上反映出来,于是有了诊小儿食指三关络脉的诊断方法。

《灵枢·九针论》篇云:"人之所以生者血脉也。"《灵枢·五味论》篇云:"血脉者,中焦之道也。"意谓人体正常生命活动依赖中焦气血的不断补充。详而论之,《灵枢·营气》篇云:"谷入于胃,气传入于肺,流溢于中,布散于外,精专者行于经隧,常营无已,终而复始,是谓天地之纪。"《素问·灵兰秘典论》篇云:"脾胃者,仓廪之官,五味出焉。"《素问·经脉别论》篇云:"脾气散精,上归于肺。"表述的是脾主运化,即脾具有将水谷化为精微物质并将其输布于全身的生理功能。《素问·刺法论》篇云:"胃为仓廪之官,五味出焉。"《灵枢·海论》篇云:"胃者水谷之海。"《灵枢·五味》篇云:"胃者,五脏六腑之海也,水谷皆入于胃,五脏六腑皆禀气于胃。"表述的是胃具有受纳、腐熟水谷的功能。受纳是接受和容纳的意思;腐熟是将饮食物初步消化,形成食糜的意思。《素问·灵兰秘典论》篇云:"小肠者,受盛之官,化物出焉。"表述的是小肠主受盛和化物的功能,受盛即接受、以器盛物也;化物,是消化、化生的意思。《素问·灵兰秘典论》篇又云:"大肠者,传道之官,变化出焉。"表述的是大肠接受小肠泌别清浊后的食物残渣,再吸收其中的部分精微物质,余者形成粪便排出体外。《素问·六节藏象论》篇云:"五味入口,藏于肠胃,味有所藏,以养五气。"由此可知,小肠的"受盛""化物",大肠的"传导""变化",是胃的降浊功能的延伸,同时也与肺的肃降功能有关。诚如唐宗海《医经精义》所云:"大肠之所以能传导者,以其为肺之腑。肺气下达,故能传导。"综上所述,"脾气散精,上归于肺","脾主为胃行其津液",是由胃的受纳腐熟、小肠的受盛化物、大肠的传导变化来完成的。也正如《灵枢·营卫生会》篇所云："中焦亦并胃中，出上焦之后，此所受气者，泌糟粕，蒸津液，化其精微，上注于肺脉，乃化而为血，以奉生身，莫贵于此。"故曰脾胃为后天之本，气血生化之源。于是，有了《灵枢·经脉》篇"谷入于胃，脉道以通，血气乃行"之论。

《素问·玉机真藏论》篇云："五脏者，皆禀于胃，胃者五脏之本也，脏气者不能至于手太阴肺，必因于胃乃至于手太阴也。"《素问·五脏别论》篇云："帝曰：气口何以独为五脏主？岐伯曰：胃者，水谷之海，六腑之大源也。五味入口，藏于胃以养五脏气，气口即太阴也，是以五脏六腑之气味，皆出于胃，变见于气口。"气口，即寸口、脉口。上述经文意谓五脏之脉气不能自行到达手太阴寸口处，必须依赖于胃腑水谷之气，故胃为五脏的根本，此即诊寸口脉法的机理。《灵枢·邪客》篇云："手太阴之脉，出于大指之端，内屈循白肉际，至本节之后太渊，留以澹，外屈上于本节之下，内屈与阴诸络会于鱼际。"表述了鱼际为诸阴络交会之处。《灵枢·邪气脏腑病形》篇云："鱼络血者，手阳明病。"盖因鱼络在鱼际之下，阳溪列缺之间，手阳明大肠之脉行此，故谓"鱼络血者，手阳明病"。此即诊鱼际络脉之由因也。《灵枢·经脉》篇云："肺手太阴之脉，起于中焦，下络大肠，还循胃口，上膈属肺，从肺系横出腋下，下循臑内，行少阴、心主之前，下肘中，循臂内上骨下廉，入寸口，上鱼，循鱼际，出大指之端。其支者，从腕后直出次指内廉，出其端。""其支者"即从"腕后"列缺穴分出，沿掌指侧走向食指桡侧端商阳穴处，交于手阳明大肠经。《周氏经络大全》云："肺止于少商矣。"又曰："支者，接次指而交阳明大肠不又止于商阳乎？曰：少商在两手大指内侧去爪甲角如韭叶许，肺经已终，而商阳在两手食指外侧亦去爪甲角如韭宽，大肠经脉之穴由此起，而原发于少商，下之别支联太阴列缺。"说明了大肠手阳明经之络脉发源于手太阴之少商。综上所述，诊食指内侧络脉，即诊小儿指纹，与诊鱼际络脉和寸口尺脉，原理同出一辙。此即诊食指三关络脉的意义。

鉴于"肺合大肠"，手阳明大肠经与手太阴肺经互为表里，大肠经与胃经同属阳明经，且"胃者，五脏六腑之海也"，从食指尖至指根成一直线推，称"推大肠"，若从食指尖桡侧缘经商阳至虎口成一线推，即侧推食指三关，名"侧推大肠"，又名"推虎口三关"。正是由于脏腑经络之间的络属关系，故此法具健脾胃、和肠腑、宣达心肺、安和五脏之功，故为小儿祛病健身常用之法。

第四节　小儿推拿十三大手法源流考

小儿推拿十三大手法，实则是十三种复式推拿疗法，在儿科临床中的应用，最早的文献见于明·龚廷贤《小儿推拿活婴秘旨》。

龚廷贤，字子才，号云林，明代著名医家，也是气功、针灸、推拿学家。其父龚信，字瑞芝，明代著名医家，任职太医院，纂辑有《古今医统》八卷，后由龚廷贤续编成十六卷。龚廷贤早期随其父习医，勤研《内经》《难经》等历代医籍，并就教于诸家名医，遂以医术闻名。其后入御医院任太医，并获"医林状元"匾额。其撰述颇丰，著有《寿世保元》《万病回春》《小儿推拿活婴秘旨》《药性歌括四百味》《药性歌》《种杏仙方》《鲁府禁方》《医学入门万病衡要》《复明眼方外科神验全书》《云林神彀》《极急神方》《神彀金丹》《新刊医林状元济世全书》等，并续编其父龚信之《古今医鉴》。由此可见，龚氏理论基础雄厚，又有家传师承之教习，加之其勤于临床，故而有内、外、妇、儿、五官诸科之技，且精于针灸、推拿、养生诸术，是一位知医药、知针灸、知推拿、知养生的医学家。从其著《小儿推拿活婴秘旨》（又名《小儿推拿方脉活婴秘旨全书》《小儿推拿活婴全书》）可见其对推拿的重视。

陈氏《保婴神术按摩经》是与《小儿推拿活婴秘旨》同时代的小儿推拿专著，对小儿推拿术有承前启后的贡献，例如复式手法，就有水底捞月、飞经走气、赤凤摇头、黄蜂出洞、按弦走搓摩、二龙戏珠、凤凰单展翅、猿猴摘果、打马过天河、天门入虎口、丹凤摇尾、孤雁游飞、老汉板缯、斗肘走气、运水入土、运土入水等十余种。然能执简驭繁的当属龚廷贤，其根据临床实践，去粗择萃，精选出十三种复式推拿手法，以供临床应用。从其《小儿推拿活婴秘旨》"十二手法主病赋"，及"十三手法诀"可知，计有黄蜂入洞、水底捞明月、凤凰单展翅、乌龙摆尾、双龙摆尾、老翁绞缯、猿猴摘果、打马过天河、按弦走搓摩、赤凤摇头、二龙戏珠、飞经走气、天门入虎口十三种手法。此是十三大手法首次提出。

骆如龙，字潜庵，清代医学家，精于儿科，尤注重推拿法，著有《幼科推拿秘书》五卷（1784 年）。该书卷一以歌诀形式介绍观形察色、审音、切脉的方法；卷二详述穴道，并附有图示，概述推拿手法之门径；卷三详细介绍推拿手法，并对"十三大手法推拿"做了注释。卷四结合各种儿科病证，详细列出辨证施术的原则和推拿处方。卷五附录中药处方，以辅助推拿术之不及。从《幼科推拿秘书·十三大手法推拿注释》可知，此处的"黄蜂入洞"，"洞在小儿两鼻孔"，成为"寒重取汗之奇法"；弃去"将小指摇动如摆尾之状"的"乌龙摆尾"法，保留为"拿小儿食、小二指"之"双龙摆尾"法，成"解大小便结之妙法"；将"天门入虎口"合以"揉斗肘"，名"天门入虎口重揉斗肘穴"法，成为"顺气生血之

法"；"飞经走气"法，乃"化痰动气"之法，变"经"为
"金"字，成"飞金走气"法，以奏去肺火之功减去法似"掐
脾经"的"老翁绞缯"（《保婴神术按摩经》称"老汉扳
缯"），增入"治泻痢之良法"，即"揉脐及龟尾并擦七节骨"
之大复式手法；"诸证推毕，以此法（即掐按伸摇肩并法）收
之"，设"总收法"。计有天门入虎口重揉斗肘穴、打马过天
河、黄蜂入洞、水底捞明月、飞金走气、按弦走搓摩、二龙戏
珠、双龙摆尾、猿猴摘果、揉脐及龟尾并擦七节骨、赤凤摇
头、凤凰单展翅及总收法。由此可见，《幼科推拿秘书》是继
《小儿推拿活婴秘旨》之后，对复式手法及"十三大手法"的
第二次总结。"乌龙摆尾"法，首见于龚廷贤《小儿推拿活婴
秘旨》，是"拿小儿小指"法。小指属肾，以其"开闭结"之
功，通利小便。而《小儿推拿广意》之"苍龙摆尾"法，是
以"拿小儿食、中、名三指"，故可通肝、心、肺三经之脉
气。而《幼科推拿秘书》"十三大手法"中，易之为"双龙摆
尾"，是"拿小儿食、小二指"，其法重在通肝、肾二经之脉
气。所以"十三大手法"，既是法，又是方，此是在小儿推拿
治疗学中的重要意义。当然，"方从法立，以法统方"，是中
医临床的重要指导思想。如何正确地运用复式手法，《小儿推
拿广意·指南赋》有"贵临机之通变，勿执一之成模"之论，
此乃临床辨证施治之大法。"十三大手法"形成的轨迹，同整
个中医学发展史一样，说明中医学理论无一不是常规，临床实
践处处有机巧。神行于规矩之中，巧不出规矩之外，是推拿学
众多的法和方产生的源泉。所以，今天我们理解"十三大手
法"，"十三"当是一约数，不必强调是守龚氏法还是骆氏法，
既然是复式手法，当根据临床辨证需要而施术。此是余撰写本
文之另一意义。

第五节　治痿九穴摩法及其应用

按摩疗法，又称"推拿疗法""按跷"，是指在中医基础理论（尤其是脏腑经络学说）指导下，通过各种手法作用于体表的一定部位或穴位，或配合某些特定的肢体活动，以防治疾病的一种方法。基于此，根据中医整体观念和辨证取穴的论治大法，按摩九穴（气冲、足三里、百会、上巨虚、下巨虚、人迎、大杼、膻中、风府），以治疗痿证，名"治痿九穴摩方"。

《灵枢·经脉》篇云："人始生，先成精，精成而脑髓生。"约言男女媾精，胎元乃凝，形神始成。先天之精汇聚成脑髓，故肾精为元神先天之本。肾主骨，生髓充脑，且督脉连属于脑，故督脉之穴，有益髓荣脑、通络解痉之效。同时，督脉为阳脉之海，有督统诸阳脉之功。《灵枢·五癃津液别》篇云："五谷之津液，和合而为膏者，内渗入于骨空，补益脑髓。"《灵枢·卫气失常》篇云："骨空之所以受液而益脑髓者也。"约言后天水谷之精微为元神后天之本。且人出生后，先天之精亦赖后天之精濡养，故元神之养又当重在培补后天之本。对此《素问·痿论》篇以五脏五体之所合，分别论述了痿躄、脉痿、筋痿、肉痿、骨痿的病因病机、辨证和治疗，以及以五脏之痿始于肺、"治痿者独取阳明"的道理。其云："阳明者五脏六腑之海，主润宗筋，宗筋主束骨而利机关也。冲脉者，经脉之海也，主渗灌溪谷，与阳明合于宗筋，阴阳总宗筋之会，会于气街，而阳明为之长，皆属带脉，而络于督脉。故阳明虚，则宗筋纵，带脉不引，故足痿不用也。"《素问·厥论》篇云："前阴者，宗筋之所聚，太阴、阳明之所合也。"由此可见，阳明是五脏六腑营养的源泉，能濡养宗筋，宗筋主管约束骨节，使关节活动灵活。

　　冲脉为十二经气血汇聚之处，输送气血以渗透灌溉肌肉间隙，与足阳明经会合于宗筋，阴经阳经都总会于宗筋，再会合于足阳明经的气街穴，故阳明经为诸经的统领，而诸经又均连属于带脉，系络于督脉，所以阳明经气血不足，则宗筋失养而弛缓，带脉不能收引诸经而发痿躄。因此气街穴为治痿第一要穴。按摩气街，今名"《素问》治痿方"。尚可调补足阳明经之荥穴内庭，疏通其输穴陷谷，以增其效。气街又名气冲，为足阳明经之穴，在腹股沟上方，股动脉内侧，即前正中线脐下5寸之曲骨穴旁开2寸处。百会为诸阳之会，又为手足三阳经与督脉交会于头颠之处，有荣督益髓、健脾益肾、平肝息风之功，故荣督益髓须气冲辅以百会。人迎，又名天五会，乃足阳明、少阳之会，又为足阳明经之标穴，具调气血、和脾胃、达枢机、通经络之功，亦为治痿之要穴。气街、百会、人迎三穴合用，名"濡筋荣髓益血方"。

　　《灵枢·海论》篇云："胃者水谷之海，其输上在气冲，下至三里。"盖因气冲乃足阳明脉气所发，乃经气流注之要冲，为治水谷之海不足之要穴；足三里为足阳明胃经之合穴，具健脾胃、调气血，通经络之功。二穴合用，名"水谷之海方"。且冲脉隶属于足阳明胃经，故气冲可用治冲脉病变诸证。《灵枢·逆顺肥瘦》篇云："冲脉者，五脏六腑之海也，五脏六腑皆禀焉。其上行者出于颃颡，渗诸阳，灌诸精。其下者，注少阴之大络，出气街，循阴股内廉，入腘中，伏行于骭骨内，下至内踝之后，属而别其下者，并于少阴之经，渗三阴，其前者伏行，出跗属下，循跗，入大趾间，渗诸络而温肌肉。"《灵枢·海论》篇云："冲脉者，为十二经之海，其输上在于大杼，下出于巨虚上下廉；膻中者，为气之海，其输上在于其盖，下在风府。"此即《内经》"治痿独取阳明"之理，及阳明与冲脉、带脉、督脉的内在关系。盖因大杼为手足太阳经交会穴，故有激发经气之功，又为八会穴之骨会，故有荣督益脑健骨之效；上、下巨虚为手阳明、手太阳之下合穴，有通经脉、和气血之功。大杼、上巨虚、下巨虚三穴相伍，名"十二经之海方"，有疏通经络、益督补血之用，故为治疗脑瘫、痿证及痹证之用方。膻中为气之会，有益气举陷、通脉导滞之功；百会为诸阳之会，有荣督益髓、升阳举陷之功；风府为督脉与阳维脉交会穴，以具荣督通阳之功。膻中、百会、风府三穴相伍，名"气之海方"。"水谷之海方""十二经之海方""气之海方"合用，按摩九穴，今名"治痿九穴摩方"。

第六节 开脏腑摩法应用浅说

1. 作用原理

《素问·脉要精微论》云："夫五脏者，身之强也。头者精明之府，头倾视深，精神将夺矣；背者，胸中之府，背曲肩随，府将坏矣；腰者，肾之府，转摇不能，肾将惫矣；膝者，筋之府，屈伸不能，行则偻附，筋将惫矣；骨者，髓之府，不能久立，行则振掉，骨将惫矣。得强则生，失强则死。"《素问·痿论》云："五脏因肺热叶焦，发为痿躄。""大经空虚，发为肌痹，传为脉痿。""宗筋弛纵，发为筋痿。""肌肉濡渍，痹而不仁，发为肉痿。""骨枯而髓虚，故足不任身，发为骨痿。"由此可知，人之五脏失养，或功能异常，必导致五体的异常，进而成五痿。而小儿脑瘫之五软证，皆五脏虚衰、五体失强所致。《灵枢·海论》云："夫十二经脉者，内属于腑脏，外络于肢节。"《灵枢·本藏》篇云："经脉者，所以行血气而营阴阳、濡筋骨、利关节者也。"而人之俞穴、募穴分布于人体躯干部，与脏腑经络有着特殊的联系。俞穴是脏腑经气输注于背部的腧穴，募穴是脏腑经气汇聚于胸腹部的腧穴。脑瘫患者既有五迟、五软之阴证，又有五硬之阳证，故募俞合取，乃《难经》"阴病引阳，阳病引阴"之意。故柳氏家传之秘——开脏腑大法，具扶正祛邪、燮阴阳、调脏腑、和气血之功，故为健身防病之法，还适用于虚损证及一切脑瘫患者。

2. 取穴、施术手法及其应用

（1）大椎：六条阳经经气都与督脉交于此穴，故督脉有调节阳经气血的作用，因其能总督一身阳气，古称"阳脉之海"。而对大椎穴施术，对诸阳经病有补偏救弊之功。另，督脉一支在尾骨端与足少阴肾、足太阳膀胱脉气会合，贯脊属肾；另一支脉从小腹经脐贯心，至咽与冲任之脉会合，至额下部，环口唇，在目下部中转；第三支脉与足太阳同起于目内眦，上行至前额，于头顶左右交叉入脑。故大椎穴可疗其所络属脏腑及经脉所过部位病变。鉴于督脉为"阳脉之海"，又因督脉属脑络肾，肾精生髓，脑为髓海，故督脉与脊髓功能有关，此亦大椎穴用于此之由。故开脏腑首穴为大椎，对其揉运200～300次，有应天贯阳之功。

（2）背俞：《素问·气府论》云："五脏之俞各五，六腑之俞各六。"背俞穴属足太阳膀胱经，是五脏六腑经气输注于背腰部的腧穴，对五脏六腑之俞穴施术，具调节脏腑经络的作用。依序每穴均揉运200～300次。

肺俞：为肺之背俞穴，具调肺气、和营血、实腠理之功。穴位于第三椎下，脊中旁开一寸五分。

厥阴俞：为心包之背俞穴，具通阳散结、宽胸理气之功。穴位于第四椎下，脊中旁开一寸五分。

心俞：为心之背俞穴，又为手少阴心经之标穴，具通达心脉、调理心血、安神定志之功。穴位于第五椎下，脊中旁开一寸五分。

督俞：督俞乃督脉经气敷布于背部之处，为通督脉之要关，有统阳气之功。穴位于第六椎下，脊中旁开一寸五分。

膈俞：为血之会穴，内应胸膈，具清营凉血、宽胸利膈之功。穴位于第七椎下，脊中旁开一寸五分。

肝俞：为肝经之背俞穴，又为足厥阴肝经之标穴，具濡肝阴、息肝风、养血通脉之功。穴位于第九椎下，脊中旁开一寸五分。

胆俞：为胆的背俞穴，具调达气机、疏肝利胆之功。穴位于第十椎下，脊中旁开一寸五分。

脾俞：为脾的背俞穴，又为足太阴脾之标穴，具补脾胃、助气化、益营血之功。穴位于第十一椎下，脊中旁开一寸五分。

胃俞：为胃经之背俞穴，具调中和胃之功。穴位于第十二椎下，脊中旁开一寸五分。

三焦俞：为三焦经之背俞穴，具调达枢机、通利水道、化气通脉之功。穴位于第十三椎下，脊中旁开一寸五分。

肾俞：腰为肾之府，肾俞为肾的背俞穴，具益肾荣脑、强腰健骨之功。穴位于第十四椎下，脊中旁开一寸五分。

气海俞：为元气转输于背部之经穴，具益肾元、温三焦、调冲任、调督脉、固带脉之功。穴位于第十五椎下，脊中旁开一寸五分。

大肠俞：为大肠经之背俞穴，具益气血、通达阳明经脉气之功。穴位于第十六椎下，脊中旁开一寸五分。

关元俞：乃人体元阳之气转输、敷布背部之处，具培元温阳之功，为治肾元亏损、命门火衰之要穴。穴位于第十七椎下，脊中旁开一寸五分。

小肠俞：为小肠经之背俞穴，具泌清别浊、化气布津之功。穴位于第十八椎下，脊中旁开一寸五分。

膀胱俞：为膀胱经脉气转注、敷布于腰背部之处，具司气化、布津液之功。穴位于第十九椎下，脊中旁开一寸五分。

元气，又名"原气""真气"，是人体生命活动的原动力。它以先天之精为基原，赖后天之精滋养。元气根于肾，发于肾间命门，通过三焦，沿经络系统和腠理间隙循行全身。故对背俞穴尤其对三焦俞、肾俞、气海诸穴施术，可促进人体的生长和发育，激发元气温煦脏腑、经络等组织器官的生理活动。

（3）募穴：募穴有募集之义，是脏腑经气汇聚于胸腹部的腧穴。《难经》云："阳病行阴，故令募在阴。"盖因腹为阴，故募穴皆在腹。李东垣有"凡治腹之募，皆因原气不足，从阴引阳，勿误也"的论述。故对各经之募穴施术，有调达各脏腑功能之用。可以十二经脉循行次序取脏腑募穴，各揉运200～300次。

中府：为肺脏之募穴，又为手足太阴经交会穴。中府有益气宣肺、健脾和胃、解痉通脉之功。穴位于胸前壁之外上部，第一肋间隙外侧，距任脉正中线六寸处。

天枢：为大肠腑之募穴，穴位于脐旁两寸处。乃足阳明脉气所发之处，具通行中焦、斡旋上下升降之功。

中脘：属任脉经，位于脐上四寸。为胃腑之募穴，又为八会穴之腑会，具较强的健脾和胃、化痰消积之功。

章门：属于足厥阴肝经，位于侧腹部，第十一浮肋游离端之下际。为脾脏之募穴，又为八会穴之脏会，具养肝益血、补气健脾、疏肝理气、活血通脉之功。

巨阙：属任脉经，位于脐上六寸处，当仰卧取之。为心之募穴，具宽胸快膈、通行脏腑、祛痰化浊之功。

关元：属任脉经，位于脐下三寸处。为小肠之募穴，又为强壮之要穴，具益元固本、补气壮阳、调补冲任之功。

中极：属任脉经，位于脐下四寸处。为膀胱之募穴，具益元育阴、化气通脉之功。

京门：属足少阳胆经，位于侧腹部，第十二肋骨游离端下际。为肾脏之募穴，故有调达气机、理气导滞、益元壮腰之功。

膻中：为心包之募穴。在前正中线上，平第四肋间隙，当两乳之间，仰卧取之。本穴又为八会穴之气会，故具益气举陷、宽胸利膈之功。

石门：穴位于脐下两寸处，乃任脉经之穴，又为三焦之募穴，具益元荣任、理气导滞之功。

日月：位于乳中线上，乳头下三肋，期门下一寸五分。属足少阳胆经，为足少阳、太阴经交会穴，胆之募穴。具疏肝利胆、畅中焦、和胃气之功。

期门：足厥阴肝脉气汇聚之处，为肝脏之募穴。位于乳中线上，当第六肋间隙取之。具疏肝利胆、除痞消结之功。

（4）神阙：又名脐中，为任脉经之经穴。手足三阴经脉气，由任脉布于胸腹正中，在中极、关元与三阴经交会，在天突、廉泉与阴维经交会，在阴交与冲脉交会，这样任脉与全身阴脉相连，总任一身阴经之气，凡精血、津液均为任脉所司，古称"阴脉之海"。在神阙施术，对诸阴经有补偏救弊之功。因任脉起于胞中，而与女子经、带、胎、产关系甚密，又有"任主胞胎"之说，故神阙可主治经、带、胎、产诸疾及男子精亏不育之疾。摩神阙有益元荣督、濡髓补脑之功，并为开脏腑摩法之收法。

在神阙穴施术时，患者宜静心调息，施术者先以双手掌心相对，双内劳宫穴反向搓运，至掌心有热感，然后以右手掌心之内劳宫穴对脐中，顺运神阙穴 5~6 分钟，待患者进入半睡眠状态时收功。

第七节 灌根通结摩法在
小儿脑瘫中的应用

小儿脑瘫是以运动障碍及姿势异常为主要表现的疾病，其病因为非进行性脑损伤和发育缺陷，严重威胁儿童健康。推拿疗法是小儿脑瘫行之有效的治疗方法。其中灌根通结摩法为小儿脑瘫康复治疗常用治法之一，今作简要介绍。

1. 灌根通结摩法

《灵枢·根结》篇云："阳明根于厉兑，结于颡大。""颡大者，钳耳也。"即头维穴。该篇又云："太阳为开，阳明为合，少阳为枢。""关折则气无所止息，而痿疾起矣。故痿疾者，取之阳明，视有余不足。无所止息者，真气稽留，邪气居之也。"盖因阳明为二阳，居阳之中，故为关之合。若关之合折，则气无所止息，而痿疾生焉。是以有痿疾者，当取足阳明之根结，即根穴厉兑，结穴头维，今称"灌根通结法"，其方名曰"《灵枢》足阳明根结摩方"。其可激发脉气运行，以通经开腠之功而起痿疾。《灵枢·根结》篇云："不知根结，五脏六腑，折关败枢，开合而走，阴阳大失，不可复取。九针之玄，要在终始。故能知终始，一言而毕，不知始终，针道咸绝。"此方可治中风偏瘫、小儿脑瘫及痿证。

2. 三阳盛络摩法

《灵枢·根结》篇云："足阳明根于厉兑，溜于冲阳，注于下陵，入于人迎、丰隆也。""手阳明根于商阳，溜于合谷，注于阳溪，入于扶突、偏历也。此所谓十二经者，盛络当取之。"故有"足阳明盛络摩方""手阳明盛络摩方"。"手阳明经盛络摩方"，是取手阳明大肠经之井穴商阳，原穴合谷，经穴阳溪，络穴偏历，及颈部穴扶突。"足阳明盛络摩方"，是取足阳明胃经之井穴厉兑，原穴冲阳，经穴下陵（即解溪），络穴丰隆，颈部穴人迎。

《灵枢·根结》篇尚云："足太阳根于至阴，溜于京骨，注入昆仑，入于天柱、飞扬也。足少阳根于窍阴，溜于丘墟，注入阳辅，入于天容、光明也。""手太阳根于少泽，溜于阳谷，注入少海，入于天窗、支正也。手少阳根于关冲，溜于阳池，注入支沟，入于天牖、外关也。"意谓除"手阳明盛络摩方""足阳明盛络摩方"外，尚有"足太阳盛络摩方""手太阳盛络摩方""足少阳盛络摩方""手少阳盛络摩方"。三阴三阳之气，合于六经，根于下而结于上。而三阳之气，入于手足之经，皆循颈而上出，故曰"此所谓十经者，盛络皆当取之"。三阳之气，从井而入于脉中，上入于颈项之天柱、天容、人迎、天窗、天牖、扶突，而上出于头面，且有飞扬、光明、丰隆、偏历、支正、支沟等络穴联络沟通表里之经，故有激发经气、通调气血、开腠泽肌、益脑荣督之功。诸"盛络摩方"为小儿脑瘫常用之方，或硬瘫，或软瘫，均可用之。

第八节　荣督九穴摩方作用机理探

益元荣督摩法，是按摩督脉经之长强、腰俞、命门、筋缩、至阳、大椎、百会、人中九穴，以益元荣督、益髓健脑建功。今名"荣督九穴摩方"，乃为痿证、痹证而设方，尤适用于小儿脑瘫、中风偏瘫及强直性脊椎炎。今就其作用机理探讨如下。

《灵枢·经脉》篇云："人始生，先成精，精成脑髓生。"《灵枢·海论》篇云："脑为髓之海，其输上在于其盖（百会穴），下在风府。"故髓海亏虚之证，多取百会与风府，名"髓海方"。肾为先天之本，主骨生髓而通于脑。脑为元神之府,心主血脉而藏神。如脑瘫患者,多因胎禀不足,肾元亏虚,元神不足而致,故治之之法,当益肾荣脑,补血益神,使填精有源,摄纳有基,则筋骨有养。《难经·二十八难》云:"督脉者,起于下极之俞,并于脊里,上至风府,入属于脑。"《素问·骨空论》篇云:"督脉为病,脊强反折。"督,有总管、统率之意。督脉行于背部正中,其脉多次与手足三阳经和阳维脉交会,能总督一身之阳经,为"阳脉之海"。可调节阳经气血,主司人体生长发育功能。督脉行于脊里,上行入脑,并从脊里分出属肾,故荣督即是益肾元。此即荣督九穴治瘫之机理。

细而论之,长强为督脉、足少阴经之交会穴,并为督脉络穴,具调和阴阳、益肾荣督之功,故为小儿脑瘫、中风偏瘫及强直性脊椎炎之治穴。腰俞乃腰肾精气所过之处,具益肾荣督、强筋健骨、舒筋通络之功,为治硬瘫或软瘫及下肢痿躄之用穴。命门以其壮阳益肾之功,而为治肾虚、胎元不足证之用穴。筋缩乃督脉经之穴,又为肝胆之气应于背部之处,具强筋健骨、疏经通络、柔肝利胆、健脾和胃、醒神定痫之功,为治脑瘫五软、五硬及痫疾之用穴。至阳为督脉之阳气汇集之处,可益元荣督,宣达阳气,为治痿通痹之要穴。大椎乃督脉之经穴,又为手足三阳经交会之穴,故有"诸阳之会"之称,为治脑瘫之要穴。大椎伍身柱、肩井、命门,今名"大椎荣督活络方",硬瘫肢体强直及强直性脊柱炎之用方。风府为督脉、阳维脉交会穴,《灵枢·海论》篇云:"脑为髓之海,其腧上在于其盖(百会),下在风府。"又云:"髓海不足,则脑转耳鸣,胫酸眩冒,目无所视,懈怠安卧。"故风府以其补髓荣脑之功而可用治脑瘫,亦为治中风偏瘫失语之用穴。头为诸阳之会,百会为手足三阳经与督脉交会于头颠之处,故有百会、三阳五会之名,可荣督益髓,平肝息风,开窍醒神,回阳固脱、升阳举陷。百会伍风府，名"髓海补方"。人中为督脉、手足阳明经之交会穴，具开窍醒神、解痉定搐之功，人中伍双内关、极泉、足三里、三阴交诸穴，名"交通心肾方"，以其扶阳益阴、调补气血、荣神开窍之功，可达交通心肾之效，而为治癫、狂、痫、郁证及失眠、失语、失忆之用方。

综上所述，按摩长强、腰俞、命门、筋缩、至阳、大椎、风府、百会、人中九穴，今名"荣督九穴摩方"，为治疗脑瘫之效方。

第九节　经穴按摩法在小儿脑瘫中的应用

脑性瘫痪是自受孕开始至婴儿期非进行性脑损伤和发育缺陷所导致的综合征，主要表现为运动障碍及姿势异常。脑性瘫痪是小儿神经系统的常见疾病，其确切病因尚不明确。近年来，由于产科技术、围产医学的飞速发展，以及新生儿抢救技术的进一步提高，高危新生儿的成活率大大提高，随之而来的是这些成活新生儿中各种后遗症相应增多，神经系统的后遗症——脑性瘫痪的发病率也日趋上升。脑瘫是继我国脊髓灰质炎控制之后引起小儿运动障碍的主要疾病。由于脑损伤的不可逆性，严重影响了小儿的身心发育，易造成终身残疾，给社会和家庭增加了负担。故开展脑瘫的康复工作是一个重要课题。如何运用中医康复技术的优势，是我们中医界的重要工作。今就中医辨证取穴，谈一下按摩疗法在小儿脑瘫治疗中的应用。

1. 辨证施治

（1）智力低下：《素问·脉要精微论》云："头者，精明之府，头倾视深，精神将夺矣。"多因胎禀不足，肾元亏虚，脑神失荣，而致智力低下。可取治瘫九穴，四神聪穴，督脉之囟会、神庭，胆经之本神，膀胱经之魄户、神堂、魂门、意舍、志室。

（2）肢体运动障碍：《素问·脉要精微论》云："骨者，髓之府，不能久立，行则振掉，骨将惫矣。得强则生，失强则死。"故肢体运动障碍，主以治痿九穴，或荣督九穴，或交通心肾九穴。可加极泉拿法，至肢体出现活动为佳。上肢辅以腕六穴（阳溪、阳池、阳谷、太渊、神门、大陵），下肢辅以踝六穴（解溪、商丘、昆仑、丘墟、太溪、中封）。

（3）颈背软而无力：《素问·脉要精微论》云："背者，胸之府，背曲肩随，府将惫矣。"故主以按摩荣督九穴，辅以通天九穴（天突、人迎、扶突、天窗、天冲、天牖、天柱、风府、天府），或辅以天柱、百劳、大杼、列缺、中渚、昆仑等穴。

（4）肘部拘急：主以治痿九穴，辅以手三里、外关及内关。

（5）腕关节下垂：主以治痿九穴或交通心肾九穴，辅以腕六穴（阳溪、阳池、阳谷、太渊、神门、大陵）。

（6）指关节屈伸不利：《灵枢·始终》篇云："手屈而不伸者，其病在筋；伸而不屈者，其病在骨。在骨守骨，在筋守筋。"故主以按摩筋会阳陵泉、骨会大杼，辅以后溪、中渚、合谷、手三里。

（7）腰软无力：《灵枢·刺节真邪》篇云："腰脊者，身之大关节也。"《素问·脉要精微论》篇云："腰者，肾之府，转摇不能，肾将惫矣。"故取肾俞、腰俞、命门、腰阳关、太溪，或取荣督九穴，或取二中摩方，或取三才法，辅以带脉交会穴（如带脉、五枢、维道，均属足少阳经）。

（8）剪刀步态：《素问·脉要精微论》云："膝者，筋之府，屈伸不能，行则偻附，筋将惫矣。"当取筋会阳陵泉，或取"交五体法"或"三才法",辅以风市、绝骨、太冲。

（9）足内翻：主以筋会阳陵泉、肾经原穴太溪，辅以绝骨、丘墟、昆仑、申脉。

（10）足外翻：主以阳陵泉、肝经原穴太冲，辅以三阴交、太溪、照海、承山。

（11）足下垂："伸而不屈者，其病在骨。"故取骨会大杼、治痿九穴、踝六穴（解溪、商丘、昆仑、丘墟、太溪、中封）。

（12）言语不清：主以四神聪、哑门、廉泉、通里、心俞、膻中，辅以神门、足三里、合谷、涌泉。

（13）斜视："头者，精明之府，头倾视深，精神将夺矣。"故取足少阴之井穴涌泉，手足太阳、足阳明、阴跷、阳跷之会睛明，及交五体法。上述穴位可根据病情选穴，每穴按摩3分钟，并根据脏腑经络之虚实，选用补泻手法。

（14）肌肉萎缩，肢体痿废：主以治痿九穴，或肉痿穴方，或盛络穴方，或标本穴方，或痿躄穴方，或三才穴，辅以支沟伍阳陵、人中伍委中。上肢痿取曲池、尺泽、合谷及腕六穴；下肢痿取足三里、三阴交、太冲及踝六穴。

（15）肢体徐动或震颤：《素问·脉要精微论》云："骨者，髓之府，不能久立，行则振掉，骨将惫矣。"故取骨会大杼、髓会绝骨。鉴于肾主骨生髓，故取肾之背俞穴肾俞。尚可取风池。风池属足少阳、督脉之会，大凡风证皆可取之。"诸风掉眩，皆属于肝。"故可按摩肝之背俞穴肝俞，既可平息内风，又可疏散外风，此穴内外皆治。亦可间用"交五体法""三才法"。

2. 辨病施治

（1）痉挛型脑瘫：主要病变在锥体系，是临床上最常见的脑瘫类型，以肌张力增高、运动功能障碍为主要特征。主要表现为痉挛性截瘫，或四肢瘫痪。患儿行走、站立困难，走路足尖着地，呈剪刀步态，肌张力明显增高，腱反射亢进，可有病理反射，常伴有语言及智力障碍，肢体运动障碍。

"人始生，先成精，精成而后脑髓生。"若小儿胎禀不足，肾气亏虚，必然造成髓海空虚，而造成智力障碍。《素问·五脏生成论》云："诸髓者，皆生于脑。"肾受五脏之精而藏之，主骨而生髓，故《灵枢·海论》云："脑为髓之海，其腧上在于其盖（百会），下在风府。"脑髓之主要功能是主灵性、记性、思维，所听、所见、所闻皆应于脑。故肾气亏损，不能上荣于脑，骨髓之成长充盈受阻，脑髓不能实，而致智力低下诸症，以百会、风府为主穴。髓海空虚，主骨功能受损，则行走、站立困难。督脉之"督"，乃监督、督促、统帅之意，有总督诸阳之功，称为"诸阳之海"。《素问·骨空论》云："督脉为病，脊强反折。"《难经·二十九难》云："督之为病，脊强而厥。"故"荣督九穴"为痉挛型脑瘫之必用方。辅以支沟伍阳陵、后溪伍申脉、交通任督法、腕踝十二原法与天星十一穴法，间日取之，有益于对肢体运动功能障碍者的康复。

若"足趾拘挛，筋紧不开"，宗《针灸大全》法，可按摩"丘墟二穴，公孙二穴，阳陵泉二穴"；若"手指拘挛，伸缩疼痛"，可按摩"尺泽二穴，阳溪二穴，中渚二穴，五处二穴"；若见"手足挛急，屈伸艰难"，可按摩三里、曲池、尺泽、合谷、行间、阳陵泉诸穴。

（2）手足徐动型脑瘫：主要病变在大脑深部基底核及锥体外系。以不随意运动为主要临床特征。患儿表现为面、舌、唇及躯干肢体舞蹈或徐动样动作，伴有运动障碍和肌张力增高。本病属中医"瘛疭"范畴。肝体阴而用阳，先天不足，肝肾亏虚，精血亏虚，不能荣髓养筋，而发瘛疭，法当益肝肾，荣筋骨，养心脾。故按摩三阴交，关元，肾之俞穴肾俞、募穴京门，肝之俞穴肝俞、募穴期门，心之俞穴心俞、募穴巨阙，脾之俞穴脾俞、募穴章门。"治痿者独取阳明"，故按摩治痿九穴。督脉多次与手足三阳经及阳维脉交会，能总督一身之阳经，为阳脉之海，有调节阳经气血，故取荣督九穴。辅以足临泣伍外关、列缺伍照海。鉴于天星十一穴均在四肢部，故亦可用之。

宗《针灸大全》法，若见"两足颤掉，不能移步"，可按摩"太冲二穴，昆仑二穴，阳陵泉二穴"；若见"两手颤掉，不能握物"，可按摩"曲泽二穴，腕骨二穴，合谷二穴，中渚二穴"。

（3）震颤型脑瘫：主要病变在锥体系及小脑，表现为静止性震颤，粗大而有节律，有意识动作时可暂时被抑制。单纯此型患者罕见，多与其他型混合存在。故治疗参考其兼型的治疗方法。主穴仍为治痿九穴、荣督九穴、四神聪穴。肢体震颤主以支沟透阳陵、列缺伍照海；颈部取颈三穴风府、风池；上肢取曲池、外关、合谷、中渚、腕六穴；下肢取足三里、绝骨、太冲、踝六穴；眼球震颤取攒竹、鱼腰、丝竹空、阳白。《扁鹊心书·手颤病》篇云："四肢为诸阳之本，阳气盛则四肢实，实则四体轻便……若灸关元三百壮则病根永去矣。"若见"手足俱颤，不能行步握物"，宗《针灸大全》法，可按摩"阳溪二穴，曲池二穴，腕骨二穴，阳陵泉二穴。"

（4）强直型脑瘫：为锥体外系损伤，也称强刚型、固缩型脑瘫。临床多与痉挛型混合存在。其最大特点是被动运动有抵抗。宗《素问·至真要大论》"诸风掉眩，皆属于肝"，养肝肾为其治法之一，因精血同源，故取肾俞、肝俞、督俞、厥阴俞。因气血不足筋脉失养而肢体强直，故补后天之本，促气血生化之源亦为大法之一，当取治痿九穴。"督之为病，脊强而厥。"故调督荣冲，通三焦，取荣督九穴、交通任督法、后溪伍申脉、腕踝十二原及天星十一穴，重者可根据障碍部位，辨证取穴。

（5）肌张力低下型脑瘫：主要表现为肌张力明显降低，不能站立行走，头颈抬起困难，运动障碍明显，关节活动幅度过大，而腱反射活跃，可出现病理反射，常伴有失语和智力低下。盖因先天胎禀不足，阳气虚惫，髓海空虚，督脉失约，肢体痿废不用，故保扶阳气为本。张景岳云："善补阳者，必于阴中求阳，则阳得阴助而生化无穷。"宗宋·窦材扶阳气之法，可按摩关元、气海、命关（食窦穴）、中脘四穴。因督脉为"阳脉之海"，脾胃为气血生化之源，故取荣督九穴、治痿九穴、公孙伍内关、列缺伍照海及腕踝十二原。亦可取盘石金刺方，用平补平泻法。若"手足麻痹，不知痛痒"，宗《针灸大全》法，按摩"太冲二穴，曲池二穴，大陵二穴，合谷二穴，三里二穴，中渚二穴"。

（6）共济失调型脑瘫：由小脑发育不良所致，以平衡功能障碍为主。主要表现为肌张力低下、共济运动障碍、意向性震颤、构音障碍及运动发育迟缓。治疗可按摩治痿九穴、支沟伍阳陵、人中伍委中、足临泣伍内关等，亦可参考震颤型脑瘫、肌张力低下型脑瘫治法，根据瘫肢体、言语障碍辨证取穴。

（7）混合型脑瘫：以同一脑瘫患儿同时有两种类型表现为特点。以痉挛型脑瘫与手足徐动型脑瘫的混合型为多见。其治疗当主取四神聪穴、治痿九穴、荣督九穴，辅以支沟伍阳陵、人中伍委中及腕踝十二原。也可根据脑瘫的不同类型及功能障碍的具体情况辨证取穴。

跋

鉴于推拿术最大的特点是方便易施，故深受广大群众欢迎，且为众多医家所重视。如家父吉忱公之师、清末民初时期儒医李兰逊先生，精于岐黄之术，为方脉大家，尚精于针灸、推拿术。鉴于清·熊应雄《小儿推拿广意》，将推拿术与药物疗法相结合的施治特色，故兰逊公重视此术而精研之。家父吉忱公得其师真传，内、外、妇、儿各科均有所成，遂成为一代名医。受兰逊公之影响，亦精于小儿推拿之术，在《小儿推拿广意》的基础上，根据脏腑经络理论及经穴功效，组建"摩方""灸方"或药物外治法施于临床，遂形成"柳氏广意派"小儿推拿的学术特点。

清·骆如龙《幼科推拿秘书》云："诸穴手法，至妙至精。苟缺一穴，而众穴不灵；稍少一法，而妙法不真。医家必深思其意蕴，而详究其指归，乃为有济。"故而余立足于临床应用，对推拿的部位、穴位的作用机理进行探讨，以完善推拿学基础理论知识，此即"详究其指归，乃为有济"之谓也。

20世纪六七十年代，余曾在多期"赤脚医生培训班""西医学习中医班"中讲授中医学，在讲小儿推拿学时，以《小儿推拿广意》的内容为基础，而形成"小儿推拿讲稿"。其后，在烟台中医药专修学院的小儿推拿教学中，仍使用这一讲稿。在小儿推拿临床带教中，彰显的也是广意派推拿传承轨迹。现今余已至"而传之年"，翻出旧讲稿，有以"广意派推拿传承录"为题写本小册子的意愿,然因撰写别的书作而耽搁。乙未年季秋,应学师张奇文公之约,向其主编的《实用小儿推拿学》提供"柳氏广意派"推拿术的内容,于是"两事合一",翻出讲稿,补充内容而成斯书。中国中医药出版社肖培新主任阅余书稿,建议仍名"讲稿"为好,故书作名曰《小儿推拿讲稿》。然此一家之言,仅供读者参考。

小儿推拿学验之于临床,其核心是法的应用。详而论之,清·骆如龙《幼科推拿秘书》云:"然法虽有定,变通在人。标本先后轻重多寡之间,用手法而不泥乎法,神乎法而不离乎法,神而明之,存乎一心,所当竞竞致意者尔。"可谓经验之谈。概而论之,清·熊应雄有"贵临机之通变,毋执一之成模"之论。"成模"者,规矩也。此即无规矩不能成方圆也。"通变"者,运巧也。此即不能运巧,则无所谓规矩也。由此可见,中医临证无一不是常规,临证实践处处有技巧,即神行于规矩之中,运巧不出规矩之外。而孜孜于常规,则作茧自缚;因证施法用方,则出神入化。故既重规矩,又运巧制宜,庶几左右逢源,期在必胜。在小儿推拿学中,具体的法,是推拿手法,而广意的法是临证根据病因病机,而确立治病的法则和具体的治疗方法。"方从法立,以法统方",是二者辩证关系的高度概括,既不能有法无方,也不可有方无法。诚如《医宗金鉴·凡例》所云:"方者一定之法,法者不定之方也。古人之方,即古人之法寓焉。立一方必有一方之精意存于其中,不求其精意而徒执其方,是执方而昧法也。"而《小儿推拿讲稿》,是一部普及小儿推拿基础知识的读本,书内所介绍的推拿手法、常用的"摩方"及临床常见病的施治方法,意在示人以规矩准绳,给读者提供临床的辨证思维方法。

昔孙思邈云:"知针知药,故是良医。"故在余从医之初,吉忱公要求余不但要精研药物疗法,还要精通针灸、推拿等非药物疗法。尤其小儿推拿术，不可视为雕虫小技，而对小儿推拿术的传承，要使其从民间疗法的层面，提升到学科的平台上去！故余践行"知方药，知针灸，知推拿"之庭训，以"九折肱"之力，百般用功，遂有了余一生形似苦行僧之从医苦旅。

今以此书付梓，以寄对家父吉忱公的无限思念！

柳少逸　乙未年季冬于三余书屋